CONTRIBUTIONS

A LA

PHARMACIE

ET A

LA THÉRAPEUTIQUE

PAR

S. LIMOUSIN

Pharmacien de première classe, ancien interne des hôpitaux
Membre de la Société de pharmacie de Paris,
Membre des Sociétés de thérapeutique et de médecine pratique de Paris,
de la Société chimique et de la Société française d'hygiène,
Membre correspondant des Sociétés de pharmacie de Vienne, de Turin et de Madrid,
Secrétaire Rapporteur
du Jury des récompenses de la Classe 53
à l'Exposition universelle de 1878
Chevalier de la Légion d'honneur

PARIS

ASSELIN ET Cⁱᵉ, LIBRAIRES DE LA FACULTÉ DE MÉDECINE

PLACE DE L'ÉCOLE-DE-MÉDECINE

—

1878-1879

CONTRIBUTIONS

A

LA PHARMACIE

ET

A LA THÉRAPEUTIQUE

3592-78. — CORBEIL, Typ. CRÉTÉ.

CONTRIBUTIONS

A LA

PHARMACIE

ET A

LA THÉRAPEUTIQUE

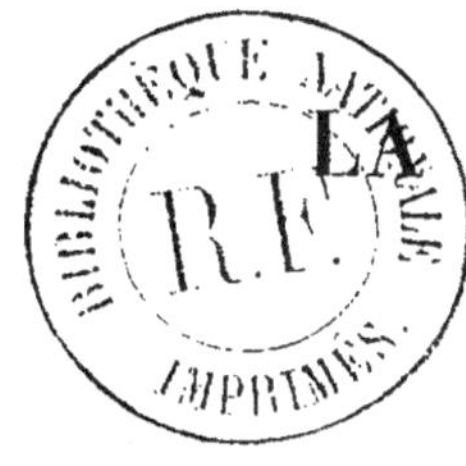

PAR

S. LIMOUSIN

Pharmacien de première classe, ancien interne des hôpitaux,
Membre de la Société de pharmacie de Paris,
Membre des Sociétés de thérapeutique et de médecine pratique de Paris,
de la Société chimique et de la Société française d'hygiène,
Membre correspondant des Sociétés de pharmacie de Vienne, de Turin et de Madrid.
Secrétaire Rapporteur
du Jury des récompenses de la Classe 53
à l'Exposition universelle de 1878
Chevalier de la Légion d'honneur

PARIS

ASSELIN ET Cie, LIBRAIRES DE LA FACULTÉ DE MÉDECINE

PLACE DE L'ÉCOLE-DE-MÉDECINE

1878-1879

PRÉFACE

Le titre même de ce recueil, *Contributions à la Pharmacie et à la Thérapeutique*, indique que mon intention n'a pas été de faire un ouvrage spécial concernant ces deux branches de l'art de guérir.

Je n'ai pas songé davantage à traiter à fond les divers sujets mentionnés dans cette publication ; je me suis contenté de réunir dans un même cadre les notes et les communications diverses que j'ai présentées aux Sociétés savantes dont je fais partie, et qui, pour la plupart, sont disséminées dans les journaux de pharmacie et de médecine qui ont bien voulu les reproduire.

J'ai dû cependant en modifier quelques-unes et en compléter un certain nombre, parce que, leur publication remontant à une époque déjà éloignée, elles auraient pu manquer d'actualité.

Un moment j'ai eu l'idée de faire une œuvre moins personnelle et plus complète, en publiant un livre sur tous les médicaments et les moyens thérapeutiques qui ont fait leur apparition depuis une quinzaine d'années, c'est-à-dire depuis la dernière édition du Codex.

C'eût été en quelque sorte une continuation du livre de O. Réveil (1) qui précéda l'apparition du Codex de 1866 ; mais je ne me suis senti ni la compétence ni l'autorité de mon savant et regretté collègue pour entreprendre un travail aussi considérable qui m'aurait entraîné beaucoup trop loin.

Du reste, l'excellent *rapport sur les médicaments nouveaux* (2) publié en 1877, sous les auspices de la Société de pharmacie de Paris, par une commission spécialement désignée pour cet objet (3), enlevait à ce projet une grande partie de son opportunité.

Je ne veux pas terminer ces quelques lignes d'introduction sans remercier mes maîtres de l'École de pharmacie et des hôpitaux, ainsi que mes amis et mes collègues des diverses Sociétés auxquelles j'appartiens.

J'ai senti en relisant toutes les notes réunies dans ce recueil, combien leurs savantes leçons et leurs excellents conseils m'avaient été utiles, et je crois devoir leur adresser ici le témoignage de ma sincère reconnaissance.

S. LIMOUSIN.

Paris, 1er juillet 1879.

---

(1) Formulaire raisonné des médicaments nouveaux et des médications nouvelles, par O. Réveil, 1865. — J. B. Baillière, éditeur.

(2) Rapport sur les médicaments nouveaux (Paris, 1877), Masson, éditeur.

(3) Cette commission était composée de MM. Baudrimont, Gobley, Marais, Schæuffèle et Petit, rapporteur.

CONTRIBUTIONS
A LA PHARMACIE
ET A LA THÉRAPEUTIQUE

OXYGÈNE

CONSIDÉRATIONS GÉNÉRALES SUR LES INHALATIONS D'OXYGÈNE.

Les premiers essais de l'emploi médical de l'oxygène remontent presque à l'époque de la découverte de ce gaz (1774-75), découverte à laquelle trois chimistes éminents, appartenant à trois nations différentes, ont eu la gloire d'attacher leur nom : Priestley en Angleterre, Scheele en Suède, Lavoisier en France.

Il serait injuste d'omettre le nom de Bayen parmi ceux qui ont contribué à cette importante découverte, car il est incontestable que ses intéressantes communications sur la calcination des métaux ont été le point de départ de la belle théorie de l'oxydation établie par Lavoisier.

Vers 1790-92, Beddoës, professeur de chimie à l'université d'Oxford, qui s'occupait depuis longtemps de l'application de l'oxygène à la thérapeutique, fondait en Angleterre un établissement spécial auquel il donnait le nom d'*Institut pneumatique* pour y traiter les malades à l'aide de cet agent curatif. Il fut secondé dans cette entreprise par les aptitudes spéciales du célèbre physicien anglais James Watt dont le nom restera attaché d'une façon indissoluble à la transformation de la vapeur en force motrice. C'est lui qui dirigea la construction des appareils compliqués destinés à la production et à l'administration des *airs factices* avec lesquels Beddoës traitait ses malades.

Vers la même époque, Fourcroy, Dumas de Montpellier et Chaptal entreprirent en France de tirer parti de ce gaz pour la guérison de certaines affections et principalement de la phthisie.

En même temps, plusieurs médecins allemands, Mensching, Girtanner, Hufeland et quelques autres, entraînés par les curieuses recherches d'Ingenhouz, inauguraient chez eux cette nouvelle médication, pendant que Jurine et Odier de Genève l'appliquaient en Suisse.

Il n'est pas surprenant qu'un tel enthousiasme se soit manifesté dans le monde savant à la suite de la découverte de l'oxygène, car Priestley constata, presque aussitôt après qu'il l'eut isolé, les effets physiologiques de ce gaz en y plongeant des souris sous une cloche où il put les faire vivre deux fois plus longtemps que dans l'air ordinaire.

C'est alors qu'il fit sur lui-même l'expérience suivante qu'il rapporte ainsi : « Mon lecteur ne sera pas étonné qu'après avoir déterminé la bonté supérieure de l'air déphlogistiqué par la vie des souris et par les autres épreuves que j'ai rapportées ci-dessus, j'aie eu la curiosité de le goûter moi-même. J'ai satisfait ma curiosité en le respirant avec un siphon de verre ; et par ce moyen j'en ai réduit une grande jarre pleine à l'état d'air commun. La sensation qu'éprouvèrent mes poumons ne fut pas différente de celle que cause l'air commun. Mais il me sembla ensuite que ma poitrine se trouvait singulièrement dégagée et à l'aise pendant quelque temps. Qui peut assurer que dans la suite cet air ne deviendra pas un objet de luxe très à la mode ? Il n'y a jusqu'ici que deux souris et moi qui ayons eu le privilége de le respirer. »

Après les premières tentatives mentionnées plus haut pour introduire dans la thérapeutique l'emploi de l'oxygène, il faut arriver à la période de l'invasion du choléra de 1832 afin de trouver quelques médecins qui cherchèrent à l'utiliser pour combattre cette terrible maladie. Ils ne furent guère suivis dans cette voie, et on peut en quelque sorte dire que c'est après plus d'un demi-siècle d'abandon que cette médication a été reprise par plusieurs médecins de notre époque parmi lesquels il convient de citer Trousseau, Demarquay, Laugier, Constantin Paul, etc. Les recherches intéressantes du professeur Paul Bert dont nous parlerons plus loin, bien qu'elles aient été faites à un point de vue plus physiologique que médical, ont aussi contribué pour une large part à rappeler l'attention sur cet agent thérapeutique.

En 1864, MM. Demarquay et Leconte, après avoir fait une étude approfondie de l'action physiologique de l'oxygène sur l'organisme, ont communiqué à l'Académie des sciences trois Mémoires qui donnent les résultats de leurs recherches sur ce sujet.

Il résulte de ce travail, dont Andral et Claude Bernard ont été rapporteurs, ce fait assez contraire à l'opinion généralement accréditée, que les animaux peuvent parfaitement vivre dans une atmosphère d'oxygène pur, pendant quinze à dix-huit heures, sans être incommodés ; et que même, à la suite de leur séjour dans ce gaz, ils acquièrent une activité plus grande et surtout un appétit plus considérable qu'auparavant.

Il se produit alors chez les animaux une grande turgescence du système vasculaire sanguin, mais sans amener jamais de désordre et d'accidents inflammatoires dans les poumons ni dans les viscères.

L'observation de ces faits a conduit ces auteurs à chercher quelle serait l'action de l'oxygène sur l'homme sain ou malade. C'est alors qu'ils ont pu constater que, contrairement aux idées admises jusqu'à ce jour, on pouvait faire respirer avec la plus grande facilité 20 à 30, et même parfois 40 litres de gaz oxygène pur à un malade, dans la même journée, sans le moindre inconvénient.

A la suite de ces inhalations, le malade éprouve au contraire une sensation de bien-être général, quelquefois un peu d'ébriété, toujours une respiration plus facile et un grand développement de l'appétit. Aussi, dans les cas où une médication tonique et reconstituante est nécessaire, l'oxygène a toujours réussi au docteur Demarquay.

Les circonstances où l'emploi des inhalations d'oxygène peut être nuisible ont été aussi étudiées par les auteurs dont nous parlons : ce sont les cas où il existe chez le malade des plaies intérieures ou des foyers inflammatoires, des dispositions à l'hémorrhagie, ou des maladies trop avancées du cœur ou des gros vaisseaux.

Toutes les fois, au contraire, qu'on a combattu par ce moyen l'anémie, la chloro-anémie, le diabète, la dyspepsie, certains états maladifs liés à une affection diphthéritique et même syphilitique, on en a obtenu de bons résultats.

C'est surtout dans l'affaiblissement qui survient ordinairement à la suite de longues opérations chirurgicales, ou quand la convalescence de certaines maladies aiguës se prolonge au delà du terme ordinaire, qu'on obtient de cette médication des résultats vraiment merveilleux.

Ce qui, du reste, l'a fait abandonner après les premiers essais qui ont suivi la découverte de ce corps simple dont la connaissance devait transformer la chimie, c'est bien moins les résultats obtenus, que la difficulté de l'administrer. A cette époque, en effet, on le faisait respirer aux malades en les enfermant dans des armoires où l'on introduisait un gaz souvent mal épuré, et ce moyen, tout imparfait qu'il était, avait aussi l'inconvénient, en raison du prix élevé de l'oxygène à cette époque, de n'être à la portée que d'un nombre très-limité de malades privilégiés sous le rapport de la fortune.

Ordinairement on en fait respirer 10 à 15 litres le matin, et 10 à 15 litres le soir. Dans certains cas, on peut le couper avec de l'air au début, pour voir si le malade supporte facilement son action.

La dose à laquelle il convient de l'administrer varie nécessairement suivant l'âge, la force, la constitution du malade, la nature de l'affection qu'on veut combattre, et doit être réglée par le médecin.

Dans tous les cas, la dose de 20 à 30 litres par jour peut être presque toujours supportée par le malade sans danger. Du reste, afin de dissiper toute crainte à cet endroit, je ne crois pouvoir mieux faire que de citer ce passage de l'ouvrage du docteur Demarquay sur ce sujet.

« Tous ceux qui, soit spontanément, soit sur mon conseil,
« ont prescrit ou respiré eux-mêmes ce gaz, ont été con-
« vaincus de son innocuité, comme moi-même je le suis par
« mon expérience personnelle. Ce fait est très-important, car
« ce gaz aura ainsi un avantage sur la plupart des agents de la
« thérapeutique, c'est qu'il pourra être appliqué, avec quelques
« précautions, sans amener d'accidents sérieux, et comme,
« à notre sens, il est appelé à rendre de grands services,
« c'est donc une propriété très-remarquable qu'il importe de
« signaler.

« Quand on peut respirer impunément 20 à 30 litres d'oxy-
« gène, on ne comprend pas les craintes exprimées à son
« endroit par plusieurs chimistes et physiologistes. Non-

« seulement j'ai respiré à plusieurs reprises cette quantité
« d'oxygène sans nul inconvénient, mais mes amis les doc-
« teurs Foley et Saint-Vel ont suivi mon exemple ; mes
« élèves et d'autres ont également respiré cet agent, sans
« éprouver autre chose que des phénomènes passagers. J'ai
« déjà fait respirer l'oxygène à un grand nombre de malades,
« et aucune des personnes qui se sont soumises à l'action de
« l'air vital, dans la limite de 10 à 30 litres, n'a éprouvé le
« plus petit accident. J'insiste sur ce fait, afin de rassurer
« les personnes timorées à l'endroit des agents nouveaux. »

La durée du traitement, qui varie aussi beaucoup suivant
la nature de la maladie, est ordinairement de deux à quatre
semaines.

Beaucoup de médecins m'ont souvent demandé quel était le
moment de la journée le plus opportun pour administrer les
inhalations d'oxygène. Je crois que les intéressants travaux
du professeur Claude Bernard peuvent fournir sous ce rapport
une indication précieuse, d'autant plus que les vues théoriques
de ce savant concordent avec l'expérience de tous ceux qui
ont expérimenté cette médication.

En effet, dans ses recherches sur les phénomènes d'oxygénation du sang, Claude Bernard a démontré que le sang
des animaux à jeun absorbait plus d'oxygène que pendant le
travail de la digestion. Il y a donc lieu de tirer de ce fait la
conclusion que l'oxygène, pour bien agir, doit être administré
à jeun. La propriété qu'il possède de surexciter l'appétit,
propriété qui a été signalée par le docteur Demarquay et
confirmée par un grand nombre de médecins, vient du reste
justifier ce mode d'administration.

Le savant physiologiste du Collége de France a attribué la résistance plus grande à l'absorption de l'oxygène pendant l'acte
de la digestion, à la quantité surabondante de sucre déversé,

à ce moment, par le foie dans le torrent circulatoire. En même temps, il a constaté que certains agents viennent, au contraire, augmenter et faciliter cette oxygénation. Les substances à base alcaline, le chlorure de sodium, par exemple, agissent dans ce sens.

De là découle l'utilité, dans certains cas, de faire coïncider avec ces inhalations l'administration des sels alcalins et même peut-être de faire passer le gaz dans une solution de sel marin avant de le faire arriver dans les voies respiratoires. L'analyse spectrale a suffisamment démontré, dans ces derniers temps, la grande puissance de diffusion du chlorure de sodium dans l'atmosphère pour qu'on puisse espérer obtenir de ce moyen des résultats efficaces.

Dans certains cas particuliers, il peut y avoir avantage à atténuer l'énergie de l'oxygène respiré, et peut-être, suivant les indications fournies par les observations du docteur Sales-Girons, serait-il opportun de faire passer ce gaz dans une solution saturée de goudron.

M. Sales-Girons a en effet observé que l'oxygène de l'air ordinaire, saturé de vapeurs goudronneuses, n'agissait plus sur le phosphore avec la même activité, et qu'un bâton de cette substance, plongé dans ce milieu, cessait d'être phosphorescent. Je ne sais, au point de vue physiologique et médical, s'il faut se hâter de tirer de ce fait une conclusion, car le phosphore n'est pas phosphorescent dans l'oxygène pur et ce phénomène singulier, pas plus que le premier, ne paraît avoir reçu d'explication satisfaisante. Cependant l'action particulière du goudron peut suffire pour engager, dans certaines circonstances, le médecin à faire respirer l'oxygène saturé d'émanations goudronneuses.

La disposition de l'inhalateur, dont je donne la description plus loin, permet du reste facilement d'ajouter aux effets de

l'oxygène l'action particulière de certains médicaments, qu'on
peut dissoudre ou suspendre dans l'eau qui sert au lavage.

L'oxygène employé en bains locaux ou en injections offre
aussi aux chirurgiens un médicament précieux dans certains
cas, principalement dans la gangrène sénile.

En 1862, le professeur Laugier, s'appuyant sur les considérations développées dans la thèse du docteur Maurice
Raynaud, qui avait démontré qu'une des causes des lésions
produites par la gangrène sénile était l'absence d'oxygène,
appliqua ce gaz au traitement de cette affection.

Il put constater (Académie des sciences, avril 1862) que sous
l'influence de ce gaz il y avait cessation de la douleur, diminution de la tuméfaction et enfin modification de la teinte
livide, rapidement remplacée par une coloration rosée.

Toutefois une des conditions du succès de ce traitement,
c'est que les vaisseaux artériels des membres malades aient
encore conservé une certaine perméabilité.

Voici la disposition de l'appareil qui sert habituellement
pour l'application de l'oxygène sur le membre atteint de gangrène (fig. 1).

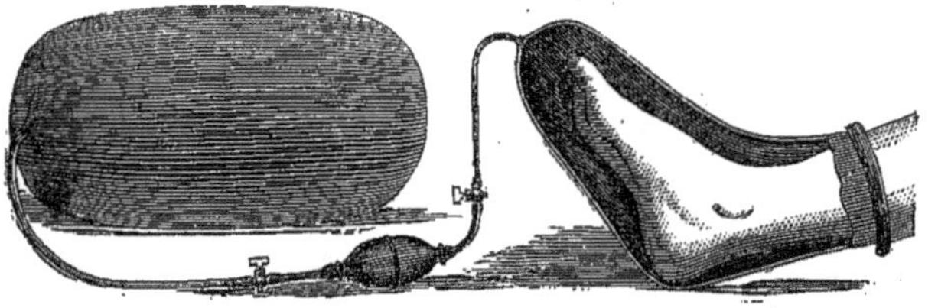

Fig. 1.

Il est constitué par une sorte de manchon en caoutchouc, en
forme de bas, qu'on adapte sur la partie malade et qu'on fixe
hermétiquement à la partie supérieure, soit avec des bandes
de diachylum, soit avec un ruban élastique.

Ce réservoir est mis en communication avec un ballon rempli d'oxygène au moyen d'un petit tube muni d'un robinet.

La poire en caoutchouc qui est figurée entre les deux parties de l'appareil porte à l'intérieur une soupape qui permet de faire le vide dans le bas, ou d'y introduire de l'oxygène suivant qu'elle est disposée dans un sens ou dans l'autre.

A la rigueur on peut mettre le ballon en communication directe avec le bas et introduire l'oxygène en comprimant légèrement le réservoir avec la main.

Il est facile de constater le moment où l'oxygène doit être renouvelé. Il suffit d'ouvrir le robinet fixé au tube du manchon et de présenter à son orifice de sortie une allumette conservant encore quelques points en ignition. Si elle ne se rallume pas immédiatement, c'est qu'il y a nécessité d'extraire les gaz produits dans le bas et de les remplacer par une nouvelle dose d'oxygène.

Mon intention n'est pas de reproduire ici toutes les intéressantes observations relatives aux maladies dans lesquelles l'administration du gaz oxygène a donné d'heureux résultats.

On trouvera tous ces détails curieux dans les journaux de médecine et dans les ouvrages spéciaux publiés sur ce sujet (1). Je me bornerai à rappeler que c'est surtout dans les maladies qui ont pour cause une altération du sang ou une insuffisance d'hématose qu'on en a obtenu de bons effets, et souvent des résultats merveilleux. Je donnerai néan-

(1) On peut, en dehors de ceux déjà mentionnés, citer parmi les médecins de Paris qui, les premiers, ont expérimenté cette médication : MM. Monod, Sée, Hervez de Chégoin, Barth, Gubler, Gosselin, Frémy, Marotte, Dechambre, Delpech, Roubaud, Lhéritier, Nonat, Arnal, Baret, Fauconneau-Dufresne, Hervé de Lavaur, Millard, Thierry-Mieg, Luys, Duchenne de Boulogne, Isambert, Cadet de Gassicourt, Constantin Paul, Fauvel, Blondeau ,Foley, Laguerre, Saint-Vel, Gérin-Roze, Pfeffer, Topinard, Pisset, Gillet de Grandmont, Raoul Leroy, Crétin, Corbel, Déclat, Caudmont, Chanet, Carteaux, de Lavaÿsse, Béranger Féraud, Féréol, Gourdin, Masson d'Ardres, Créquy, Douchet, Berrier-Fontaine, Marion Sims, etc., etc.

moins sommairement l'opinion des principaux médecins qui ont eu recours à cette médication.

D'une manière générale, on peut dire que les inhalations de gaz oxygène s'emploient pour combattre l'asphyxie, l'asthme, la chlorose, l'anémie, certaines formes de phthisie, la dyspepsie, le diabète et le choléra.

D'après le docteur Demarquay, elles modifient rapidement les tempéraments lymphatiques et scrofuleux, et ramènent promptement la force et la vigueur chez les vieillards affaiblis par l'âge et chez les convalescents épuisés par la maladie.

Suivant lui, elles développent un grand appétit chez les personnes qui en font usage et conviennent aux tempéraments fatigués par un excès de travail intellectuel ou par des veilles trop prolongées.

Le professeur Trousseau les a conseillées et employées avec succès dans certaines formes de dyspepsies.

Le professeur Gubler les considère comme illusoires contre le choléra, impuissantes contre les vraies chloroses, mais comme vraiment efficaces dans certaines dyspepsies et anémies qui ne cachent pas une affection organique de l'estomac ou du poumon.

Le docteur Constantin Paul les conseille pour combattre les attaques d'asthme nerveux, l'albuminurie, le diabète et l'asphyxie.

Le docteur Hervez de Chégoin les a utilisées pour combattre la chloro-anémie, et le docteur Monod a pu, par leur usage prolongé, enrayer la marche de la phthisie chez plusieurs malades.

PRÉPARATION DE L'OXYGÈNE PUR POUR L'USAGE MÉDICAL.

De tout temps les chimistes se sont beaucoup occupés de la production de l'oxygène, mais c'est moins au point de vue de son emploi médical qu'au point de vue de ses applications industrielles qu'ils ont dirigé leurs recherches (1).

Dès les premiers essais tentés pour introduire l'oxygène dans la thérapeutique, on a compris l'importance de n'user que d'un gaz parfaitement purifié, et il est même certain que dans plusieurs cas où il a causé des accidents qui ont dû en faire cesser l'emploi, c'est à son impureté qu'il faut les attribuer.

Dans les premiers essais tentés vers 1789, on eut surtout le grand tort d'employer à la préparation du gaz destiné aux malades le bioxyde de mercure ou précipité rouge, qui avait conduit Lavoisier à sa belle découverte de la composition de l'air atmosphérique. L'emploi de ce corps doit être banni de la préparation du gaz pour l'usage médical. On trouve du reste l'opinion de Chaptal sur ce sujet, ainsi que le résultat des expériences exécutées par lui dans les *Annales de chimie*, t. IV, p. 23.

« J'ai observé constamment que l'usage du gaz oxygène extrait des oxydes mercuriels produit la salivation au bout de quelques jours. Je ne doutai point d'après cette observation qu'il ne tînt en dissolution quelque peu de mercure, et je me suis convaincu de ce fait par les expériences suivantes :

(1) Je reproduis ici, en la complétant, une partie de l'article que j'ai rédigé en 1866 pour le *Traité de Pneumatologie* du docteur Demarquay.

1re expérience. — J'ai mis du précipité rouge dans une cornue et ai disposé l'appareil hydropneumatique pour extraire et recueillir le gaz ; j'ai donné très-promptement un coup de feu violent pour le faire passer ; je l'ai obtenu sous forme de vapeurs ; j'ai bouché les flacons qui en étaient remplis, et je les ai abandonnés à l'air ; au bout de quelque temps, j'ai vu leurs parois obscurcies par une couche de poudre grise. Quelques jours après, ayant détaché et analysé cette poudre, je l'ai reconnue pour être un oxyde de mercure.

2e expérience. — Des flacons remplis de gaz oxygène extrait du précipité rouge par le procédé ordinaire, exposés à une température de — 15° pendant quatre heures, ont laissé déposer sur les parois une couche d'oxyde de mercure, que j'ai pu évaluer à un tiers de grain par pinte de gaz.

« Montpellier, 1er septembre 1789. »

Nous passerons en revue les principaux moyens employés ou proposés depuis pour préparer l'oxygène :

1° Décomposition du peroxyde de manganèse ;

2° Décomposition du chlorure de chaux ;

3° Procédé de Boussingault par la baryte ;

4° Décomposition par la chaleur de l'acide sulfurifique ou des sulfates ;

5° Action de l'acide sulfurique sur le bichromate de potasse ;

6° Procédé de Mallet par le chlorure cuivreux ;

7° Procédé de Fleitmann par la décomposition des hypochlorites sous l'influence d'un sel de cobalt.

8° Procédé de Tessié du Motay par les manganates alcalins ;

9° Décomposition de l'eau et autres moyens ;

10° Décomposition du chlorate de potasse.

1° *Décomposition du peroxyde de manganèse.*

Par ce procédé, on obtient assez facilement de l'oxygène, soit qu'on traite le peroxyde par la chaleur, soit qu'on fasse intervenir l'acide sulfurique (procédé de Scheele). Mais, dans le premier cas, il faut recourir à une température fort élevée, et, dans le second, on a l'inconvénient d'employer un agent désagréable à manier (H^2SO^4), et souvent impur dans le commerce. Le gaz ainsi obtenu nécessite des lavages qui retardent la marche de l'opération. Il renferme toujours 4 à 5 p. 100 d'azote provenant de la décomposition des nitrates que contient le manganèse. L'emploi de l'acide sulfurique du commerce, qui renferme presque toujours de l'arsenic, donne un produit encore plus impropre à l'emploi médical.

La richesse du peroxyde de manganèse au point de vue du rendement en oxygène varie considérablement suivant sa provenance. Parfois son rendement est presque nul parce qu'il est mélangé de matières terreuses dans de fortes proportions.

2° *Décomposition du chlorure de chaux.*

En chauffant au rouge sombre l'hypochlorite de chaux avec une certaine quantité de chaux éteinte, on obtient 40 à 50 litres d'oxygène par kilogramme. Dans ce procédé, il se dégage aussi du chlore qu'il faut enlever par des lavages à l'eau alcaline; le rendement est du reste peu considérable.

3° *Procédé de Boussingault.*

Ce procédé, qui consiste à obtenir de l'oxygène au moyen de la baryte en utilisant la propriété qu'elle possède de fixer l'oxygène de l'air légèrement humide à la température du rouge sombre et de l'abandonner à une température plus élevée, a fait concevoir l'espoir de préparer l'oxygène très-économiquement. Malheureusement les résultats obtenus dans la pratique n'ont pas répondu à ce que promettait cette séduisante théorie. Il résulte des expériences de MM. Deville et Debray que l'opération nécessite l'intervention d'un courant d'air humide qu'on a beaucoup de mal à régler convenablement, car dès que l'humidité de l'air a dépassé un certain degré, il se forme une masse pâteuse d'hydrate de baryte et l'opération devient très-difficile à conduire.

Il faut en outre que la baryte soit exempte de matières fusibles, nitrates ou nitrites. Tous ces inconvénients, joints à celui de la nécessité d'employer une température très-élevée, font que cet ingénieux procédé n'a pu encore recevoir une application industrielle.

4° Décomposition par la chaleur de l'acide sulfurique ou des sulfates.

Ces deux procédés, que je réunis en un seul, parce que dans les deux cas l'oxygène est fourni par la décomposition de l'acide sulfurique, sont dus à MM. Sainte-Claire Deville et Debray, qui ont même proposé d'en faire une application industrielle économique à la métallurgie de certains corps.

Leur procédé repose sur la propriété que possède l'acide sulfurique en vapeur de se décomposer par la chaleur en acide sulfureux et en oxygène, et, pour le sulfate de zinc et autres sulfates, de se décomposer, au rouge franc, en oxyde de zinc, en acide sulfureux et en oxygène.

C'est évidemment un procédé très-ingénieux qui fournit de l'oxygène dont le prix de revient est très-avantageux (environ uu franc le mètre cube); mais il a l'inconvénient de nécessiter l'emploi d'appareils en platine. Du reste, le maniement de l'acide sulfurique en grand et l'absorption des énormes quantités d'acide sulfureux qui se produisent rendent ce moyen impraticable dans l'installation d'un laboratoire de pharmacien.

A ce procédé on peut rattacher celui qui consiste à décomposer le plâtre, ou sulfate de chaux, par la chaleur, en présence de la silice ou de matières argileuses, procédé dont l'idée première est, je crois, due à M. Fremy, mais qui, comme on le voit, se rapproche beaucoup du précédent, puisque c'est toujours la décomposition de l'acide sulfurique qui fournit l'oxygène.

5° *Réaction de l'acide sulfurique sur le bichromate de potasse.*

D'après le docteur Richardson (*British med. assoc.*), M. Robbins produirait par ce moyen de l'oxygène en aussi grande abondance qu'on obtient de l'hydrogène par la réaction de l'acide sulfurique sur le zinc, et le malade pourrait lui-même préparer son gaz et le respirer.

Rien de moins exact, car le bichromate de potasse ne donne que 16 p. 100 d'oxygène seulement, puisqu'il se produit, comme résultat de cette réaction, de l'alun de chrôme. Une personne étrangère aux manipulations chimiques ne peut ni manier facilement l'acide sulfurique, ni régler convenablement la chaleur nécessaire à l'opération ; et comme inhalateur l'appareil est vicieux, en ce sens que le gaz ne peut être dosé, puisqu'on le respire en quelque sorte à mesure qu'il se dégage. Le même auteur propose aussi de traiter le bioxyde de baryum par l'acide sulfurique ; mais comme il se forme du sulfate de protoxyde de baryum, on n'obtient pas davantage tout l'oxygène, et l'emploi de ce composé ne peut être proposé sérieusement, car sa valeur commerciale est de 40 à 50 francs le kilogramme.

M. Bouchardat, dans son *Annuaire de thérapeutique* 1865, donne un moyen pour préparer l'oxygène qu'il emploie, dit-il, depuis longtemps dans la glycosurie, dans divers cas de suffocation et dans la diathèse urique. Ce procédé consiste à verser peu à peu sur un mélange de peroxyde de baryum et de peroxyde de manganèse, à parties égales, de l'acide acétique de bois rectifié.

L'appareil, très-simple, consiste en un grand flacon à trois tubulures. A la première est adapté un tube en S, servant à introduire successivement l'acide acétique ; à la seconde, un tube de sûreté ; on joint à la troisième, par l'intermédiaire d'un tube de verre, un petit flacon laveur contenant de l'eau. Ce petit flacon s'adapte à un tube en caoutchouc, muni d'une embouchure qui sert à l'inhalation du gaz oxygène.

Cet appareil, comme on le voit, a le même inconvénient que celui qui est préconisé par le docteur Richardson, car il est impossible de savoir à quelle dose on respire le gaz. On né peut, du reste, le produire, par ce procédé, ni assez abondamment ni assez rapidement pour en administrer à un malade 20 ou 30 litres en quelques minutes, comme on le fait maintenant dans la pratique ordinaire.

6° *Procédé de Mallet par le chlorure cuivreux.*

En 1867, dans une note communiquée à l'Académie des sciences, M. Mallet a proposé, pour préparer l'oxygène, d'utiliser la propriété que possède le chlorure cuivreux d'absorber l'oxygène de l'air et de se transformer en un oxychlorure

qui peut, lorsqu'il est chauffé à 400°, dégager ce gaz en revenant à l'état de protochlorure, et ainsi de suite.

L'oxygène s'obtient ainsi économiquement, sans forte dépense de matières premières, surtout si on opère dans de grands appareils industriels.

On doit ajouter du sable au chlorure pour l'empêcher de fondre. — On peut faire l'expérience en petit dans des appareils en verre à la température qui suffit pour décomposer le chlorate de potasse.

La révivification s'opère facilement surtout sous l'influence d'un courant d'air humide. 1 kilogramme de sel cuivreux donne 28 à 30 litres d'oxygène.

Ce procédé intéressant au point de vue industriel pourrait difficilement être employé pour la préparation du gaz destiné à la thérapeutique.

7° Procédé de Fleitmann par la décomposition des hypochlorites sous l'influence d'un sel de cobalt.

M. Fleitmann, utilisant la propriété reconnue par Berzelius (Traité de chimie, 3ᵉ volume, page 392) que possède une solution d'hypochlorite de chaux de dégager de l'oxygène même à froid, sous l'influence de certains oxydes métalliques, a proposé un mode de préparation basé sur cette réaction.

Il chauffe doucement une dissolution concentrée d'hypochlorite en présence de quelques gouttes de chlorure de cobalt, de nickel ou d'urane.

Dans cette opération, une quantité très-minime de sel suffit pour extraire de l'hypochlorite tout l'oxygène qu'il renferme jusqu'à ce qu'il soit converti en chlorure de calcium. Le sel se peroxyde et se désoxyde alternativement en agissant comme moyen de transport.

Cette réaction curieuse peut être utilisée, ainsi que l'a fait judicieusement remarquer M. Hardy (1), comme moyen de désinfection pour produire un dégagement lent et continu d'oxygène à froid avec les hypochlorites.

Il est en effet plus constant et plus régulier que celui qu'on obtient avec les acides faibles, mais je me suis convaincu qu'il ne peut être utilisé pour la préparation de l'oxygène en grande quantité à cause du boursouflement du liquide et de l'énorme quantité de dissolution sur laquelle il faut opérer pour obtenir des centaines de litres d'oxygène.

8° *Procédé Tessié du Motay par les manganates alcalins.*

M. Tessié du Motay a été plus heureux que les nombreux chimistes qui ont abordé le problème de la production *industrielle et économique* de l'oxygène. Comme M. Boussingault, c'est dans l'air qu'il a cherché à puiser l'oxygène, en le séparant de l'azote avec lequel il est mélangé; mais, au lieu d'employer la baryte, corps qui n'absorbe que difficilement l'oxygène et qui perd rapidement cette propriété, il a choisi les manganates alcalins, chez lesquels il a découvert les deux remarquables propriétés suivantes :

1° Ces corps, ainsi que tous leurs congénères, abandonnent une grande partie de leur oxygène lorsqu'on les chauffe environ à 400° en présence d'un courant de vapeur d'eau ;

2° Inversement, ces mêmes corps ainsi désoxydés jouissent de la faculté de se réoxyder, lorsqu'on les soumet à l'action d'un courant d'air à la même température que précédemment

C'est dans des cornues analogues à celles de la distillation de la houille que sont placés les manganates : et des injections

(1) *Société de thérapeutique,* séance du 16 décembre 1870.

alternées de vapeur d'eau et d'air suffisent pour engendrer une production continue d'oxygène, sans qu'il soit jamais besoin de renouveler les matières premières, qui se révivifient ainsi facilement.

Comme on le voit, c'est l'air et l'eau qui, avec le combustible, font tous les frais de la production de l'oxygène. Ce procédé ingénieux que M. Tessié du Motay a cherché à appliquer à l'éclairage oxyhydrique en 1870 et en 1872, malgré les essais curieux et intéressants faits à Paris à cette époque, n'a pas donné tout ce qu'on était en droit d'en attendre pour des raisons que nous n'avons pas à développer ici.

Ce moyen reste néanmoins parmi ceux qu'il convient d'employer pour obtenir de l'oxygène économiquement au point de vue industriel particulièrement pour la métallurgie et l'obtention des hautes températures.

Au point de vue de la production économique de l'oxygène pour les inhalations, on ne saurait raisonnablement y recourir à cause de la nécessité de créer une véritable usine dont l'installation et l'entretien entraîneraient à des frais disproportionnés pour la quantité relativement minime du gaz qu'on peut employer pour l'usage médical.

9° Décomposition de l'eau et autres moyens divers.

Nous mentionnerons ici plusieurs autres actions physiques ou chimiques qui peuvent produire de l'oxygène, mais qui ne sauraient jusqu'à présent du moins être utilisées pour la production de l'oxygène destiné aux inhalations.

La décomposition de l'eau par l'action de la pile.

La réduction de l'eau oxygénée par certaines matières organiques et par quelques oxydes métalliques.

La fixation de l'oxygène de l'air atmosphérique en proportion plus considérable que l'azote dans le charbon de bois d'où on peut l'extraire par l'action d'une pompe pneumatique. (Montmagnon et de Laire.)

La décomposition de l'eau chargée d'acide carbonique par les feuilles vertes des plantes sous l'action des rayons solaires (Ingenhouz).

Dialyse de l'air à travers le caoutchouc et certaines substances organiques et métalliques perméables. (Graham.)

Action des acides à froid sur le bioxyde de baryum ou le peroxyde de baryum ou le peroxyde de plomb. (Bœttger.)

10. *Décomposition du chlorate de potasse.*

Nous nous étendrons plus longuement sur ce dernier procédé, car c'est celui qui est à peu près universellement adopté dans les laboratoires , surtout depuis que ce sel est fourni au commerce à un prix relativement peu élevé.

On peut à la rigueur préparer l'oxygène par la décomposition directe du chlorate de potasse seul dans un ballon de verre, mais la température nécessaire au dégagement du gaz étant à peu près celle du ramollissement du verre, il y a presque toujours rupture de l'appareil, surtout quand on veut en préparer de grandes quantités et qu'on n'additionne pas le sel d'une certaine proportion d'oxyde de cuivre ou de peroxyde de manganèse.

Je reproduis ici la description du premier appareil à production que j'avais installé en 1864-65 pour la préparation de l'oxygène destiné à l'usage médical, je décrirai ensuite celui que j'ai imaginé depuis et qui est beaucoup plus simple et plus commode.

. On prend un kilogramme de chlorate de potasse bien sec
et mélangé avec 400 grammes de peroxyde de manganèse pur
réduit en poudre fine. On introduit le mélange dans une cornue de fer A (fig. 2), de la capacité de 3 à 4 litres, munie

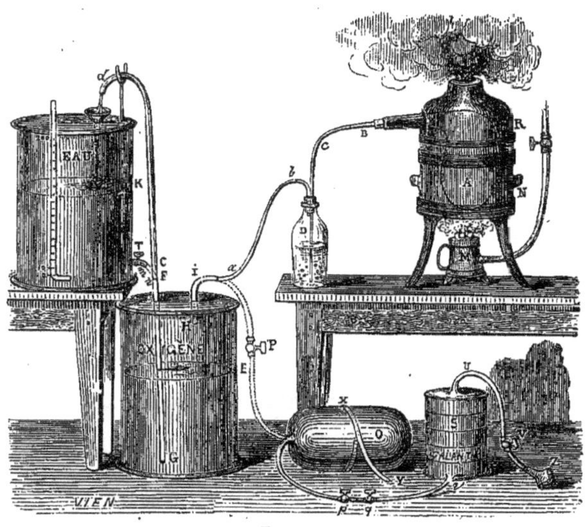

Fig. 2.

d'un col d'un diamètre assez grand, dans lequel on fixe,
à l'aide d'un bouchon de liége, un tube de verre B, relié par
un tube de caoutchouc C à un flacon laveur D, de la contenance d'environ 4 litres, et à parois très-épaisses. Ce flacon
laveur reçoit un lait de chaux qui doit occuper environ le tiers
de sa capacité.

Le gaz oxygène se dégageant du chlorate de potasse passe,
après s'être lavé en D, dans un réservoir E, d'une contenance
d'environ 250 litres, préalablement rempli d'eau. Un tonneau
solide et dans de bonnes conditions peut parfaitement remplir
cet office. On y fixe, au moyen de deux bouchons, deux tubes,
dont l'un, FG, plonge jusque près du fond, tandis que l'autre,
HI, dépasse à peine la paroi supérieure du réservoir.

Le gaz arrivant par ce tube HI, qui communique avec le flacon laveur au moyen d'un raccord de caoutchouc *ab*, exerce une pression sur la surface du liquide contenu dans le récipient E, et le force à s'élever dans le tube FG, lequel se continue extérieurement par un tube de caoutchouc *cd*, d'une longueur suffisante pour amener l'eau dans un second récipient K, placé au-dessus du premier et d'égale capacité. Toute l'eau déplacée par le gaz se rend dans ce réservoir supérieur, et son écoulement ne cesse que quand l'opération est arrivée à son terme.

Pour obtenir une décomposition régulière de chlorate de potasse, et aussi pour éviter l'emploi d'un tube de sûreté, je décompose ce sel au moyen du gaz d'éclairage. La cornue est placée sur un fourneau à plusieurs becs M, et entourée du laboratoire N, d'un fourneau ordinaire surmonté de son dôme R. Par ce moyen, toute absorption devient impossible, car la température ne peut s'abaisser, et l'on obtient un dégagement très-régulier. Il faut cependant avoir soin de baisser un peu le feu au moment où arrive la décomposition du perchlorate qui s'est formé dans le premier temps de l'opération, car alors la violence du dégagement gazeux pourrait faire sauter les tubes et les bouchons de l'appareil.

Quand l'opération est terminée et qu'on a obtenu environ 230 à 240 litres de gaz, on noue le tube de caoutchouc *ab*, qui reliait le récipient E au flacon laveur, afin d'empêcher l'oxygène de s'échapper.

Veut-on maintenant remplir de gaz le réservoir de caoutchouc O, de l'appareil à inhalations, on adapte son robinet ouvert P au tube *ab* que l'on dénoue, et enlevant celui *cd*, qui a élevé l'eau dans le second récipient, on le remplace par un raccord *mn* qui s'adapte à un robinet T que doit porter ce second réservoir à sa partie inférieure. Ce robinet étant ouvert, le liquide s'écoule par le tube FG et déplace, en quantité égale, ou à peu près, à son volume, l'oxygène qui se rend alors dans le ballon O.

On pourrait, à la rigueur, déterminer la quantité de gaz introduite dans le ballon par la pesée, puisque l'oxygène est plus lourd que l'air. En effet, le poids d'un litre de ce dernier fluide étant de 1,30, celui d'un même volume d'oxygène est égal à $1^{gr},43$; mais cette différence très-minime, comme on le voit, nécessiterait l'emploi de balances fort sensibles, et le résultat, même dans ce cas, demanderait des corrections continuelles, à cause de la différence causée par la pression atmosphérique, la température et le degré de saturation de vapeur d'eau, qui varient à chaque instant.

Pour savoir combien on introduit de gaz dans le ballon et pour le mesurer, voici, je crois, le moyen le plus simple : on fixe un entonnoir sur le tube FG, et l'on y verse 20 litres d'eau qui déplacent 20 litres de gaz que l'on reçoit dans la vessie, dont on mesure alors la circonférence avec un mètre de ruban XY. On verse de nouveau 5 litres d'eau, et quand le gaz déplacé a cessé de s'écouler, on mesure de nouveau la vessie. En renouvelant cette opération de cinq en cinq litres jusqu'à distension de la vessie, on arrive à déterminer en centimètres la longueur de la circonférence à lui donner pour qu'elle contienne 20, 25, 30... litres, suivant qu'on désire en introduire plus ou moins.

Cette opération terminée, et le nombre de centimètres connu pour chaque quantité, on n'a plus à l'avenir qu'à entourer le ballon de la mesure qui correspond au volume de gaz qu'on y veut faire entrer.

On peut fixer à la partie inférieure du réservoir K un tube coudé, en verre, communiquant avec l'intérieur, et qui donne, sur une échelle graduée, le nombre de litres d'eau qui entrent dans le réservoir ou qui en sortent. Par ce moyen on suit exactement la marche de l'opération pendant la préparation de l'oxygène, et l'on sait, quand on veut gonfler un ballon sans avoir besoin de le mesurer, combien de gaz on y a introduit.

Ce ballon de caoutchouc est donc un réservoir portatif dans lequel on peut introduire de 20 à 40 litres de gaz oxygène pur ou mélangé d'air. Dans ce dernier cas, on opère le mélange avec un récipient rempli d'air dont on extrait la quantité voulue, en la déplaçant par un nombre correspondant de litres d'eau, ou mieux on se contente d'injecter l'air avec un soufflet ordinaire.

Dans les premiers essais faits à la Maison de santé dans le service du docteur Demarquay, M. Leconte préparait l'oxygène avec le chlorate de potasse mélangé à une certaine proportion de sable fin.

La décomposition se faisait dans une potiche à mercure transformée en cornue par l'addition d'un petit tube fixé dans le bouchon en fer de l'instrument. L'impossibilité de donner un diamètre suffisant à ce tube en faisait un appareil dangereux à manier, et le magma résultant de la fusion du chlorate de potasse et de son mélange avec le sable rendait le dégagement très-difficile à la fin de l'opération. Quand survenait la décomposition du perchlorate qu'on ne pouvait obtenir qu'en élevant considérablement la chaleur, les bouchons et les tubes de l'appareil étaient fréquemment projetés avec violence. L'addition d'une proportion convenable de peroxyde de manganèse pur régularise le dégagement et rend l'opération beaucoup pus facile à conduire.

APPAREIL PORTATIF POUR LA PRÉPARATION INSTANTANÉE DE L'OXYGÈNE.

Voici maintenant la description d'un petit appareil portatif que j'ai fait construire et qui permet aux pharmaciens et même aux malades de préparer rapidement et facilement ce gaz pour l'emploi médical.

En quelques minutes, avec une simple lampe à alcool ou un petit bec de gaz, on obtient 30 litres de gaz dans le ballon qui fait office de gazomètre.

Il se compose d'une petite cornue en fonte d'acier polie au tour (fig. 3 et 3 *bis*). Cette cornue est formée par deux calottes

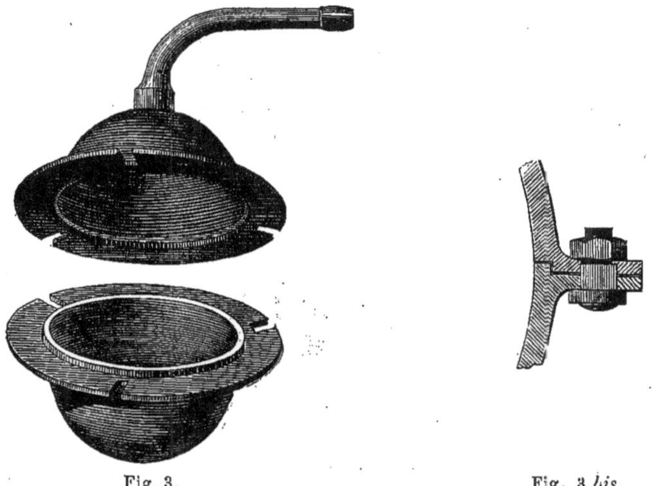

Fig. 3.   Fig. 3 *bis*.

hémisphériques qui s'adaptent rigoureusement l'une sur l'autre et qui sont maintenues par un système de vis qui rend la fermeture totalement hermétique sans qu'il soit nécessaire de luter chaque fois l'appareil. La calotte supérieure porte une rainure

dans laquelle vient s'adapter le rebord circulaire en saillie de
la pièce inférieure qui a sensiblement la forme d'une capsule
métallique.

Un flacon laveur de 1 à 2 litres de capacité, une lampe à
alcool et un ballon en caoutchouc complètent le système.

Pour le faire fonctionner, rien de plus simple :

On met dans la cornue un mélange, fait dans les proportions ordinaires, de chlorate de potasse très-sec et de peroxyde
de manganèse bien pur et surtout ne contenant ni chlorures ni
nitrates (100 grammes de chlorate de potasse et 40 grammes
de peroxyde de manganèse).

On la visse alors solidement, on la réunit au flacon laveur
contenant une solution de potasse caustique, et on allume la
lampe à alcool placée au-dessous.

Le gaz oxygène se dégage presque instantanément et se
rend dans le réservoir en caoutchouc qu'on a, par un raccord
disposé à cet effet, réuni au petit tube du laveur (fig. 4).

En quelques minutes, on peut obtenir 30 litres de gaz oxy-

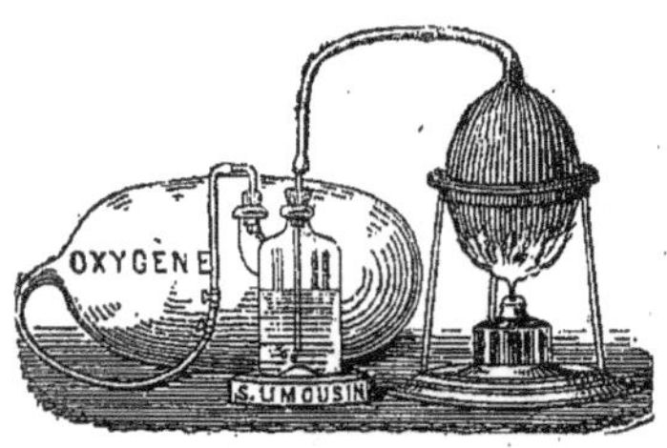

Fig. 4.

gène parfaitement pur, ne troublant pas la solution de nitrate
d'argent et ne rougissant pas la teinture de tournesol.

Pour éviter la rentrée de l'eau dans la cornue, quand
l'opération est terminée, avant d'éteindre la lampe, on sépare
l'appareil du flacon laveur en enlevant le tube en caoutchouc
qui les réunit.

Afin de faciliter, dans le ballon qui sert de gazomètre, l'entrée du gaz qui se dégage avec une assez grande rapidité, j'ai dû donner au robinet une disposition particulière, car l'orifice percé dans la clef n'ayant pas un diamètre suffisant, il y aurait fréquemment projection des bouchons et des tubes du flacon laveur. Le robinet proprement dit se visse sur une pièce métallique creuse d'un diamètre sensiblement le même que celui des tubes en verre du flacon laveur (fig. 5). Quand on

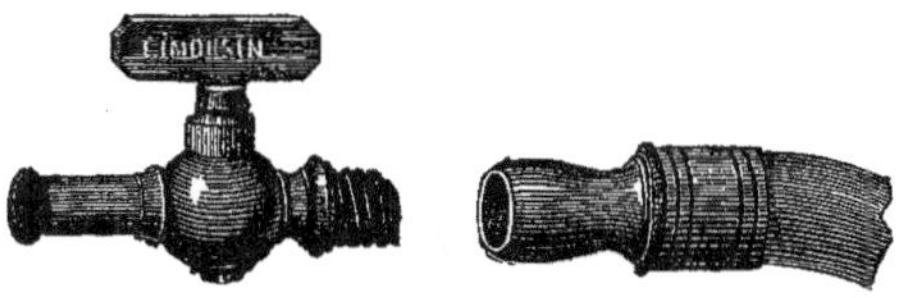

Fig. 5.

veut faire le gaz, on enlève le robinet du ballon et on fixe ce dernier au flacon laveur par cette pièce supplémentaire, ce qui facilite l'introduction de l'oxygène. Quand l'opération est terminée, on serre fortement entre les doigts le tube en caoutchouc du ballon pour empêcher la sortie du gaz, et on visse alors le robinet fermé sur cette pièce.

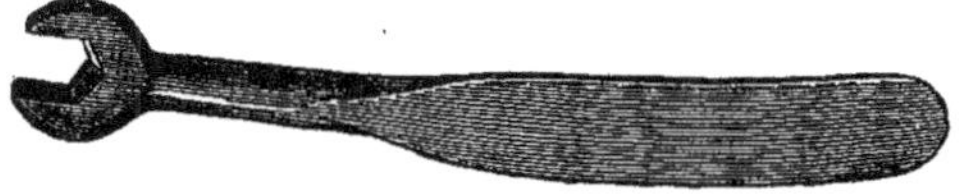

Fig. 6.

Malgré le lavage dans l'eau alcaline, le gaz arrive encore chaud dans le récipient, et il est bon de le laisser refroidir pendant un quart d'heure environ avant de le faire respirer. On peut du reste interposer entre la cornue et le récipient deux flacons laveurs au lieu d'un pour obtenir le gaz plus froid et mieux lavé.

Quand l'opération est terminée et que la cornue est refroidie, on procède à son nettoyage avec la clef qui sert à fixer les vis et à laquelle j'ai fait donner la forme de spatule à l'une de ses extrémités (fig. 6). Le culot de peroxyde de manganèse et de chlorure de potassium qui reste dans la calotte inférieure se détache facilement à sec. Il faut surtout éviter l'emploi de l'eau pour cette opération, car la cornue s'oxyderait et se détériorerait promptement.

Avec cet appareil, qui fonctionne avec une grande facilité, on peut, dans les postes de secours, obtenir instantanément de l'oxygène pour ranimer les asphyxiés ; du reste, l'imperméabilité du ballon permet d'en conserver en réserve pendant plusieurs mois. C'est à ces avantages qu'il doit aussi son introduction dans plusieurs laboratoires de chimie.

Depuis que l'oxygène a repris place dans la thérapeutique moderne, plusieurs établissements thermaux ont fait installer des salons d'inhalation qui permettent aux médecins d'utiliser l'action spéciale de ce gaz, comme complément ou adjuvant des propriétés curatives de certaines eaux minérales.

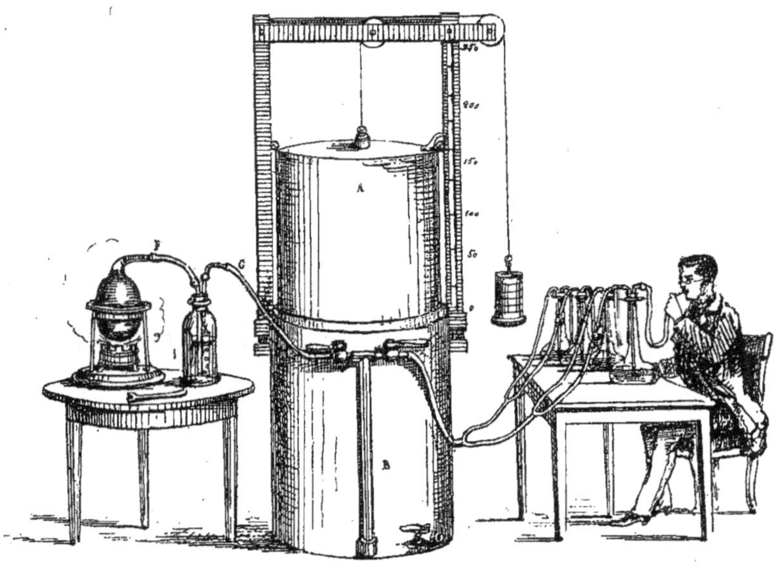

Fig. 7.

Je donne ci-dessous le dessin d'un appareil complet que j'ai fait construire dans ce but et qui peut être installé assez économiquement. Il a l'avantage de supprimer les réservoirs en caoutchouc, qui se détériorent rapidement et qui ne sont utiles que pour transporter le gaz au domicile du malade (fig. 7).

Cet appareil est constitué par une cornue génératrice F,

formée de deux calottes hémisphériques. Cette cornue, établie d'après le même système que celle qui a été décrite plus haut, se visse et peut fonctionner sans lut. Elle est d'une capacité suffisante pour fournir, avec un mélange de chlorate de potasse et de peroxyde de manganèse, 250 à 300 litres d'oxygène en trente ou quarante minutes, au moyen d'une forte lampe à alcool ou d'un fourneau à gaz muni de cinq becs de Bunsen. Le gaz, après avoir traversé le flacon laveur I, se rend par le tube G dans le gazomètre B qu'on a rempli d'eau.

Quand l'opération est achevée, on laisse refroidir le gaz pendant une heure ou deux avant de le faire respirer aux malades.

Les inhalateurs qui sont disposés sur une table communiquent avec le gazomètre par des tubes bifurqués qui permettent d'en multiplier le nombre autant qu'on veut.

On établit ou on suspend leur communication avec le gazomètre au moyen de robinets spéciaux dont ils sont tous munis.

Il suffit, pour faire arriver le gaz avec plus ou moins de force, d'enlever ou d'ajouter des disques au contre-poids de la cloche.

Avec cette disposition, on peut faire passer les tubes à travers une cloison, et séparer ainsi la salle d'inhalation de la pièce où l'on fabrique le gaz.

Des appareils construits sur ce modèle fonctionnent depuis longtemps à Vichy, à Arcachon, à Pougues, à Champel-sur-Arve, près de Genève (Dr Glatz), et dans plusieurs stations hivernales du Midi.

PRÉCAUTIONS A PRENDRE POUR ÉVITER LES ACCIDENTS PENDANT
LA PRÉPARATION DE L'OXYGÈNE.

Afin d'éviter aux préparateurs les accidents malheureux qui
se sont parfois produits pendant la préparation de l'oxygène
par le chlorate de potasse, je crois devoir reproduire ici le
rapport fait à la Société de pharmacie à ce sujet par M. le professeur Baudrimont.

Rapport sur la préparation pharmaceutique de l'oxygène (1).

La Société de pharmacie de Paris, justement émue d'un
grave accident arrivé à l'Hôtel-Dieu pendant la préparation de
l'oxygène, a chargé une commission d'examiner et de décrire
en détail un procédé qui permît aux pharmaciens d'obtenir
sans danger des proportions de ce gaz suffisantes pour l'inhalation. Cette commission, composée de MM. Baudrimont (rapporteur), Coulier, Limousin, J. Regnauld et Jungfleish, a
l'honneur de soumettre le travail suivant à votre approbation.

Plusieurs questions scientifiques relatives à la décomposition
du chlorate de potasse par l'action de la chaleur, ou sous l'influence combinée de la chaleur et de quelques oxydes métalliques, ont eté étudiées par divers membres de la commission ;
il nous semble convenable que ces recherches vous soient
présentées isolément, comme l'œuvre personnelle et sous
la responsabilité de leurs auteurs. Quant au court rapport
qui vous est lu aujourd'hui, il résume nos délibérations com-

(1) Lu à la Société de pharmacie dans la séance du 5 juillet 1871 (Commis-
saires : MM. Coulier, Limousin, J. Regnauld, Jungfleish et Baudrimont, rapporteur).

munes et représente les opinions concordantes de tous les membres de la commission sur la question limitée confiée à leur étude.

Les causes qui peuvent rendre dangereuse la préparation de l'oxygène au moyen du chlorate de potasse sont les suivantes :

1° L'action de la chaleur seule sur le chlorate de potasse lorsqu'on en dirige mal l'application ;

2° La décomposition du même sel sous l'influence des oxydes, quand ceux-ci sont employés dans de mauvaises conditions ;

3° Les réactions énergiques qui peuvent naître de l'association du chlorate avec certaines substances mélangées accidentellement, et capables d'agir chimiquement sur lui.

Action de la chaleur. — A. — Quand on chauffe une certaine quantité de chlorate de potasse seul et réduit en poudre, dans un vase profond, où ce sel présente une certaine épaisseur, il ne se liquéfie que partiellement vers les points les plus chauds. La partie supérieure de la masse s'agrége alors en une croûte dure qui laisse un espace vide entre elle et la portion fondue. Dans ce cas, le gaz qui s'échappe de celle-ci se trouve emprisonné dans un étroit espace. Il en résulte une pression qui peut devenir assez forte pour déterminer la rupture des parois de l'appareil ; mais le plus souvent celui-ci ne cède qu'en un seul point lorsqu'il est de verre, parce que le fond du vase soumis à l'action directe de la chaleur se ramollit assez pour se gonfler, puis enfin se trouer sous l'influence de cet effort.

On n'évite guère cette cause de rupture qu'en chauffant également toutes les parois de l'appareil en contact avec le chlorate, ce qui s'obtient plus facilement à l'aide du charbon de bois qu'au moyen d'une flamme de gaz ou d'alcool.

B. — On constate également que, lorsqu'on élève trop vite

la température du chlorate de potasse en pleine fusion, il tend à se décomposer brusquement en abandonnant presque tout d'un coup son oxygène, et qu'il entre au même moment en pleine incandescence. De là peut-être encore un danger, mais qui a lieu rarement.

Action des oxydes. — Les oxydes qui facilitent le mieux la décomposition du chlorate de potasse sont l'oxyde noir de cuivre, le sesquioxyde de fer et enfin le bioxyde de manganèse MnO^2 pur ou transformé plus ou moins complétement en oxyde rouge Mn^3O^4 par la calcination. — Lorsqu'un de ces corps est ajouté au chlorate en proportions telles que le premier soit au-dessous de 50 p. 100, on remarque que plus on en diminue la quantité, plus la fusion du mélange devient facile, et plus la tendance du sel à se décomposer brusquement et à produire l'ignition se fait sentir (1). Or ce sont ces deux derniers phénomènes qui, par leur concomitance, amènent presque infailliblement des accidents, car ils produisent un effet analogue à celui de la poudre, c'est-à-dire un développement de pression énorme due au dégagement abondant d'un gaz porté à une très-haute température, dans un espace excessivement restreint. On n'évitera donc le danger qui résulte de ces conditions qu'en opérant sur des mélanges à parties égales, mélanges peu ou point fusibles, qui ne développent pas d'incandescence et d'où l'oxygène ne s'échappe pas violemment : c'est à eux qu'on doit recourir exclusivement, et la pesée des substances est ici d'une nécessité absolue.

Actions chimiques. — Ces actions étant bien connues, on n'a pas à les redouter toutes les fois qu'on porte son atten-

____

(1) Cette remarque n'est pas applicable aux mélanges renfermant moins de 1/50 du corps actif.

tion sur les substances ajoutées au chlorate de potasse dans le but de faciliter sa décomposition. On n'a réellement à craindre que la substitution du charbon et surtout celle du sulfure d'antimoine au bioxyde de manganèse, substitutions qui donneraient lieu aux mélanges détonants les plus redoutables. Essayer la substance avant son emploi est une précaution obligatoire. On doit également éviter avec un soin extrême la présence des matières organiques dans l'appareil destiné à recevoir le chlorate de potasse, tout produit de ce genre devenant un véritable danger pour l'opérateur.

Préparation de l'oxygène. — Après avoir énuméré les circonstances qui peuvent rendre dangereuse la préparation de l'oxygène par le chlorate de potasse, il me reste à faire connaître le procédé auquel nous nous sommes définitivement arrêtés. Ce procédé est celui dont notre collègue M. S. Limousin fait journellement usage et que M. J. Regnauld a minutieusement décrit dans la dernière édition de son *Traité de pharmacie*. Je le transcris ici textuellement :

« Pour préparer l'oxygène destiné aux inhalations, M. S. Limousin a choisi le procédé bien connu qui consiste à décomposer le chlorate de potasse, en facilitant l'action de la chaleur par l'addition d'une forte proportion d'oxyde de manganèse. Afin d'obvier à la rupture des vases de verre et à la difficulté qu'on éprouve à chauffer fortement des cornues de fonte dont les parois doivent être très-épaisses, et la panse recouverte d'un lut particulier, il a eu recours à un petit appareil dont voici la description :

« Il se compose d'une sorte de générateur ovoïde en acier fondu, formé par deux calottes presque hémisphériques, réunies au moyen d'un rebord saillant. La fermeture est rendue hermétique, grâce à l'intervention d'un système de vis de pression, et par une disposition spéciale des surfaces en contact.

Ces jointures par approche permettent d'éviter l'emploi d'un lut quelconque.

« Pour faire fonctionner l'appareil, on introduit dans le générateur d'acier un mélange intime de 100 grammes de chlorate et de 100 grammes d'oxyde de manganèse.

« Lorsque les deux hémisphères sont solidement réunis par les vis, on met le tube de dégagement en communication avec le flacon laveur contenant une solution étendue d'hydrate de potasse, et l'on chauffe la calotte inférieure du générateur au moyen d'une lampe à alcool ou d'un bec à gaz de Bunsen. L'oxygène se dégage presque immédiatement, et lorsqu'il a déplacé l'air de l'appareil, on le recueille dans un réservoir sphérique en caoutchouc, réuni par un raccord au tube recourbé du laveur. En quelques minutes on peut facilement obtenir 25 litres d'oxygène ne troublant pas une solution d'azotate d'argent, et ne rougissant pas la teinture bleue de tournesol.

« Afin d'éviter la pénétration de l'eau dans la cornue, dès que l'opération est terminée et avant d'éteindre la lampe, on sépare le générateur du flacon laveur en détachant le tube de caoutchouc qui les fait communiquer.

« 100 grammes de chlorate de potasse pur et sec fournissent 30^{gr},16 d'oxygène dont le volume est égal à 27^{lit},18.

« La préparation de l'oxygène au moyen d'un mélange de chlorate de potasse et de peroxyde de manganèse a été, dans ces derniers temps, la cause d'un accident déplorable. Parmi les précautions qui nous semblent devoir attirer spécialement l'attention des manipulateurs, nous signalerons les suivantes :

« 1° Ne jamais employer le peroxyde de manganèse sans l'avoir soumis à une calcination préalable. Cette opération modifie la composition de l'oxyde (1), mais elle lui laisse toute

(1) La calcination prolongée du bioxyde de manganèse (MnO^2) aurait pour effet de le transformer en oxyde rouge Mn^3O^4, conformément à la réaction

son activité. Elle offre le grand avantage de détruire les matières combustibles qui peuvent se trouver accidentellement mélangées avec le peroxyde de manganèse et qui, associées ultérieurement au chlorate, formeraient un mélange explosif extrêmement dangereux (1).

« L'oxyde de manganèse ne perdant pas, comme on le sait, son activité par un fonctionnement antérieur, on peut en faire usage après l'avoir chauffé avec le chlorate de potasse. L'oxyde, débarrassé du chlorure de potassium au moyen de lavages, et séché après chaque opération, peut servir presque indéfiniment.

« 2° Mélanger exactement le chlorate et l'oxyde calciné avant de les introduire dans la cornue; adopter le rapport de 1 partie de chlorate pour 1 partie de peroxyde calciné. Un tel mélange, soumis à l'action d'une température suffisante pour amener la décomposition totale du chlorate, ne subit pas la fusion, et donne lieu à un dégagement de gaz régulier à mesure que la chaleur pénètre dans la masse des couches extérieures aux portions centrales.

« 3° Produire la décomposition au moyen d'une lampe à alcool, d'un bec à gaz de Bunsen, ou d'un feu de charbon aussi peu intense que possible. Si, après quelques instants de chauffage, on ne constate aucun dégagement de gaz, il convient d'arrêter immédiatement le feu et de rechercher s'il n'y a aucune obstruction dans l'appareil.

$3MnO^2 = Mn^3O^4 + O^2$. L'opération que nous prescrivons n'a pas besoin d'être poussée assez loin pour que la décomposition atteigne cette limite. La transformation complète n'a du reste aucun inconvénient, car l'activité de Mn^3O^4 dans la décomposition du chlorate de potasse ne le cède en rien à celle de l'oxyde MnO^2.

(1) Cette calcination offre encore l'avantage de chasser l'eau de combinaison de certains oxydes de manganèse naturels, et de décomposer le carbonate qui s'y trouve quelquefois mélangé.

« 4° Constater le degré de pureté du chlorate de potasse et ne faire usage de ce sel qu'à l'état de siccité.

« Nous appelons d'une façon toute particulière l'attention sur les dangers que feraient courir aux manipulateurs la substitution ou le mélange du sulfure d'antimoine ou de la plombagine au peroxyde de manganèse. »

« A ces détails si précis donnés par M. J. Regnauld, pour éviter tout danger pendant la préparation de l'oxygène, j'ajouterai quelques mots. Lorsqu'on n'a pas à sa disposition l'ingénieux appareil de M. S. Limousin, on peut le remplacer de la manière suivante.

On prend une cornue en grès, sans fissure, capable de contenir au moins 200 grammes du mélange propre à préparer l'oxygène. A cette cornue on adapte un tube de Welter, dit tube de sûreté, dont la branche verticale est fixée par un bouchon à l'une des tubulures du flacon laveur dans le liquide duquel elle devra plonger. On versera un peu d'eau dans la boule de ce tube pour intercepter toute communication avec l'air extérieur. Puis, l'appareil étant ainsi disposé, on installera la cornue dans un fourneau à réverbère, la panse de celle-ci reposant sur un triangle en fer. La cornue devra en outre être entourée par le laboratoire du fourneau, de manière à lui faire une espèce de manchon propre à diriger autour d'elle toute la chaleur du foyer. On n'aura plus qu'à la chauffer graduellement avec toutes les précutions voulues, en évitant de jamais la porter jusqu'au rouge sombre. Le gaz sera enfin recueilli dans le sac-réservoir, après l'élimination complète de l'air contenu dans l'appareil.

La préparation étant terminée et la cornue bien refroidie, on y versera de l'eau chaude pour en détacher le résidu (formé d'un mélange d'oxyde de manganèse et de chlorure de potassium), de telle sorte qu'elle puisse être utilisée de nouveau pour ce genre d'opération.

L'emploi du tube de Welter entre le flacon laveur et la cornue a le double avantage : 1° d'empêcher l'absorption, c'est-à-dire, l'introduction du liquide du flacon dans cette cornue encore très-chaude; 2° de donner passage, par le tube de sûreté, à une partie du gaz dans le cas où, malgré toutes les précautions, il viendrait à s'échapper tumultueusement et en trop grande abondance.

A l'aide de tous ces moyens et en ne négligeant aucune des précautions indiquées plus haut, notamment celle de n'employer qu'un mélange à parties égales de chlorate de potasse et de peroxyde de manganèse calciné, on pourra produire de grandes quantités d'oxygène sans courir aucun danger. »

Le travail de la commission nommée par la Société de pharmacie a été, pour M. Jungfleish, l'occasion de se livrer à des recherches intéressantes sur le mode d'action du peroxyde de manganèse et des oxydes métalliques sur le chlorate de potasse pendant sa décomposition.

M. Jungfleish a établi qu'il n'est nullement besoin de chercher à expliquer le phénomène par la force catalytique. — Pour lui l'action des oxydes de manganèse sur le chlorate de potasse est comparable en tous points à celle des oxydes de nickel ou de cobalt sur l'hypochlorite de chaux. En effet dans le procédé de Fleitmann, si on ajoute une quantité infinitésimale d'un sel de cobalt à une dissolution d'hypochlorite de chaux, il se précipite une matière noire qui n'est autre qu'un oxyde supérieur du métal. Cet oxyde, instable à une certaine température, dégage de l'oxygène dès qu'on chauffe la solution, et le cobalt passe par une série d'oxydations et de désoxydations qui ne prend fin que lorsque tout l'hypochlorite est transformé en chlorure de potassium.

Pour le peroxyde de manganèse, voici ce qui se passe. Quand on détermine sa décomposition par la chaleur, il se forme de l'acide permanganique avec l'oxygène du chlorate de potasse, et cet acide permanganique ne trouvant que l'oxyde MnO qui ne peut le rendre stable, se décompose pour se reformer aussitôt jusqu'à ce qu'il ait extrait tout l'oxygène du sel.

Cela est si exact que, dès qu'on ajoute un alcali susceptible de fixer l'acide permanganique, il n'y a plus de dégagement d'oxygène.

Passer en revue toutes les dispositions particulières et tous les appareils imaginés surtout à l'époque des premiers essais de l'emploi médical de l'oxygène nous entraînerait fort loin, aussi croyons-nous devoir nous borner à une revue rapide pour arriver à la description des appareils actuellement en usage.

A l'époque où les chimistes et les physiciens n'avaient pas à leur disposition cette précieuse substance, le caoutchouc, qui leur rend maintenant tant de services, on conçoit les difficultés que durent éprouver ceux qui les premiers disposèrent des appareils spéciaux pour les inhalations.

Quelques-uns de ces instruments sont d'une simplicité naïve, d'autres sont au contraire d'une complication telle que le maniement et l'installation ne pouvaient en être confiés qu'à des personnes spéciales, souvent même à des ingénieurs ou à des mécaniciens.

Priestley respirait directement ce gaz dans une jarre de terre avec un siphon de verre, et Scheele conseillait d'enfermer le malade dans une sorte d'armoire close dans laquelle il dégageait de l'air vital, avec une cornue placée extérieurement et dont le bec pénétrait dans la partie inférieure de la cloison de cette espèce de chambre.

Ingenhouz se contentait, pour obtenir l'oxygène, d'exposer à la lumière solaire, dans la chambre du malade, des feuilles vertes qu'il arrosait d'eau, appliquant ainsi à la production de ce gaz les recherches intéressantes qui l'avaient amené avec Priestley à établir la théorie de la respiration des plantes. On comprend que, dans ces conditions, la proportion de gaz obtenue était tout au plus suffisante pour fournir un air plus oxygéné que l'air ordinaire, et encore ce moyen n'était praticable que pendant la saison d'été, puisqu'il nécessite l'intervention du soleil et des plantes vertes à feuillage abondant.

Aussi ne tarda-t-il pas à employer, pour la préparation du gaz destiné aux inhalations, le vitriol vert, le minium, le précipité rouge et le nitre, en recommandant de bien laver le gaz avant son emploi. En même temps, il imagina un instrument inhalateur, composé de deux vessies de porc huilées à leur surface et réunies à une de leurs extrémités : la première vessie munie d'un robinet servait de récipient au gaz oxygène ; et la deuxième, destinée à l'inhalation, portait une embouchure qui s'appliquait exactement sur la bouche et le nez.

Cette disposition avait le grand inconvénient de faire respirer au malade le gaz mélangé aux produits de l'expiration pendant les 20 ou 30 mouvements respiratoires qui correspondaient à la petite capacité de l'appareil, aussi resta-t-il toujours d'un fonctionnement difficile malgré la combinaison imaginée pour saturer l'acide carbonique exhalé en le faisant passer dans de l'eau de chaux.

Ingenhouz estimait que, pour obtenir un résultat marqué de ces inhalations, il fallait faire chaque jour au moins 100 ou 120 inspirations, c'est-à-dire consommer à peu près 40 ou 50 litres d'oxygène pur.

Vers 1780, Chaussier, qui préconisait l'usage de ces inhalations pour rappeler à la vie les enfants nouveau-nés asphyxiés, imagina aussi un appareil assez compliqué, qui consistait principalement en une vessie de taffetas verni servant de récipient au gaz et reliée par un tube en cuir à une sorte de masque qu'on appliquait hermétiquement sur le visage. En combinant la pression exercée sur les parois du ballon avec des mouvements imprimés à la poitrine de l'enfant, pour reproduire le mécanisme de la respiration, on faisait aller et venir l'oxygène dans les poumons.

Chaussier proposa aussi pour les asphyxiés par accident l'emploi de ce moyen, et il conseillait déjà à cette époque de tenir dans ce but de l'oxygène à la disposition du médecin dans tous les postes de secours. Pour ce cas particulier, il préconisait l'emploi d'un tube en métal, dit tube laryngien de Chaussier.

Gorcy, de Neufbrisach, qui préconisait aussi l'emploi de l'oxygène contre l'asphyxie, croyant, comme tous les médecins de son époque, qu'il fallait avant tout extraire l'air méphitique qui se trouvait dans les poumons, avant d'y introduire de l'oxygène, inventa dans ce but un instrument qu'on appelait le soufflet apodopnique de Gorcy. C'était une sorte de pompe aspirante et foulante mise en communication avec une vessie remplie d'oxygène, et qui se terminait par un tuyau flexible qu'on faisait pénétrer par la bouche ou par les narines de l'asphyxié.

Goodwyn d'Édimbourg, Charles Kyte de Londres, Van Marum de Harlem, Heus Courtois, inventèrent aussi des appareils analogues que leur complication ou la difficulté de leur fonctionnement firent tomber promptement dans l'oubli.

Le célèbre mécanicien James Watt, qui concourut avec Beddoës à l'établissement de l'*Institut pneumatique* en 1792, avait construit un appareil respiratoire muni de deux soupapes, dont l'une facilitait la pénétration du gaz dans la poitrine et dont l'autre permettait à l'air expiré de s'échapper. Beaucoup d'instruments basés sur ce même principe ont été depuis faits et refaits pour administrer le chloroforme ou l'éther.

Schiferli (1) fit également construire deux machines dont

____

(1) Rapport de la Faculté de médecine de Paris, 1798.

l'une était destinée à l'inhalation et l'autre à l'application externe du gaz. La première n'est toujours que la reproduction plus ou moins complète de l'appareil de Watt. La dernière est constituée par une vessie, reliée par un tube de cuivre muni d'un robinet, à une calotte hémisphérique en taffetas ou en baudruche, qu'on fixait avec du diachylum sur la partie malade avant d'y faire arriver le gaz.

L'appareil de Girtanner, modifié plus tard par Nysten, ne diffère pas non plus sensiblement de tous ceux que je viens de décrire.

Vers 1831 et 1832, au moment où l'attention se reporta un instant sur l'emploi de l'oxygène pour combattre le choléra (Coster, de Smyttère, Sandras, Martin Saint-Ange, Foy, Thouzet, Hutin, etc.), on abandonna tous ces appareils compliqués et on se borna à faire respirer le gaz avec une vessie de porc. Les résultats obtenus furent très controversés ; du reste le Dr Lawaysse dans sa thèse constate que dans presque tous les cas on administrait l'oxygène à une période trop avancée de la maladie, et en quantité tout à fait insuffisante, 3 ou 4 litres en moyenne, tandis qu'il aurait fallu en faire respirer de 60 à 100 litres. Le peu de succès obtenu, à la première apparition de l'épidémie, détourna les médecins de ce moyen, et c'est à peine si quelques praticiens songèrent à y recourir pendant les nouvelles invasions de la maladie en 1849, 1854 et 1865.

On trouve, dans l'*Essai sur la conservation de la vie* du vicomte de La Passe, la description d'un appareil ou plutôt d'une disposition particulière pour administrer l'oxygène aux personnes débilitées. M. de La Passe enfermait le patient dans une espèce de petit cabinet hermétiquement clos dans lequel il faisait arriver un courant d'oxygène mêlé à des vapeurs balsamiques. Une solution de potasse tombant d'un récipient dans un vase placé au-dessous saturait l'acide carbonique exhalé. Après plusieurs heures de séjour dans cette sorte d'étuve, suivant l'auteur, le malade en sortait frais et dispos, avec une grande augmentation d'appétit et dans d'excellentes conditions pour obtenir pendant la nuit un sommeil profond, calme et paisible.

M. le Dr Fontaine, dans son établissement pour les bains d'air comprimé de la rue de Châteaudun, recourt parfois avec avantage à l'action particulière de l'oxygène introduit en excès dans la cloche, soit au moyen d'un récipient en caoutchouc contenant le gaz, soit au moyen d'un gazomètre mis en communication avec le malade, par l'intermédiaire d'un robinet. Cette addition d'oxygène pur permet de diminuer la pression quand le malade supporte difficilement l'action de cette dernière.

Le premier appareil qui a servi au début des expériences du Dr Demarquay a été construit par M. Galante. Il se compose d'un réservoir A en caoutchouc, ayant sensiblement la forme d'un petit tonneau quand il est gonflé. Supérieurement et inférieurement il est constitué par des disques solides et résistants qui viennent s'appliquer l'un contre l'autre, quand il est vide. Il porte à sa partie supérieure un tube f, muni d'une embouchure c pour respirer et d'un robinet e. A sa partie inférieure se trouve un tube d muni d'un robinet b, qui s'adapte exactement à celui a d'un ballon rempli de gaz (fig. 8).

Les deux robinets étant réunis et ouverts, quand l'appareil A est vide et replié sur lui-même, il suffit d'exercer une légère pression sur le ballon pour chasser le gaz et le faire pénétrer dans l'inhalateur, dont on a eu soin de fermer le robinet e.

Sa contenance ordinaire, suivant qu'il est plus ou moins gonflé, est de 15 ou 20 litres.

Pour s'en servir, il suffit, quand il est rempli de gaz, d'ouvrir
le robinet *e*, d'adapter l'entonnoir *c* sur la bouche aussi exactement que possible et de se livrer à de profondes inspirations. A chaque mouvement respiratoire, on voit le tonnelet

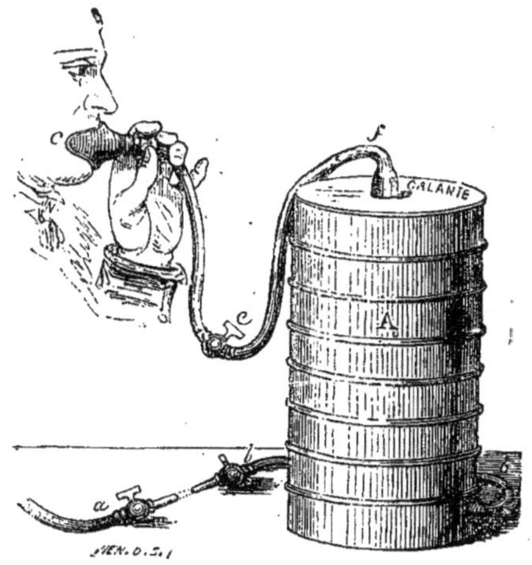

Fig. 8.

diminuer de volume. Pour empêcher les produits de l'expiration de rentrer dans l'appareil, on serre les lèvres, et on expire
par le nez, ou mieux on comprime entre le pouce et l'index le
tube au-dessous de l'embouchure.

Dans la pratique cet appareil offre plusieurs inconvénients
dont les deux principaux sont la forme de l'embouchure, qui
s'adapte difficilement à la bouche, et l'odeur désagréable que
l'oxygène contracte dans le récipient en caoutchouc.

Appareil inhalateur de Limousin.

Je crois être arrivé à supprimer les inconvénients signalés
plus haut par la disposition particulière de l'appareil que j'ai
imaginé et qui sert habituellement aux inhalations (fig. 9).

Il est constitué par une carafe à large panse et à goulot étroit et allongé *c*. Elle est munie d'un bouchon percé de deux trous qui donnent passage à deux tubes de verre. Le premier de ces tubes se rend au fond du flacon et plonge dans l'eau qui doit remplir les deux tiers de sa capacité environ..Au moyen

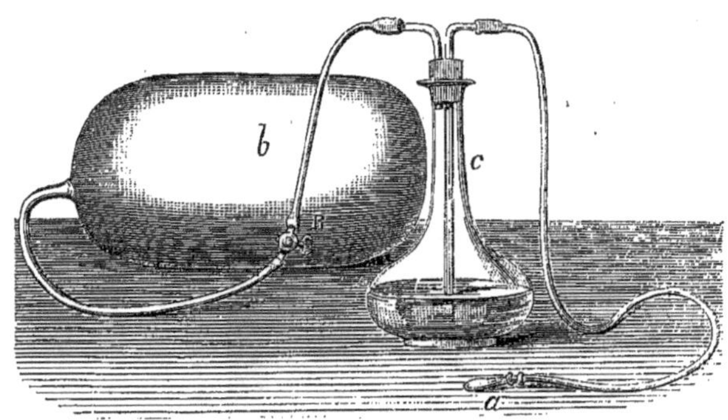

Fig. 9.

d'un raccord en caoutchouc et d'un robinet R disposé *ad hoc*, son extrémité extérieure est mise en communication avec un ballon de caoutchouc *b* contenant la quantité de gaz qu'on veut faire respirer, et qui constitue la seconde pièce de l'appareil.

Le second tube, plus court que le premier, prend naissance dans la partie vide du laveur et se termine par une espèce de bout de pipe (*a*) en ivoire ou en cristal. Cet appareil, comme on le voit, fonctionne à la manière d'un narghilé (fig. 10).

Le gaz, par suite de la tension du caoutchouc, se dégage d'abord avec trop de rapidité, et il est bon, au commencement de l'opération, de donner peu d'ouverture au robinet ; à la fin, au contraire, quand la sortie s'effectue avec moins de force, on peut l'ouvrir complétement et exercer avec la main une légère pression sur les parois du ballon. On doit aussi avoir soin, quand le moment de l'expiration arrive, de serrer le tube entre le pouce et l'index, pour empêcher le gaz de.

s'échapper et de se perdre, mais cette précaution n'est utile
qu'au début quand les parois du ballon sont distendues par la
pression du gaz, car, dès que le récipient est un peu dégonflé,
l'obstacle opposé par l'eau de la carafe suffit pour empêcher
la déperdition de l'oxygène.

Afin de prolonger le séjour de l'oxygène dans les poumons et

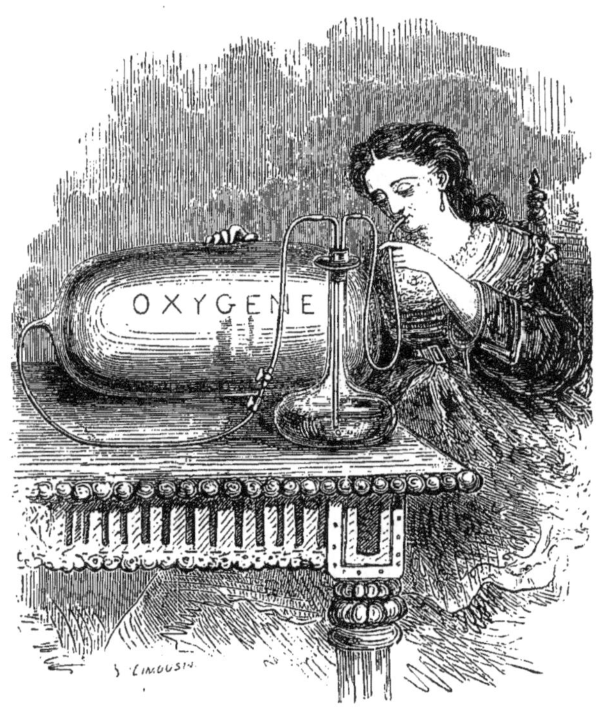

Fig. 10.

de favoriser son action sur l'hématose du sang, le malade doit
retenir un instant dans l'intérieur des poumons le gaz inspiré
et le rejeter doucement quand le mouvement d'expiration
vient à se produire. Il continue ainsi jusqu'à ce que le ballon
soit complétement vide, ou qu'il ait respiré approximativement la quantité d'oxygène prescrite.

Il doit avoir soin, au moment de l'expiration, de retirer le tube de la bouche, car l'insufflation dans l'intérieur du flacon ferait remonter l'eau dans le tube et même dans le ballon.

En opérant de cette manière, on laisse toujours entrer dans les poumons, en même temps que l'oxygène, une petite quantité d'air atmosphérique qui pénètre dans les fosses nasales. Si l'on voulait, dans certains cas particuliers, respirer le gaz complétement pur, il suffirait de se pincer le nez de manière à empêcher l'introduction de l'air.

Cet appareil, on le comprend facilement, a l'avantage d'enlever au gaz l'odeur désagréable que lui communique toujours le caoutchouc, et il arrête au passage les poussières de talc et de soufre qui se détachent constamment de la surface intérieure des ballons et qui, sans cette précaution, produiraient un effet irritant sur les muqueuses bronchiques.

Par sa disposition il rafraîchit le gaz, en lui faisant subir un dernier lavage, avant son entrée dans les poumons, et il permet d'ajouter à l'action spéciale de l'oxygène celle de certains médicaments volatils qu'on dissout et qu'on divise dans l'eau du flacon : l'eau de goudron, l'acide phénique, la teinture d'iode, le chloroforme, etc., peuvent en effet y être ajoutés, suivant l'indication de la maladie qu'on veut combattre. — Dans le cas où on désirerait volatiliser plus promptement ces substances, on n'aurait qu'à plonger la carafe dans un bain d'eau tiède.

Dans la pratique habituelle on fait usage, pour garnir la carafe de l'appareil, d'un lait aromatique préparé ainsi qu'il suit :

Teinture de benjoin vanillé	10 gr.
Teinture de tolu	10 gr.
Eau de rose	250 gr.
Eau commune, quantité suffisante pour compléter 2 litres.	

On verse dans un flacon bien sec les 20 grammes de teinture, puis à l'aide d'un entonnoir on fait tomber en filet l'eau de rose et l'eau ordinaire. Avant d'introduire ce lait balsamique dans la carafe, on le passe au travers d'une gaze à larges mailles pour enlever les flocons résineux qui peuvent se produire au contact de l'eau.

Afin de faire pénétrer très-profondément dans les dernières ramifications bronchiques l'oxygène respiré avec cet appareil, on doit exécuter un mouvement de succion et d'aspiration combinées de façon à emmagasiner chaque fois en moyenne un demi-litre de gaz. Il y a avantage, ainsi que je l'ai dit plus haut, à laisser séjourner l'oxygène quelque temps dans les poumons avant de le rejeter. Toutefois chez certains malades dont la respiration est trop faible il convient d'exercer une certaine pression sur les parois du ballon pour faire arriver le gaz de lui-même dans la cavité buccale.

Dans certains cas de suffocation complète du malade et de cessation des mouvements respiratoires comme dans l'asphyxie, par exemple, il convient d'injecter l'oxygène au moyen du tube laryngien de Chaussier, qu'on substitue à l'embouchure ordinaire de l'appareil (fig. 11).

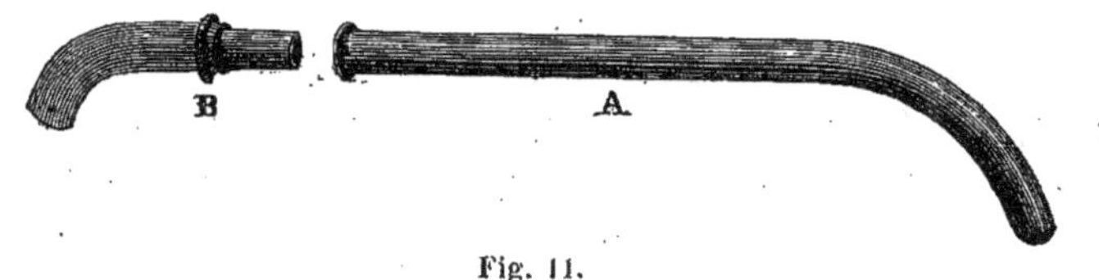

Fig. 11.

J'ai fait disposer spécialement pour ces cas accidentels un tube spécial à double courant qui permet de faire entrer l'oxygène par un des conduits D, tandis que l'excès de ce gaz ou les produits gazeux accumulés dans les conduits aériens peuvent s'échapper par l'autre C (fig. 12).

On met le tube A en communication avec le réservoir à

oxygène. et on maintient le robinet B ouvert. Il suffit de le fermer pour arrêter la sortie du gaz si on le juge utile. — En exerçant sur le ballon en caoutchouc une pression graduée, on fait entrer le gaz dans les organes respiratoires.

L'emploi de l'oxygène dans l'asphyxie pratiqué avec cet

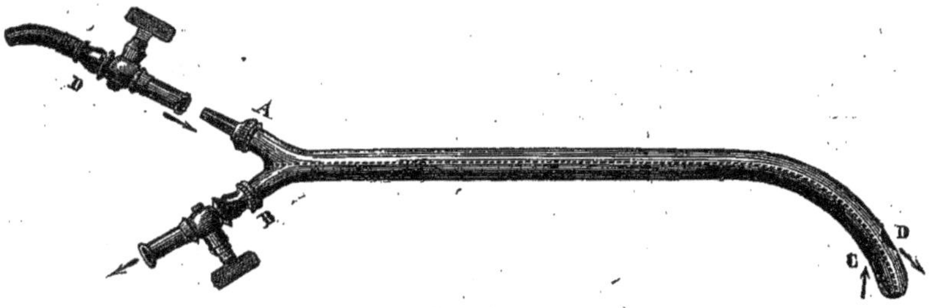

Fig. 12.

instrument a le grand avantage de supprimer la pratique répugnante et cependant indispensable, dans bien des cas, des insufflations de bouche à bouche.

Chez les asphyxiés par submersion il est souvent utile, avant de pratiquer ces inhalations, de débarrasser la cavité buccale et le larynx des mucosités, qui les remplissent presque toujours, on se sert dans ce cas du spéculum laryngien du Dr Labordette et d'une éponge fixée à une baleine flexible.

Il va sans dire également que, pour déterminer la pénétration du gaz dans les poumons, on devra en même temps faciliter chez le malade les mouvements respiratoires par l'abaissement et le soulèvement alternatifs de la cavité thoracique. — L'excitation du système nerveux par les révulsifs, les excitants et l'électricité ne devra pas non plus être négligée, car l'oxygène ne peut agir que si on arrive à le faire absorber (fig. 13).

Beaucoup de médecins se sont préoccupés de la question du dosage et de la détermination exacte de la quantité d'oxygène qu'il convient de faire absorber au malade.

Au début j'avais fait construire des ballons sphériques en

caoutchouc de capacité différente de 10, 15, 20, 25, 30 litres,
mis en communication avec l'inhalateur et maintenus par un

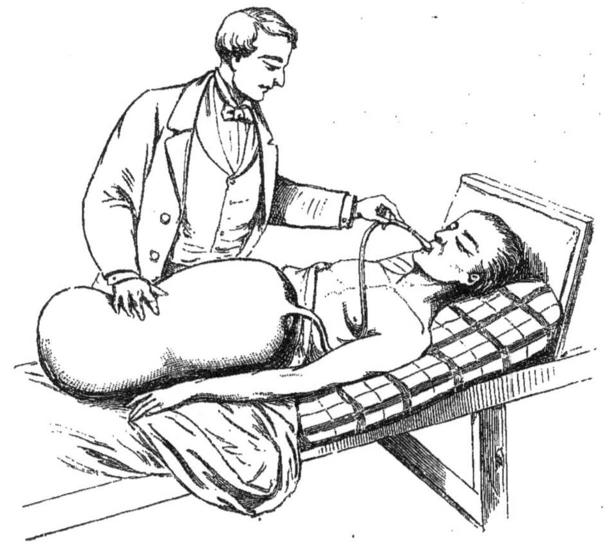

Fig. 13.

support en cuivre (fig. 14). Mais j'ai reconnu promptement
que cette complication dans la disposition de l'appareil ne présentait pas d'avantages suffisants pour compenser tous les iu-

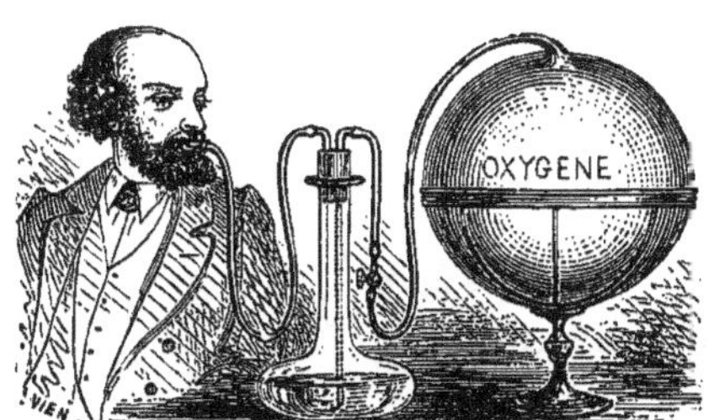

Fig. 14.

convénients qui en résultaient, surtout au point de vue de
l'augmentation des frais et de la multiplicité des courses né-

cessitées par le transport à domicile d'aussi petites quantités d'oxygène.

En effet, les proportions moyennes de ce gaz consommé par jour varient par malade de 10, 20 à 30 litres ; il n'y a pas grande importance à en administrer quelques litres de plus ou de moins. Il est du reste assez facile d'apprécier approximativement la quantité consommée dans un récipient de 30 litres

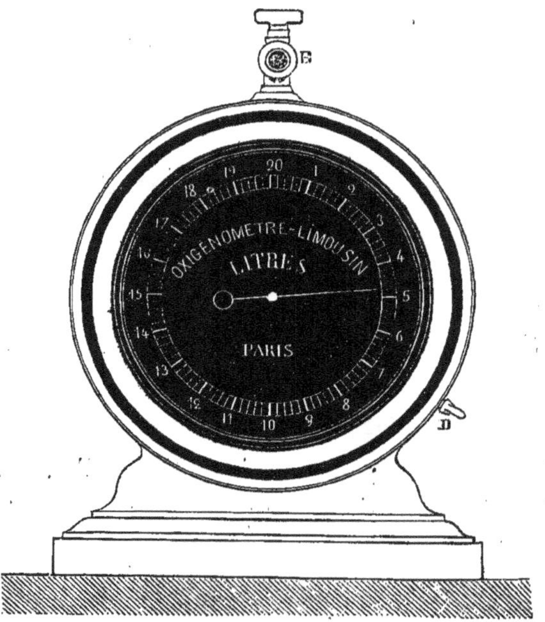

Fig. 15.

et de forme cylindrique par la diminution de son volume après chaque séance d'inhalation.

J'ai fait néanmoins construire, mais plus particulièrement pour les grands établissements, maisons de santé, hôpitaux, stations thermales qui possèdent des gazomètres, un petit oxygénomètre établi sur le principe des compteurs à gaz d'é- clairage. Cet instrument permet de mesurer rigoureusement par dixième de litre la quantité d'oxygène consommé à chaque inspiration.

Comme on le voit (fig. 15), il peut communiquer par en

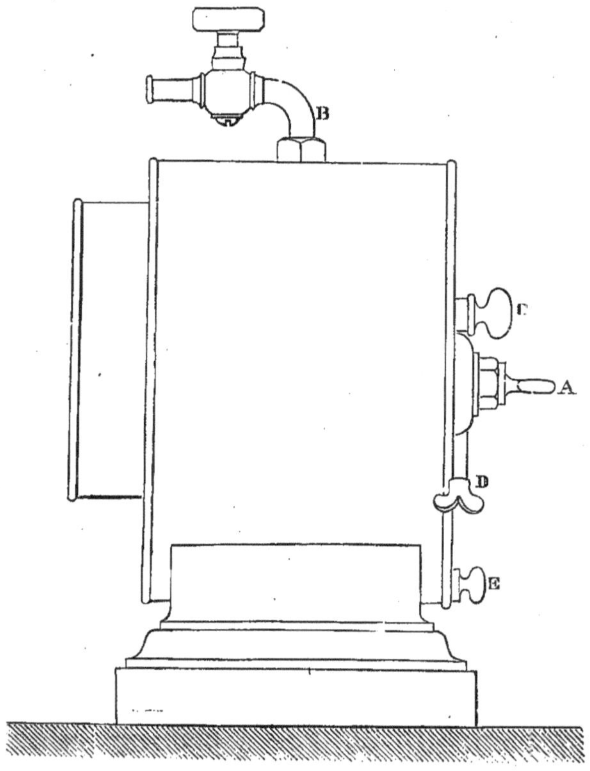

Fig. 16.

Oxygénomètre Limousin vu de côté. — A, entrée de l'oxygène. — B, sortie. — C, vis de niveau. — D, vis du siphon. — E, bouchon de vidange.

haut **B** avec l'inhalateur et par le bas **D** avec le ballon en caoutchouc ou le gazomètre qui contient le gaz. A chaque mouvement d'aspiration produit dans l'inhalateur, l'aiguille indique sur le cadran en dixièmes de litres la quantité d'oxygène qui a été puisée dans le réservoir.

Voici une vue de côté de l'instrument qui indique exactement la manière de disposer l'appareil (fig. 16).

Pour la mise en marche, on place l'appareil de niveau, puis on retire les vis C et D ; ensuite on le remplit par la sortie B après avoir dévissé la partie supérieure de la pièce, jusqu'à ce que le liquide s'échappe par la vis de niveau C. On remet après lesdites vis C et D, et l'appareil est prêt à fonctionner. La vis D sert à retirer l'eau du condensateur qui pourrait s'introduire dans le siphon.

En Angleterre et aux États-Unis, on pratique les inhalations de gaz oxygène avec de petits gazomètres métalliques en tôle vernie munis d'un tube à aspiration qui communique avec la partie supérieure de l'instrument.

Chaque mouvement d'aspiration fait baisser la cloche qui indique alors sur une règle graduée la quantité de gaz absorbé. Cet instrument a le grand inconvénient de n'être pas portatif à cause de la masse d'eau qu'il faut maintenir à l'intérieur pour conserver le gaz ; aussi n'est-il guère utilisé que par les médecins qui administrent chez eux les inhalations aux malades.

Recherche sur la quantité d'acide carbonique produit pendant l'inhalation de l'oxygène.

L'idée première des quelques recherches que j'ai faites à ce sujet revient à M. Bussy, l'honorable directeur honoraire de l'École de pharmacie de Paris, qui a accueilli avec sa bienveillance habituelle mes premiers travaux sur les inhalations d'oxygène, et qui m'a signalé ce sujet intéressant en m'engageant à faire quelques expériences dans ce sens.

Le médecin est conduit rationnellement, dans bien des cas, à supposer que l'administration de l'oxygène peut être utile pour combattre un état pathologique occasionné par un défaut d'oxygénation du sang ; mais encore faut-il qu'il sache si cette respiration anormale n'amènera pas chez le malade des désordres qui pourraient en contre-indiquer l'emploi, et si véritablement, sous l'influence de cet agent, il se produit une modification physiologique sérieuse.

La question est évidemment compliquée ; c'est un intéressant sujet d'études longues et délicates. Le problème est difficile à résoudre, et je dois en laisser la solution complète à des chimistes habiles et plus autorisés que moi. Cependant, j'ai pensé que la détermination de la quantité d'acide carbonique formé pendant l'inhalation de l'oxygène, comparée à celle produite pendant la respiration de l'air ordinaire, ne serait pas sans intérêt et pourrait fournir aux médecins quelques indications utiles pour les guider dans l'administration de ce gaz.

Voici l'expérience que j'ai instituée à cet effet : J'ai respiré, dans l'inhalateur que je décris plus loin, 20 litres d'air atmosphérique ordinaire renfermés dans un ballon. J'ai renvóyé, à chaque expiration, les gaz produits, dans un flacon laveur contenant 2 litres de dissolution de baryte caustique. Au bouchon de ce flacon étaient fixés deux tubes. Le premier, plongeant dans la solution, portait un raccord en caoutchouc muni d'un tube en cristal destiné à être introduit dans la bouche. Le second, plus court, servait à donner passage aux gaz qui s'échappaient par cette voie après s'être lavés dans la solution de baryte. Le précipité formé a été recueilli sur un filtre, séché, pesé, et a donné, pour les 20 litres d'air, $2^{gr},58$ de carbonate de baryte (1).

J'ai répété ensuite l'expérience avec 20 litres de gaz oxygène pur respirés dans les mêmes conditions.

Lé précipité sec a donné cette fois 6 grammes de carbonate de baryte, c'est-à-dire une quantité d'acide carbonique double et au delà de la quantité d'acide carbonique obtenue dans la première expérience, mais bien éloignée de celle que pourrait produire un semblable volume d'oxygène.

Évidemment dans ce cas l'organisme, obéissant à des lois naturelles invariables, ne peut en fixer une plus forte proportion, et tout le surplus sort des poumons sans avoir produit d'effet. Résultat très-heureux, car autrement, sans aucun doute, ces inhalations détermineraient des phénomènes inflammatoires qui les feraient abandonner.

La quantité d'oxygène pur rejeté par les poumons pendant la respiration de ce gaz est telle, qu'en opérant avec précaution, on peut rallumer une allumette en ignition en l'introduisant dans le flacon où l'on a recueilli les gaz expirés, et même dans la bouche de la personne soumise à l'inhalation.

L'action physiologique de l'oxygène pur ne s'arrête pas, du

___

(1) En tenant compte de la petite quantité d'acide carbonique contenu normalement dans l'air atmosphérique, ce chiffre doit être légèrement réduit.

reste, dès qu'on a suspendu l'inhalation de ce gaz. En continuant l'expérience, c'est-à-dire en recueillant dans une nouvelle solution de baryte les gaz expirés, quinze minutes après avoir cessé de respirer l'oxygène pur, j'ai obtenu pour le même volume $3^{gr},20$ de carbonate de baryte.

J'ai dû, cette fois, relier le petit tube du flacon laveur à un ballon vide, et renvoyer les gaz exhalés par le tube traversant la solution, jusqu'à ce que le ballon ait acquis le volume de 20 litres.

De ces expériences, il me semble qu'on peut tirer cette conclusion que la quantité d'acide carbonique produit pendant l'inhalation d'une dose limitée d'oxygène pur, n'est pas telle qu'elle puisse faire craindre une trop grande énergie d'action, et que cependant elle est suffisante pour produire un effet thérapeutique sérieux.

MM. Regnauld et Reiset pensent que la respiration de l'oxygène pur ne peut en rien contribuer à surhématoser le sang. Contrairement aux assertions d'Allen et Pepys et de plusieurs autres physiologistes, ils ont tiré de leurs expériences cette conclusion, que la respiration de l'oxygène pur ne donne pas lieu à une production d'acide carbonique plus considérable que lorsqu'elle s'effectue dans les conditions ordinaires.

Je n'ai pas la prétention de mettre ma compétence en parallèle avec celle des savants expérimentateurs que je viens de citer et avec lesquels je me trouve en contradiction apparente. Je dois cependant faire remarquer que les résultats qu'ils ont obtenus sur des animaux condamnés au repos, dans un appareil de la capacité de 50 à 60 litres, malgré la disposition particulière des tubes destinés à absorber l'acide carbonique, ne concordent pas avec ceux que j'ai pu constater en expérimentant dans des conditions qui se rapprochent beaucoup plus de la respiration normale.

C'est surtout à propos des conclusions de MM. Regnauld et

Reiset qu'il faut tenir compte des observations plus récentes de MM. Leblanc et Claude Bernard, qui ont démontré que les animaux respirant dans une atmosphère d'oxygène pur y meurent avant d'avoir consommé tout le gaz, non parce qu'ils se trouvent dans un milieu trop oxygéné et trop excitant, mais parce que le gaz acide carbonique, s'il n'a pas été chassé totalement ou neutralisé au fur et à mesure de sa production, agit comme un véritable toxique.

Dans ces conditions par son mélange avec le fluide respiratoire il s'oppose à l'hématose qui ne s'opère plus dans les conditions normales, et sous son influence le sang veineux se trouve dans l'impossibilité d'éliminer l'acide carbonique qu'il retient en dissolution.

Or, avant de produire cette action toxique et d'arrêter complétement la formation de l'acide carbonique, ne faut-il pas tenir compte des phénomènes qui précèdent, c'est-à-dire de la diminution graduelle de la quantité de gaz carbonique exhalé et éliminé ?

Le professeur Paul Bert a du reste démontré dans ses intéressantes expériences sur l'action de l'oxygène sur les animaux, que ceux qu'on fait respirer dans un sac de caoutchouc fermé produisent une proportion plus élevée d'acide carbonique avec de l'air suroxygéné qu'avec de l'air ordinaire. — (*Voir Comptes rendus de l'Académie des sciences,* 10ᵉ note, 19 mai 1873.)

On ne peut aborder cette question de l'action de l'oxygène sur l'économie, sans rappeler à ce propos les conclusions curieuses du savant physiologiste que nous venons de citer.

Ces conclusions sont : 1° Démonstration de l'utilité des inhalations d'oxygène pour combattre les accidents qui se manifestent chez les personnes soumises à une pression trop basse (ascensions en ballon ou sur les hautes montagnes).

2° Constatation de l'action toxique de l'oxygène sous l'influence des fortes pressions. Dans ce dernier cas, suivant lui, ce gaz en excès tue en entravant les oxydations intra-organiques. Cette action se manifeste du reste aussi bien sur les végétaux que sur les animaux, et il a constaté que sous l'influence de la compression en présence de l'oxygène en excès il y avait arrêt dans le travail de fermentation qui se produit dans la plupart des matières organiques exposées à l'air ordinaire.

Voici ce qu'il dit à ce propos : « Il ne faudrait pas croire que l'action de l'air comprimé fût inoffensive. J'ai poussé les choses à l'extrême. Si l'on porte un moineau à une pression de vingt atmosphères, on le voit, au bout de quelques minutes, pris de trépidations dont la violence augmente jusqu'à le jeter dans des convulsions atroces, pires que celles du tétanos ou de la strychnine ; il ne tarde pas à mourir. Ces symptômes terribles ne sont pas dus à la compression, et j'en ai eu une double preuve. D'abord on les obtient à cinq atmosphères, à la condition d'employer de l'oxygène pur au lieu d'air, qui ne montre rien de particulier à cette pression. Ensuite, ils ne se manifestent pas, si l'on a obtenu les vingt atmosphères avec de l'air très-pauvre en oxygène.

« C'est donc l'oxygène qu'il faut incriminer ; c'est lui qui, à une trop forte tension, tue les animaux. J'ai longtemps hésité à caractériser aussi durement le père nourricier de tout ce qui vit ; le traiter de poison me semblait une ingratitude noire ; il a pourtant bien fallu en venir là. Oui, l'oxygène qui nous fait vivre, nous tuerait à dose trop élevée. J'ai dû étudier à fond ce paradoxal poison, en déterminer les doses et l'action intime sur nos tissus.

« Ici, un nouvel étonnement m'attendait. Voyant l'oxygène tuer un moineau, je me figurais qu'il devait exagérer les combustions organiques, brûler trop vite la pauvre bête, en user les matériaux, accumuler, augmenter d'une manière exagérée sa chaleur. Ma surprise fut grande lorsque le thermomètre me montra, chez les animaux en pleines convulsions, un abaissement de température de plusieurs degrés. L'analyse des autres phénomènes confirma cette première observation, et m'amena à cette conclusion singulière : l'oxygène en excès tue en entravant, en arrêtant les oxydations intra-organiques. »

Ces résultats curieux prouvent que l'oxygène comme tout médicament actif peut, dans de certaines conditions, agir comme poison, mais ces conditions d'expérimentation à une presssion de cinq à vingt atmosphères ne sont jamais réalisées, on le comprend, dans la pratique ordinaire lorsqu'on soumet des malades aux inhalations de ce gaz.

Certaines personnes ont pu être effrayées par la constatation de ces faits curieux et inattendus, mais il suffit d'un instant de réflexion pour voir que les conclusions du professeur Paul Bert sont plutôt une indication, en faveur des inhalations de ce gaz employé dans certains cas, qu'un argument à opposer à leur usage.

Dans l'emploi médical ordinaire de l'oxygène avec l'appareil dont je donne la description plus loin, les inconvénients signalés plus haut ne sont nullement à redouter.

Outre que le gaz est respiré à la pression ordinaire, son inhalation n'est pas continue, chaque temps de respiration dans l'appareil est forcément suivi de plusieurs inspirations dans l'air atmosphérique ordinaire.

De plus, en aspirant l'oxygène renfermé dans le réservoir en caoutchouc, il y a introduction forcée d'une certaine proportion d'air par les fosses nasales.

UTILISATION DE L'OXYGÈNE DANS LES ASCENSIONS EN BALLON
A GRANDE HAUTEUR.

A propos de l'utilité des inhalations d'oxygène démontrée
par les expériences de M. Paul Bert, pour les personnes qui
s'élèvent en ballon à une grande hauteur, je reproduis ici la
note que j'ai adressée à M. Lebaigue, rédacteur en chef du
Répertoire, peu de temps après le malheureux accident qui a
suivi l'ascension du *Zénith*.

« MON CHER AMI,

« Sachant que j'ai fourni mon concours aux malheureuses
victimes de l'ascension du *Zénith* pour organiser les appareils
à inhalation de gaz oxygène qui devaient permettre aux courageux aéronautes de s'élever à une grande altitude, vous me
demandez à ce sujet quelques détails qui vous semblent de
nature à intéresser les lecteurs du *Répertoire*.

Je suis heureux de trouver cette occasion de montrer que
ces courageux martyrs de leur dévouement à la science avaient
pris toutes leurs mesures pour utiliser les moyens mis à leur
disposition, par les travaux du docteur Demarquay et du professeur Paul Bert, avant de réaliser leur audacieuse entreprise ; et je vous communique la note que j'ai adressée à ce
sujet à l'Académie des sciences.

Dans une intéressante ascension exécutée le 22 mars 1874,
Crocé-Spinelli et Sivel, s'inspirant des remarquables recherches de M. Paul Bert et de ses expériences sur l'action dè l'air
raréfié qui ont établi l'utilité des inhalations d'oxygène pour
combattre l'engourdissement et les phénomènes asphyxiques
qui se produisent dans les hautes régions de l'atmosphère,

avaient pu, grâce à la respiration artificielle, atteindre impunément l'altitude de 7,400 mètres.

En l'absence du savant professeur, qui avait mis à leur disposition les instruments nécessaires à cette première ascension, MM. Crocé-Spinelli et Sivel vinrent me demander mon concours pour installer les appareils destinés à ces inhalations, pensant en obtenir des résultats aussi satisfaisants que dans leur première expédition.

D'accord avec Crocé et conformément aux indications du professeur Paul Bert, qui a démontré expérimentalement l'action toxique, ou au moins dangereuse, de l'oxygène pur respiré à une trop basse pression, nous nous arrêtâmes à un mélange composé de 65 parties d'oxygène pour 35 d'air atmosphérique ordinaire.

Le gaz oxygène, préparé avec le chlorate de potasse, et le peroxyde de manganèse, lavé deux fois dans une solution alcaline, fut introduit dans trois ballonnets en baudruche auxquels j'avais fixé de longs tubes en caoutchouc terminés par un robinet et un ajutage servant d'embouchure. L'air ordinaire fut dosé et introduit dans les réservoirs, en le déplaçant par de l'eau, dans un flacon de 35 litres de capacité.

Afin d'obvier à la rupture probable de la baudruche par suite de la dilatation du gaz à une grande altitude, 100 litres seulement de ce mélange furent introduits dans chaque ballonnet dont la capacité était environ de 200 litres.

Pour neutraliser autant que possible la détestable odeur que la baudruche graissée communiquait au mélange gazeux, j'installai pour chaque voyageur de très-petits flacons laveurs munis d'un tube recourbé muni de caoutchouc qui permettait de les tenir à la bouche à la manière d'une pipe, laissant les mains libres de façon à pouvoir noter les observations sur un carnet.

De cette façon, le gaz, traversant de l'eau aromatisée avec

du benjoin, arrivait frais et parfumé dans les poumons.

Enfin, pour obvier aux difficultés de l'inhalation au fond de la nacelle, si les aéronautes étaient obligés de s'asseoir ou de se coucher, je remis à M. Crocé-Spinelli des tubes en caoutchouc terminés par un embout en verre pour allonger ceux que j'avais fixés à la baudruche.

Au moment du départ, à l'usine à gaz de la Villette, nous attachâmes les trois ballons au cercle qui surmontait la nacelle.

Grâce à cette installation, approuvée par M. Gaston Tissandier et soumise à l'appréciation compétente de M. Hervé Mangon et de M. Hureau de Villeneuve, qui assistaient à l'ascension, les voyageurs du *Zénith* pensaient pouvoir atteindre impunément les hautes altitudes qu'ils voulaient explorer.

Malheureusement toutes ces précautions furent, sinon inutiles, au moins d'un bien mince secours. Par suite de la rapidité de leur marche ascensionnelle et de la soudaineté de l'évanouissement des aéronautes, les inhalations ne purent être faites au moment où elles étaient le plus indispensables.

M. Gaston Tissandier, qui, au début, en avait éprouvé de bons effets, ne put, à un moment, trouver assez d'énergie pour élever la main à portée du tube d'aspiration. A son retour, il m'assura que, lors de la descente de l'aérostat, qui eut lieu, comme on sait, à Ciron, près du Blanc, dans l'Indre, les ballonnets étaient attachés au-dessous de la nacelle contenant encore la plus grande partie de l'oxygène qu'on y avait introduit.

Ainsi donc, on le voit, le seul moyen qui pouvait conjurer la terrible catastrophe qui a terminé cette ascension n'a pu être mis en œuvre.

Je reproduis ici le dessin représentant la nacelle du *Zénith* avec les trois aéronautes, et la disposition des appareils à inhalation que je viens de décrire (fig. 17).

Je le dois à l'obligeance du rédacteur en chef du journal

Nacelle du *Zénith* avec les appareils à inhalation d'oxygène.

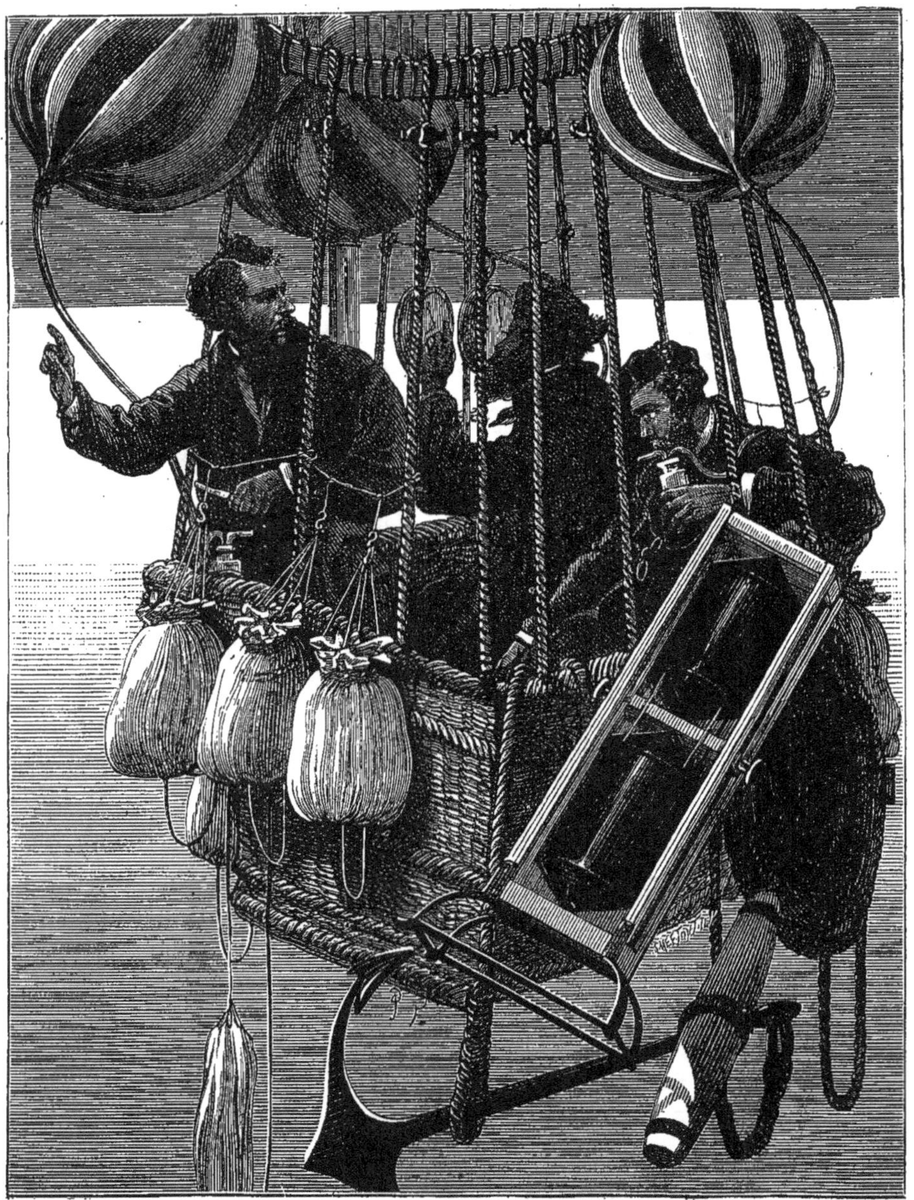

Fig. 17.

la Nature, M. Gaston Tissandier, seul survivant de cette mémorable ascension, qui a bien voulu le mettre à ma disposition.

Sivel est représenté à gauche au moment où il coupe les cordes qui retiennent les sacs de lest. Crocé-Spinelli occupe le côté droit près de l'aspirateur ; il tient en main le flacon inhalateur à oxygène, dont il ne peut déjà plus faire usage par suite de l'état d'affaissement qu'il éprouve. M. Gaston Tissandier occupe le fond de la nacelle et note les dernières observations barométriques qu'il a pu transcrire sur son carnet.

Sivel et Crocé-Spinelli sont-ils morts asphyxiés par la raréfaction de l'air et l'insuffisance de l'oxygène, ou ont-ils succombé à ces accidents terribles dus à la décompression brusque, accidents si bien observés et si bien décrits par M. Bert dans son appareil de la Sorbonne ?

La rapidité des deux ascensions, la première due à l'allégement brusque des trois sacs de lest jetés par Sivel, et la seconde à la fatale idée qu'eut Crocé-Spinelli de détacher l'aspirateur du poids de 35 à 40 kilogrammes, suffit pour donner une grande probabilité à la dernière hypothèse.

Peut-être aurait-il été opportun, comme l'a conseillé M. W. de Fonvielle dans une conférence sur les aérostats, de faire usage de l'appareil Galibert, qui permet, comme on le sait, de séjourner un certain temps dans des atmosphères toxiques ou irrespirables? Cependant, si la décompression brusque a été la cause de l'accident, le moyen eût été insuffisant.

D'un autre côté, à quoi attribuer l'immunité dont a joui heureusement M. Gaston Tissandier ? A ce qu'il a été pris d'une syncope subite qui a ralenti les mouvements respiratoires? A ce qu'il a éprouvé des malaises avant ses compagnons de voyage et qu'ayant le premier recouru aux inhalations d'oxygène, il a pu emmagasiner et fixer une certaine quantité d'air vital ? A ce qu'ayant plus que ses amis l'habitude de vivre au milieu des émanations du laboratoire, son organisme a résisté plus énergiquement aux causes de l'asphyxie ?

On le voit, dans tout céci, on est réduit aux conjectures et aux hypothèses.

Si cependant il était démontré d'une manière moins douteuse que la cause de l'accident est due à la décompression brusque, le seul moyen rationnel à employer pour de semblables expériences serait, à mon avis, de munir la nacelle d'une sorte de cloche à parois minces et résistantes, hermétiquement fermée et remplie d'une atmosphère oxygénée artificiellement, de façon à permettre aux aéronautes d'y demeurer pendant le séjour du ballon dans les hautes régions de l'atmosphère.

Les malheureuses victimes de cet accident ont dû succomber aux suites des désordres internes qui ont été déterminés par la rupture des vaisseaux, car ni l'un ni l'autre ne m'a paru présenter les caractères ordinaires de l'asphyxie.

Chargé par la *Société de navigation aérienne* d'assister M. Dumilâtre, l'artiste qui doit exécuter les bustes des deux malheureux aéronautes, nous avons fait ouvrir les cercueils, à leur arrivée à la gare d'Orléans, le dimanche 18 avril à onze heures quarante-cinq minutes du soir, et j'ai été frappé de l'état de conservation des traits et de la physionomie.

J'aurais presque pu me dispenser de recourir aux agents de désinfection dont je m'étais muni pour faciliter le moulage des visages.

Cette opération a pu être exécutée sans difficulté, et les empreintes très-nettes obtenues permettront heureusement à l'artiste habile auquel on a confié cette tâche de nous conserver les traits de ces courageuses victimes de la science.

A l'ouverture des cercueils, je constatai que le gonflement des parties molles de la face avait légèrement modifié la physionomie, mais sous la pression exercée par le plâtre durci les joues reprirent à peu près leur volume normal et l'empreinte fut obtenue avec une netteté remarquable.

Sivel avait conservé son mâle et énergique visage, il ne présentait au nez ni à la bouche aucune trace d'hémorrhagie ; la face légèrement tuméfiée n'était pas cyanosée.

Crocé-Spinelli avait les narines et la bouche remplies de sang que nous dûmes enlever par des lavages réitérés. Il portait au front, au nez et à la joue droite des plaques noirâtres produites par les ecchymoses résultant des meurtrissures déterminées par les oscillations de la nacelle. Néanmoins, malgré le sang qui les recouvrait, les lèvres n'avaient pas cette teinte bleuâtre caractéristique de l'asphyxie, et le côté gauche de la face avait presque conservé sa coloration normale.

Il est regrettable que, pour des motifs ou des considérations que j'ignore, on n'ait pas procédé à l'autopsie des victimes. Cette opération eût sans doute jeté une certaine lumière sur la cause véritable de la mort et elle aurait éclairé des faits obscurs et intéressants au point de vue physiologique.

L'examen nécropsique aurait fourni des indications utiles à la science. Crocé-Spinelli et Sivel, qui se sont dévoués pour elle, auraient eu, même après leur mort, un titre de plus à ajouter à la reconnaissance du monde savant.

M. Gaston Tissandier, l'heureux mais désolé survivant des trois héros de cette exploration scientifique, ne tardera pas à publier le complément de ses observations personnelles et de celles de ses malheureux compagnons. Il fournira, sans aucun doute, des détails complets et intéressants sur cette ascension, qui marquera parmi les plus importantes, les plus glorieuses. et qui restera la plus douloureuse ; en attendant, suivant votre désir, je vous adresse ces quelques détails que mon intervention dans cet affreux drame me permet de vous communiquer.

Recevez, etc. »

J'ajouterai que, depuis la publication de cette lettre, M. G. Tissandier a communiqué à l'Institut l'historique complet et détaillé de cette ascension (1) et que M. Dumilâtre vient de terminer les bustes de Sivel et de Crocé-Spinelli ainsi que le groupe qui les représente réunis et étendus sous le même linceul.

Cette œuvre remarquable, qui sera coulée en bronze, est destinée à couronner le monument qui doit être élevé à la mémoire des deux aéronautes sur le terrain concédé par la ville de Paris au Père-Lachaise où ils sont inhumés.

(1) Voir comptes rendus de l'Académie des sciences, mai 1875, et journal *la Nature*, 1er mai 1875.

Ainsi que je l'ai déjà dit, afin de ne pas sortir des limites du cadre que je me suis tracé, je ne reproduirai pas ici les observations intéressantes relatives à l'emploi de l'oxygène dans les diverses affections où il est journellement employé.

Néanmoins, je ne crois pas devoir passer sous silence quelques cas où il a été utilisé avec succès contre le diabète et l'asphyxie, parce que j'ai eu personnellement l'occasion de constater par l'analyse des urines son action évidente sur la diminution du sucre chez les diabétiques, et que j'ai pu également ment juger par moi-même des bons effets de l'inhalation de ce gaz pour combattre les accidents de l'asphyxie.

Le Dr Bouchardat considère les inhalations d'oxygène comme un moyen utile à employer dans le traitement du diabète (*Annuaire de thérapeutique*, 1865) et le Dr Durand-Fardel (1) pense que cette médication, combinée avec les autres moyens employés ordinairement, peut rendre des services réels. Plusieurs observations qui ont été publiées démontrent que, sous l'influence de ces inhalations, on obtient assez rapidement une diminution notable dans la proportion du sucre urinaire dans certains cas de glycosurie rebelles aux autres moyens thérapeutiques. Je crois devoir rappeler à ce sujet l'intéressante observation publiée dans le *Journal de thérapeutique* (1864, t. 67, p. 217) par le Dr Béranger Féraud, et je reproduis ici les deux observations que j'ai publiées, en 1866, dans le journal des *Connaissances médicales*.

(1) *Traité clinique et thérapeutique du diabète.* 1869, Asselin.

Deux cas de diabète sucré traités par les inhalations d'oxygène.

Dans le courant de l'année 1865, j'ai eu l'occasion d'examiner les urines, et de suivre chez deux diabétiques la marche de la maladie pendant la durée d'un traitement par le gaz oxygène qui leur avait été prescrit par leurs médecins, MM. les Dᵣˢ Demarquay et Thierry-Mieg.

Première observation. — Le malade qui fait le sujet de cette première observation est M. C..., de Lyon, âgé de 40 à 45 ans, atteint de diabète depuis plusieurs années.

Sur la prescription du Dᵣ Demarquay, il vint suivre un traitement par les inhalations d'oxygène.

A son arrivée, le 27 novembre 1865, il émettait 2,800 grammes d'urine dans les vingt-quatre heures, et cette urine donnait 64 grammes de sucre par litre.

Une saison passée à Vichy, pendant le mois de juillet, avait amené une diminution d'une quinzaine de grammes dans la quantité de sucre, mais le bon effet obtenu n'avait pas persisté, malgré l'usage exclusif du pain de gluten et une alimentation ainsi qu'un régime appropriés.

Suivant la prescription du Dᵣ Demarquay, je lui fais respirer 25 litres de gaz oxygène pur, tous les matins, vers dix heures, avant son déjeuner, pendant huit jours, c'est-à-dire du lundi 27 novembre au lundi 4 décembre.

A cette époque, l'analyse de l'urine donne 39 gr. de sucre seulement, et le malade n'émet plus que 2,100 gr. d'urine dans les vingt-quatre heures.

Le lundi 4 décembre, le Dᵣ Demarquay prescrit au malade de remplacer les 25 litres d'oxygène pur, pris le matin, par 30 litres de gaz mêlés à 30 litres d'air, inhalés en deux fois, moitié avant le déjeuner, moitié avant le dîner ; jusqu'au 11 décembre, M. C... respire exactement cette quantité.

A cette époque l'urine ne donne plus à l'examen que 32 grammes de sucre, et la quantité émise n'atteint plus que 1,800 grammes.

A partir de ce moment, M. C... est mis à 20 litres d'oxygène pur le matin et 20 litres le soir, soit 40 litres de gaz pur par jour.

Le malade respire cette dose jusqu'au 15 décembre seulement, époque où il est forcé, pour ses affaires, de retourner à Lyon.

La dernière analyse de l'urine donna 30 grammes de sucre. Pendant le cours du traitement, l'urine a été examinée tous les jours, et la quantité de sucre est descendue parfois à 28 et même à 26 grammes, résultat remarquable si on rapproche ce chiffre des 64 grammes contenus dans l'urine au début du traitement et alors que le malade en émettait environ 3 litres dans les vingt-quatre heures au lieu de 1,800 grammes.

En résumé, M. C... a respiré de l'oxygène pendant dix-neuf jours. Les huit premiers jours 25 litres, les six suivants 30 litres et les cinq derniers 40 litres.

Au début du traitement, il émettait en vingt-quatre heures 2,800 grammes d'urine contenant 64 grammes de sucre par kilogramme, c'est-à-dire 179 grammes par jour, et il est parti n'émettant plus que 1,800 grammes d'urine contenant 30 grammes par kilogramme, soit 54 grammes de sucre en vingt-quatre heures.

Il y a donc eu disparition de 125 grammes de sucre sur 179.

En même temps que la quantité de sucre diminuait, l'appétit chez M. C... devenait plus fort et plus régulier, les digestions plus faciles, le sommeil plus calme. La réapparition des forces a été très-marquée et M. C... a quitté Paris avec une santé sinon parfaite, du moins considérablement améliorée.

Pendant tout le cours du premier traitement, M. C .. a continué l'usage du pain de gluten de M. Duroy et a exclu les féculents de son alimentation.

Un fait qui a été observé chez les personnes soumises aux inhalations d'oxygène, la déperdition de poids, s'est produit chez M. C... d'une manière assez sensible. La diminution a été pour les 19 jours de 2 kilogrammes.

DEUXIÈME OBSERVATION. — L'observation suivante, qui est relative à un sujet chez lequel la maladie était arrivée à une période beaucoup plus avancée, quoique moins remarquable par l'amélioration obtenue, offre cependant des résultats très-curieux, et prouve que, même dans des cas aussi désespérés, on peut encore obtenir un avantage réel des inhalations d'oxygène.

Le 6 janvier 1865, le nommé Paul Frendenreich, de Mulhouse, fut envoyé par le Dr Thierry-Mieg pour être soumis aux inhalations d'oxygène.

Ce jeune homme, âgé de 28 ans environ, exerçait la profession de mécanicien et avait été obligé d'interrompre son travail, à cause de sa débilité excessive et de l'affaiblissement de sa vue, survenus sous l'influence d'un état diabétique très-avancé.

Les premiers symptômes de la maladie remontaient à dix-huit mois environ.

Depuis un an, il éprouvait une soif ardente et excessive qui l'obligeait à boire 14 à 16 litres de liquide par jour, et il émettait une quantité à peu près correspondante d'urine.

Il a fait un premier séjour de trois mois à l'hôpital Saint-Antoine, dans le service du Dr Richard. Il en est sorti assez rétabli pour pouvoir entreprendre le voyage de Mulhouse.

Un séjour de quelques mois dans son pays natal et le repos qu'il a trouvé dans sa famille l'avaient assez remis pour qu'il crût pouvoir venir reprendre ses occupations à Paris.

Au bout de quelques semaines de travail, il se vit dans l'impossibilité de continuer, et fut forcé d'entrer à l'hôpital Saint-Louis, dans le service du Dr Cazenave, salle Napoléon.

Il y fit un séjour de cinq mois; grâce à un traitement approprié et au repos, il en sortit convalescent et fut envoyé à l'asile impérial de Vincennes.

Là, le Dr Laborie le soumit à une médication tonique (vin de quinquina, vin diurétique, frictions, etc.), qui le rétablit assez pour lui faire croire de nouveau à une guérison complète, et il reprit son travail.

Il ne fut pas longtemps sans être obligé de l'interrompre, car, un mois après, l'affaiblissement général devint tel qu'il se tenait difficilement debout, et qu'il lui était impossible de lire.

C'est peu de temps après cette rechute qu'il me fut envoyé par le Dr Thierry-Mieg pour être soumis aux inhalations d'oxygène.

A ce moment, la soif était excessive; il buvait 14 et 16 litres en vingt-quatre heures et émettait une quantité aussi considérable d'urine. Il était obligé de se faire soutenir pour marcher, et ses yeux lui permettaient à peine de se guider. — Toute la partie inférieure du corps, surtout la région abdominale et les cuisses, était le siége d'une infiltration considérable.

Sur l'indication du médecin, je lui fis respirer 10 litres d'oxygène le 6 janvier.

Le lendemain 7, j'examinai son urine. Elle était très-acide, peu colorée, d'une densité de 1,044. La quantité émise dans les vingt-quatre heures était de 12 à 13 litres environ.

Elle donna à l'examen 48^{gr},50 de sucre.

Le malade respira 10 litres le 6, le 7 et le 8, 15 litres les 9, 10 et 11, et, à partir de ce moment, 20 litres par jour jusqu'au 1er février, 25 litres à partir de ce jour jusqu'au 8 février, époque où il a cessé de venir.

Voici le résultat obtenu :

L'urine, qui avait donné 48^{gr},50 de sucre par litre le 7 janvier, et dont la production était de 12 à 13 litres, donna à l'examen du 25 janvier 70 grammes par litre pour une production de 6 litres seulement, c'est-à-dire que le malade faisait 162 grammes de sucre de moins par jour.

A l'examen du 2 février, nous trouvons 90^{gr},50 de sucre, mais 4 litres seulement d'urine, soit 200 grammes de moins qu'au début.

A l'examen du 8 février, 96 grammes pour 3 litres et même un peu moins, c'est-à-dire une diminution de 294 grammes sur la production à son arrivée. Le tableau ci-dessous indique, du reste, les chiffres exacts de ces différentes analyses faites en commun avec mon excellent confrère et ami M. Eugène Lebaigue.

Ces urines ont été analysées avec la liqueur cupro-potassique de Fehling, et le résultat a été contrôlé par l'examen au saccharimètre.

DATES.	QUANTITÉ DE SUCRE TROUVÉE DANS L'URINE.			QUANTITÉ D'URINE émise en 24 heures.	QUANTITÉ DE SUCRE produite en 24 heures.
	MATIN.	SOIR.	MOYENNE.		
	grammes.	grammes.	grammes.	litres.	grammes.
1865. 7 janv.	51	46	48,50	12	582
— 25 —	80	60	70, »	6	420
— 2 févr.	96	85	90,50	4	362
— 8 —	105	87	96, »	3	288

On peut voir, par l'exposé de ces chiffres, combien il est important, quand on suit la marche de la maladie, sous l'influence d'un traitement chez un diabétique, de surveiller la quantité d'urine émise dans les vingt-quatre heures. Si, en effet, dans ce cas particulier on eût négligé cette précaution, on aurait pu croire à une aggravation de la maladie, puisque la moyenne du sucre est arrivée par litre à 96 grammes au lieu de 48^{gr},50.

Le malade a donc, sous la seule influence de l'oxygène, vu diminuer d'une manière remarquable la quantité d'urine et la quantité de sucre produit au détriment de son économie.

En même temps que cette soif ardente qui le forçait à boire 12 à 15 litres par jour disparaissait, l'appétit revenait, et la réapparition des forces fut assez marquée pour que cet homme, qui ne marchait pas sans être soutenu et aidé d'un bâton, pût monter et descendre facilement de l'impériale d'un omnibus.

L'infiltration considérable des membres inférieurs et de la région abdominale disparut pendant le cours du traitement, et le malade perdit beaucoup de son poids.

Par suite de circonstances particulières, le Dr Thierry-Mieg perdit ce malade de vue et ne put lui faire continuer ce traitement.

Dans un état aussi avancé, il n'eût probablement pas guéri complétement ; mais l'amélioration aurait pu, je pense, aller encore plus loin.

Néanmoins, j'ai cru devoir publier cette observation, tout incomplète qu'elle est, parce que, dans ce cas, l'action de l'oxygène a été incontestable et qu'il ressort un résultat curieux de l'examen des urines de ce malade.

Ainsi que je l'ai dit plus haut, je ne puis entreprendre de reproduire ici toutes les observations des divers cas où l'oxygène a été utilisé depuis quinze années qu'il a repris sa place dans la thérapeutique ; cela m'entraînerait beaucoup trop loin.

D'un autre côté, entrer dans la discussion des faits serait en dehors de ma compétence ; toutefois, afin de faciliter la recherche des travaux spéciaux parus sur les inhalations d'oxygène employées dans le traitement des diverses affections où son emploi est indiqué, j'ai cru devoir publier à la fin de ce chapitre une notice bibliographique.

On y trouvera le nom des auteurs, le titre de leurs communications, ainsi que l'indication du recueil, du journal ou du livre qu'il faudra consulter pour prendre connaissance du travail complet (voir p. 99).

J'insisterai cependant d'une façon toute spéciale. sur l'emploi de ces inhalations dans le traitement de l'asphyxie, car ce moyen si rationnel ne me paraît pas être suffisamment connu par les personnes qui pourraient l'utiliser et le propager.

Les inhalations ou plutôt les insufflations de gaz oxygène ont été souvent signalées comme un des moyens les plus rationnels pour combattre l'asphyxie, mais les cas où on a pu les employer sont rares, aussi je crois devoir signaler une circonstance particulière où il m'a été permis de les utiliser moi-même.

Le cas d'asphyxie dont j'ai à parler ne présente par lui-même rien de très-particulièrement intéressant, et si je le mentionne, c'est surtout pour attirer l'attention sur un moyen auquel il serait à désirer qu'on pût recourir plus souvent dans des cas analogues. Voici le fait :

Le 24 mai 1871, à la fin de la terrible insurrection dont Paris venait d'être le théâtre, au moment où le Ministère des finances brûlait, incendié par les fédérés qui se retiraient devant l'armée régulière, les pompiers de la caserne de la rue Blanche furent envoyés pour arrêter les progrès du feu, qui, après s'être un instant ralenti, avait repris avec une intensité formidable. Un certain nombre de ces hommes, entourés par les flammes, la fumée et les vapeurs de pétrole qui s'échappaient des fenêtres de l'édifice, furent brûlés ou asphyxiés, et on dut les transporter à la caserne.

Dans ces circonstances, au milieu de la confusion et de la terreur qui régnaient dans tout Paris, aucun service régulier ne fonctionnant plus à la caserne, on vint me prier d'aller donner des soins aux malheureux qu'on y avait ramenés.

Le plus sérieusement éprouvé était le caporal Renaud, jeune homme de 27 à 30 ans ; il était tombé asphyxié dans une des cours du Ministère, on l'avait ramené inanimé sur un brancard où il était étendu dans la cour de la caserne au moment où j'y arrivai. Les membres étaient glacés, le visage et les mains cyanosés, le pouls imperceptible, l'insensibilité complète et les mouvements respiratoires ne se produisaient qu'à des intervalles très-éloignés. Dans cette circonstance, je m'empressai de recourir à l'oxygène. Je lui en fis respirer 40 litres, en facilitant au début l'entrée et la sortie du gaz par l'abaissement et le soulèvement alternatifs des côtes. En même temps, on lui appliquait sur les membres inférieurs des sinapismes en feuilles et on provoquait le rétablissement régulier de la circulation en fouettant vigoureusement les mains et la région épigastrique avec un linge imbibé de vinaigre.

Au bout de quinze à vingt minutes, quand il eut consommé la première vessie de gaz oxygène, il commença à sortir de l'état d'affaissement et d'insensibilité où il était plongé ; le pouls devint perceptible et on constata une légère coloration à la peau. Une demi-heure après, il put articuler quelques paroles, et la sensibilité était revenue dans presque toutes les parties du corps. On poursuivit ce même traitement en laissant le malade au grand air dans la cour pendant environ une heure et demie, puis on le transporta à l'ambulance du collége Chaptal, où le Dr Masson d'Ardres, qui était aussi venu donner ses soins à la caserne, lui fit continuer les inspirations d'oxygène.

Pendant la fin de la journée et durant toute la nuit, il demeura en proie à une faiblesse extrême, et dans un état de somnolence qu'on avait beaucoup de peine à combattre.

Néanmoins, le lendemain, on constata un mieux sensible, et la convalescence marcha assez rapidement pour qu'il pût reprendre son service quelques jours après l'accident.

Si je mentionne ce fait, c'est parce qu'il m'a semblé utile de l'ajouter aux rares observations publiées sur l'emploi de l'oxygène dans le traitement de l'asphyxie. **MM.** Duroy et Ozanam, à la suite d'expériences nombreuses, ont depuis longtemps déjà établi l'utilité incontestable de l'oxygène pour combattre l'asphyxie et les accidents qui surviennent parfois pendant l'administration du chloroforme. Le Dr Demarquay, dans son *Traité de pneumatologie*, a aussi cité un cas où il a combattu avec succès, par ce moyen, des phénomènes d'asphyxie imminente chez un malade dont la trachée se trouvait comprimée par des ganglions volumineux ; mais ce n'est que dans ces dernières années qu'il a été publié des observations véritablement concluantes sur l'efficacité de ce gaz pour combattre diverses formes d'asphyxie.

Le Dr Constantin Paul, dans un travail intitulé : *De l'emploi thérapeutique de l'oxygène* (1868), cite trois cas où il a recouru à ce moyen avec succès, avec les appareils à inhalation et à production d'oxygène que j'avais installés dans le local de l'ambulance.

OBSERVATION I. — Au mois d'août 1867, on amena, un dimanche, à l'ambulance de l'Exposition, une femme d'une trentaine d'années, en proie à une dyspnée extrême avec une cyanose générale et un état vultueux de la face et de tout le corps. Cette femme, enceinte de six mois et atteinte d'une indigestion, venait de rendre une partie de ses aliments et nous fut apportée dans un état demi-comateux. Redoutant d'une part de lui faire une saignée pendant une indigestion, et confiant dans l'emploi de l'oxygène, je me décidai pour ce dernier moyen. La respiration se faisait trente-deux fois par minute avec une dyspnée extrême et un soulèvement en masse de la poitrine; le cœur battait faiblement et le pouls avait complétement disparu aux deux radiales. Je fis immédiatement respirer à la malade 30 litres d'oxygène et j'eus la satisfaction de voir la face devenir moins rouge et moins vultueuse, les yeux perdre de leur injection et la connaissance revenir. Le pouls se montra dix ou quinze minutes après, et la malade revint peu à peu à l'état normal. Ce qu'il y eut surtout de remarquable dans ce fait, c'est la diminution rapide de la dyspnée et le retour à la connaissance sous l'influence de l'oxygène, alors que le pouls n'avait pas encore reparu aux radiales.

OBSERVATION II. — Dans un autre cas, où l'asphyxie était compliquée d'un état apoplectique, l'oxygène m'a rendu un service plus signalé encore. Il s'agit d'un empoisonnement par l'opium.

Une dame de 74 ans, faible et atteinte d'une affection rhumatismale légère, prit par mégarde une cuillerée à bouche de laudanum de Sydenham, au lieu d'une cuillerée de potion ; peu d'instants après, on s'en aperçut et l'on administra un vomitif. Une heure après l'accident, j'injectai sous la peau 5 milligrammes de sulfate d'atropine et j'ordonnai du café noir. L'empoisonnement sembla s'arrêter, mais peu à peu le narcotisme fit de tels progrès, que dix heures après l'accident la malade était dans le coma et qu'on la croyait perdue. Le pouls était très-fréquent et difficile à percevoir, et la respiration, considérablement ralentie, ne s'exerçait que sept fois par minute. A ce moment je fis respirer 15 litres d'oxygène, et presque aussitôt la connaissance revint et la malade put reconnaître ses proches. A partir de ce moment, elle alla de mieux en mieux, et, le lendemain, elle était hors de danger.

OBSERVATION III. — A i'Exposition universelle, trois Espagnols en train de brûler du café dans une cave renversèrent leur fourneau et furent bientôt asphyxiés par les vapeurs qui se dégageaient des charbons enflammés. On les aida à sortir. Deux d'entre eux se remirent presque aussitôt qu'ils furent revenus à l'air libre ; mais le troisième présenta tous les signes d'une intoxication complète. Quand je le vis, deux heures après l'accident, il était encore livide, à peine réchauffé ; le pouls était petit et la dyspnée très-marquée ; il y avait trente-deux respirations par minute. Je lui fis respirer 25 litres d'oxygène, et, presque aussitôt, la respiration descendit à vingt par minute et le pouls, reprit de l'ampleur. Il put se lever bientôt et retourner à pied chez lui.

MM. Demarquay, Duroy et Ozanam ont eu des succès analogues ; aussi regardent-ils l'oxygène comme l'antidote de toutes les asphyxies.

M. Demarquay, probablement parce qu'il était chirurgien, a été appelé rarement à traiter des asphyxiés : aussi n'est-il guère question de cette indication dans le *Traité de pneumatologie*, si ce n'est dans un cas où des ganglions volumineux comprimaient la trachée et menaçaient d'une suffocation imminente.

Si les imitateurs de M. Demarquay n'ont pas non plus fait usage de l'oxygène dans la suffocation accidentelle, cela tient peut-être à ce qu'on ignore le moyen de s'en procurer immédiatement. Lors de l'accident arrivé au pont de la Concorde, le 15 août 1866, il y eut un certain nombre d'asphyxies par suffocation, qui auraient sans doute cédé promptement à des inhalations d'oxygène ; mais je n'en avais pas sous la main, et j'ai dû recourir aux stimulants diffusibles et à tous les moyens de ventilation.

En 1869, le D¹ Lancereaux a communiqué à la Société de thérapeutique une observation intéressante, que nous reproduisons plus loin, où il constate qu'il a employé l'oxygène avec succès à l'Hôtel-Dieu, dans le service du D¹ Grisolle, pour combattre un empoisonnement par le gaz des fosses d'aisances.

La même année, en Angleterre, à l'hôpital Sainte-Marie, le D¹ Surking eut l'occasion d'employer ces inhalations chez deux malades asphyxiés par le gaz d'éclairage. Il a publié en détail les deux observations dans *The Lancet*, et le succès complet qu'il obtint ne laisse aucun doute sur l'utilité de l'oxygène dans les cas analogues.

Le savant physiologiste du Collége de France, le D¹ Claude Bernard, s'appuyant sur des faits mis en lumière par M. Félix Leblanc, a démontré, par une série d'expériences très-intéressantes, que l'acide carbonique n'est pas toujours la cause de la mort dans l'asphyxie par les vapeurs du charbon ; mais qu'elle est souvent due à l'oxyde de carbone qui se fixe dans les globules sanguins et les rend impropres à absorber l'oxygène. On ne peut donc compter trouver un moyen infaillible dans l'emploi de l'oxygène pour combattre l'asphyxie par le charbon ; néanmoins, je crois son influence incontestable dans ce cas, pour débarrasser rapidement l'économie de l'acide carbonique qui y demeure fixé, et pour contre-balancer l'influence pernicieuse de l'oxyde de carbone qui paralyse l'action d'une partie des globules du sang.

A l'appui de cette opinion, je crois devoir reproduire ici la note suivante que j'ai lue à la Société de thérapeutique, à la séance du 17 juillet 1868, au nom du Dr Linas et au mien.

Asphyxie lente et graduelle par le charbon ; traitement et guérison par les inspirations d'oxygène ; par MM. Linas et Limousin. — Le 20 décembre 1868, dans une maison où je donnais des soins à deux enfants atteints de rougeole, je fus consulté pour une domestique qui présentait au suprême degré les signes d'une asphyxie lente et graduelle par le charbon.

Cette femme, nommée *Jeanne Rieumont*, âgée d'une quarantaine d'années, d'une bonne constitution et d'une excellente santé habituelle, était en service chez M. P..., ingénieur du chemin de fer du Nord, *boulevard Magenta*, 188.

Elle couchait dans une mansarde étroite, basse de plafond, mal ventilée et ne recevant le jour que par un petit vasistas à tabatière, qu'elle avait pris soin, vu la rigueur de l'hiver, de calfeutrer hermétiquement.

C'était vers le 10 décembre ; le thermomètre oscillait alors entre 7 et 9° au-dessous de zéro. Afin de mieux se préserver encore du froid excessif de la saison, Jeanne Rieumont imagina de placer, pendant la nuit, au milieu de la chambre, une sorte de *brazero* garni de braise de boulanger incandescente, recouverte d'une couche légère de cendres et de charbon de bois.

N'ayant ressenti d'abord qu'un malaise passager, elle ne songea pas à l'attribuer à son système de chauffage, et elle continua, les nuits suivantes, à recourir à ce détestable procédé.

Au bout de trois ou quatre jours, elle éprouva quelques

vertiges et fut prise de vomissements après ses repas.

Ne soupçonnant toujours point la cause de son indisposition, elle persista à chauffer, chaque soir, sa mansarde avec un mélange de braise et de charbon.

Cependant, le 14 décembre matin, la pesanteur de tête et les vertiges furent tellement intenses que la malade eut peine à se lever, fit dans sa chambre quelques pas chancelants et alla tomber à la renverse dans l'escalier.

On vint immédiatement à son secours ; on l'exposa au grand air ; on lui fit respirer du vinaigre, de l'éther et autres liquides volatils et excitants ; on pratiqua des frictions énergiques sur le tronc et sur les membres.

Un peu remise par ces soins opportuns, la malade essaya de reprendre ses occupations. Mais le retour des vertiges, la persistance de la céphalalgie, et les vomissements provoqués par l'ingestion des plus petites quantités d'aliments, donnèrent l'éveil à ses maîtres, qui furent frappés, en outre, de la teinte violacée de la peau de leur domestique.

On présuma, avec raison, que tout ce mal provenait d'un état asphyxique causé par les inspirations réitérées des vapeurs du charbon ; et, à dater de ce jour, Jeanne Rieumont renonça à chauffer sa mansarde avec son brasier.

C'est à cette époque, une dizaine de jours environ après le début des accidents, que je vis la malade.

Ce qui frappait avant tout, c'était la coloration bleuâtre, cyanosée, de tout le tégument externe. Cette teinte était plus particulièrement prononcée sur le visage, au cou, sur la partie antéro-supérieure de la poitrine et sur la face dorsale des mains. Dans toutes ces régions, la peau présentait un aspect véritablement ardoisé. La membrane muqueuse des lèvres participait aussi à la cyanose du tégument cutané.

La température du corps était notablement abaissée ; la peau était froide et donnait au toucher l'impression que produit le contact d'un cadavre quelques heures après la mort, avant que le refroidissement soit complet.

Dans l'aisselle la température était descendue à + 34°,6, et dans la bouche à 35°,2.

La peau avait perdu sa tonicité et son élasticité normales ; les plis qu'on y faisait en la pinçant persistaient durant quelques secondes et ne s'effaçaient qu'avec lenteur.

La sensibilité tactile était fort diminuée, et la malade supportait, sans en être incommodée, les pincements un peu violents et les piqûres d'épingles assez profondes.

La sensibilité des autres organes des sens, ouïe, vue, odorat et goût, était émoussée comme celle du toucher.

Jeanne Rieumont était en proie à de violentes et continuelles douleurs de tête, plus intenses dans la région frontale et accompagnées d'un sentiment de resserrement, de constriction vers les tempes.

Elle était tourmentée par des bourdonnements et des sifflements d'oreille, par des éblouissements et des vertiges à peu près constants.

Elle se plaignait d'un malaise général, indéfinissable, d'un sentiment de courbature pénible, de douleurs gravatives dans les membres et dans les lombes.

Cette lassitude s'accompagnait d'une apathie inaccoutumée et d'une inaptitude réelle pour les mouvements, pour la marche, pour tout effort musculaire, pour tout exercice corporel.

Tendance au sommeil, difficile, pour ne pas dire impossible, à satisfaire, à cause de la violence de la céphalalgie et des douleurs épigastriques.

Les battements du cœur étaient ralentis et sans vigueur ; le pouls, descendu à 56 pulsations, était mou, dépressible, ondulant.

La respiration s'effectuait aussi lentement ; elle était fréquemment entrecoupée par des bâillements et des soupirs. La percussion ne révéla aucun phénomène particulier, non plus que l'auscultation, si ce n'est un notable affaiblissement du murmure vésiculaire.

L'air expiré (l'haleine), reçu sur le dos de la main, paraissait moins chaud que dans l'état ordinaire.

La malade se plaignait de temps en temps d'un état d'angoisse et d'anxiété dans la poitrine.

Elle accusait surtout une douleur très-vive et très-opiniâtre dans la région épigastrique.

Les nausées et les vomissements survenaient à tout propos, et l'intolérance de l'estomac était telle que les seuls liquides étaient supportés, et à très-petite dose.

Constipation. Miction de plus en plus rare depuis l'origine des accidents asphyxiques.

Ne pouvant conserver aucun doute sur la nature de tels symptômes, je prescrivis : l'exercice forcé au grand air ; la marche et les longues promenades ; les bains excitants ; les révulsifs cutanés ; les frictions stimulantes, répétées matin et soir ; les inspirations forcées et fréquemment réitérées ; à l'intérieur, les excitants diffusibles.

Cette médication, mal observée d'ailleurs, à cause de l'insouciante apathie de la malade et de la réserve craintive qu'éprouvent presque toujours les domestiques soucieux de conserver leur place ; cette médication, dis-je, incomplétement suivie, n'aboutit au bout de trois jours qu'à des résultats insuffisants. La plupart des phénomènes asphyxiques tenaient bon.

C'est alors que j'eus l'idée de combattre cette saturation carbonique par une sorte de traitement respiratoire, et d'opposer à cette intoxication asphyxique son contre-poison le plus naturel, l'oxygène.

J'adressai donc la malade à M. Limousin, avec une courte note explicative et prière de la soumettre aux inhalations oxygénées.

Dès la première séance la malade éprouva une amélioration notable. Elle continua régulièrement les inhalations pendant· une semaine.

Les signes de l'asphyxie se dissipèrent peu à peu; le 30 décembre toute trace d'intoxication carbonique avait disparu.

J'ai eu l'occasion de revoir plus tard Jeanne Rieumont, de m'assurer qu'elle n'avait éprouvé aucun accident nouveau et que la guérison était parfaitement confirmée.

Le jour même où la malade qui fait le sujet de cette observation me fut adressée par le Dr Linas, c'est-à-dire le 23 décembre 1867, je lui fis respirer immédiatement 15 litres de gaz oxygène pur, avec l'appareil inhalateur que j'ai décrit plus haut.

Je lui fis respirer le gaz lentement, en lui conseillant de le laisser séjourner dans les poumons le plus longtemps possible afin de faciliter l'absorption.

Je pensai tout aussitôt qu'il serait peut-être intéressant de doser chez cette malade la quantité d'acide carbonique rejeté dans les gaz expirés, afin de constater et de suivre en quelque sorte l'action de l'oxygène.

A cet effet, je disposai un appareil offrant une certaine analogie avec celui que j'ai décrit dans le *Journal de pharmacie* (1), et qui m'a servi à déterminer la quantité d'acide carbonique rejeté dans les gaz expirés après l'inhalation de l'oxygène pur.

Voici comment je disposai cet appareil : je pris un flacon

---

(1) *Emploi thérapeutique de l'oxygène pur, quantité d'acide carbonique produit pendant l'inhalation de ce gaz*, par S. Limousin (*Journal de pharmacie et de chimie*, mai 1867.)

de la capacité de 2 litres, rempli d'eau distillée et muni de deux tubulures. A ces deux tubulures je fixai deux tubes de verre. Le premier, affleurant à la surface du liquide, permettait à la malade d'expirer dans l'intérieur du flacon. Le second, plongeant au fond de l'eau, se terminait par un tuyau en caoutchouc faisant office de siphon. Grâce à cette disposition, chaque fois que l'air expiré pénétrait dans le flacon, il déplaçait une quantité correspondante de liquide qui s'écoulait par le siphon.

Dans cet appareil je recueillis 2 litres des gaz expirés par la malade environ quinze minutes après l'inhalation du second jour, où cette fois la dose de l'oxygène fut portée à 20 litres.

J'introduisis alors dans le flacon 60 centimètres cubes d'une dissolution concentrée de baryte caustique, et je laissai en contact pendant une heure, en ayant soin d'agiter vivement le liquide de temps à autre.

Je filtrai le contenu du flacon dans un entonnoir fermé, puis, après avoir desséché le filtre, je déterminai par la pesée la quantité de carbonate formé.

La malade vint respirer jusqu'au 29 décembre, et chaque jour je recueillis 2 litres des gaz expirés après l'inhalation, et je les soumis à l'analyse. J'augmentai chaque jour la dose d'oxygène de 2 litres, et le 29 elle en respira 30.

Dès le troisième jour du traitement les vertiges disparurent, et la malade m'apprit qu'elle avait pu supporter quelques bouillons et même des potages sans les vomir. Au cinquième jour la teinte cyanosée avait complétement disparu sur la face et sur les mains, et les aliments étaient supportés comme avant l'accident. Le sixième jour le mieux continua, et le septième elle était complétement rétablie. Elle n'a depuis cette époque, comme l'a constaté le D Linas, éprouvé aucun trouble dans sa santé.

Voici le résultat qui m'a été donné par l'analyse des gaz expirés par cette malade.

La première analyse, celle du 24 décembre, m'a donné un poids de 13 centigrammes seulement de carbonate de baryte, ce qui correspond à 1 pour 100 d'acide carbonique, c'est-à-dire la moitié du chiffre donné par M. Béclard (2 pour 100) pour la quantité minimum d'acide carbonique contenu dans les gaz expirés par une personne adulte bien portante.

La dernière analyse, celle du 29 décembre, a donné 62 centigrammes de carbonate de baryte, c'est-à-dire plus de 5 pour 100 d'acide carbonique, quantité très-supérieure à la moyenne indiquée par le même auteur. (Voir les expériences de Vierordt et Valentin, M. Béclard, p. 346, 347.)

Les essais des 25, 26, 27 et 28 ont donné des chiffres inter-médiaires entre 13 et 62.

En résumé, cette femme a été soumise pendant une semaine aux inhalations d'oxygène, et l'exhalation de l'acide carbonique, excessivement faible au début, a marché en progressant jusqu'au septième jour, au point de devenir plus considérable que dans la respiration normale. Cette augmentation dans la production de l'acide carbonique a coïncidé avec la diminution de la teinte cyanosée qui avait totalement disparu dans les derniers jours.

Il y a donc lieu, je crois, de tirer de ce fait cette conclusion, qu'un excès d'oxygène a été nécessaire à cette femme pour débarrasser son économie de tout l'acide carbonique qui s'y était fixé à la suite de son accident.

L'analyse des gaz expirés démontre qu'au début du traitement, dans l'acte de la respiration, l'air entrait et sortait des poumons sans avoir produit les phénomènes ordinaires d'oxydation, et que le retour à l'état normal a été obtenu par l'influence des inhalations de gaz oxygène pur.

Ce résultat rapproché de ceux obtenus déjà par mon ami le Dr Constantin Paul, dans deux cas d'asphyxie bien caractérisée, me font penser qu'on doit considérer les inhalations d'oxygène comme un des moyens les plus efficaces pour combattre ces sortes d'accidents.

Le Dr Créquy a fait connaître à la Société de thérapeutique un cas très-intéressant d'asphyxie volontaire par le charbon où la malade a été ramenée à la vie par des inhalations répétées de gaz oxygène administré à haute dose.

Il a également traité par ces inhalations une des victimes du terrible accident qui s'est produit à la maison Fontaine, place de la Sorbonne, par suite d'une explosion déterminée par le picrate de potasse.

Voici ces deux observations :

« Appelé le 4 janvier 1869 près d'une femme asphyxiée par les vapeurs de charbon, et dans un état d'insensibilité complète, nous eûmes l'idée de recourir aux appareils de M. Limousin pour combattre ces symptômes par les inspirations d'oxygène.

Les résultats obtenus nous ont engagé à publier cette observation.

La dame X.., âgée de 55 ans, demeurant à la Chapelle, après avoir soigneusement calfeutré sa chambre, s'était étendue snr son lit à côté de deux réchauds remplis de charbon, qui amenèrent un état d'asphyxie voisin de la mort.

A notre arrivée, l'intelligence et la parole sont abolies, il en est de même de la motilité ; les membres soulevés retombent comme des masses inertes.

La peau reste insensible áux pincements de doigts et aux piqûres d'épingles. Les paupières sont fermées, les pupilles largement dilatées; presque insensibles à la lumière ; les mâchoires fortement serrées se laissent difficilement écarter. Le pouls bat environ 100 pulsations. La respiration est un peu fréquente, mais l'auscultation et la percussion ne révèlent rien d'anormal.

Traitement. — Frictions sèches sur la peau et sinapismes sur les membres ; je fais en outre cingler vigoureusement la poitrine toutes les demi-heures avec des serviettes trempées dans l'eau froide ; ce dernier moyen excite un peu la malade et lui fait pousser quelques grognements, mais bientôt elle retombe dans le même état.

5 janvier. Le coma persiste, l'intelligence et la motilité restent toujours abolies. La sensibilité est cependant un peu revenue dans le côté droit, mais le gauche paraît avoir beaucoup moins gagné. A onze heures je lui fais respirer 25 litres d'oxygène à l'aide de l'appareil de M. Limousin.

Immédiatement après cette inhalation, la sensibilité devient plus vive et se manifeste dans le côté gauche à l'égal du côté droit. L'intelligence se traduit par quelques mots mal articulés ; les paupières s'entr'ouvrent légèrement, et la malade peut expectorer quelques crachats dont elle n'avait pas cherché à se débarrasser jusqu'alors ; de nouvelles inhalations furent faites le soir, le lendemain et le surlendemain. Le 7, la sensibilité, l'intelligence et la motilité étaient à peu près revenues à leur état normal ; mais le soir une fièvre assez vive se déclara avec expectoration de quelques crachats sanglants.

L'auscultation fit reconnaître une pneumonie à la base du côté gauche ; celle-ci, qui nous paraît avoir été déterminée plutôt par une fenêtre que nous avons dû tenir ouverte près de la malade que par l'inspiration de l'oxygène, resta bornée au tiers inférieur, eut une marche assez rapide, entra en résolution le 12 et permit à la malade de reprendre ses occupations quelques jours après.

Cette observation, rapprochée de celles qu'a publiées le Dr Constantin Paul, témoigne de l'efficacité de l'oxygène dans l'asphyxie ; il est vrai que, lorsque celle-ci est déterminée par le charbon, on a plutôt affaire à un empoisonnement qu'à une asphyxie réelle.

En effet, lorsque le jeu régulier des organes a été détruit par la privation de l'air, aussitôt que le libre accès de celui-ci est rétabli, les fonctions reprennent rapidement leur état normal ; c'est ainsi que nous voyons les choses se passer lorsque la trachéotomie est pratiquée pour le croup ou pour vaincre un obstacle quelconque sur le trajet de l'air.

Mais il n'en est pas ainsi après l'asphyxie par les vapeurs de charbon, l'économie a subi un véritable empoisonnement qui est quelquefois très-long à disparaître ; aussi n'est-il pas rare de voir des malades succomber deux, trois jours et même plus après l'accident, bien qu'ils aient été soustraits à l'action des gaz délétères.

C'est surtout dans ces conditions qu'il est nécessaire d'exciter le malade, de ramener la respiration et la sensibilité par tous les moyens possibles. Si, en effet, on abandonne les malades à eux-mêmes, ils tombent dans une espèce de léthargie qui doit les conduire fatalement à la mort.

Ainsi, chez notre malade, voici ce qu'il était facile d'observer : lorsqu'on l'avait excitée soit en cinglant la poitrine avec des linges mouillés, soit en lui faisant respirer 20 litres d'oxygène, la respiration devenait plus facile, la sensibilité s'éveillait ; mais l'abandonnait-on à elle-même pendant quelques heures, elle retombait dans un sommeil comateux dont on ne pouvait la tirer que par de nouvelles excitations.

Il n'est pas douteux pour nous que si on l'eût abandonnée à elle-même, elle eût succombé à ce ralentissement des fonctions respiratoires et sensorielles.

L'oxygène, en raison de ses propriétés chimiques, doit être un des agents les plus propres à produire cette excitation ; avec la facilité qu'on a de s'en procurer, il est probable que, dans peu, de nouvelles observations nous feront connaître la confiance qu'on doit lui accorder. »

Cette observation était écrite lorsque les internes, mes collègues de la Maison de santé, me prièrent de visiter un de leurs amis qui venait d'être victime de l'accident arrivé place de la Sorbonne.

Ce jeune homme, habitant la maison où avait eu lieu l'explosion, se trouva suffoqué par les gaz résultant de la détonation ; il put cependant prendre une voiture et se faire transporter à la Maison municipale de santé.

Nous le vîmes deux ou trois heures après l'accident ; son état nous parut plus grave que celui de la malade dont j'ai parlé d'abord ; cependant l'intelligence était parfaitement intacte, ainsi que la sensibilité, et celle-ci à ce point qu'il ne pouvait endurer les sinapismes plus de dix minutes.

Mais la teinte asphyxique était très-prononcée, le visage légèrement plombé, les ongles bleuâtres, la respiration fréquente et difficile ; le pouls petit et irrégulier battait 140 pulsations. Des râles sous-crépitants, fins, abondants, remplissaient la poitrine ; il existait en outre une tendance marquée à la somnolence ; ainsi, chez notre première malade, la sensibilité et l'intelligence avaient été complétement abolies,

alors que les fonctions respiratoires et circulatoires avaient peu souffert ;
chez le second, au contraire, la sensibilité et l'intelligence étaient parfaitement conservées, tandis que la circulation et la respiration avaient
subi des troubles tels que nous conservions peu d'espoir de ramener ce
jeune homme à la vie.

Dans le phénomène asphyxie, il y a donc la spécificité de l'agent,
comme dans tout autre empoisonnement ou tout autre acte morbide,
spécificité dont on doit tenir le plus grand compte au point de vue du
traitement.

Dans le cas particulier, quel gaz avait produit les symptômes graves
que nous venons de signaler ? Nous l'ignorions, constatant simplement
que l'état d'asphyxie dans lequel se trouvait ce jeune homme était tout
différent de celui produit par l'acide carbonique. Cependant une indication nous parut dominer toutes les autres : c'était de faire disparaître
cette teinte bleuâtre des téguments et ces râles fins, conséquence d'une
stase sanguine veineuse dans les poumons, de rendre au cerveau les
éléments de son excitabilité propre. Dans ce but, des ventouses scari-
fiées avaient été déjà appliquées sur la poitrine ; nous prescrivîmes
de faire respirer au malade, toutes les demi-heures, 25 litres d'oxygène,
de faire suivre cette inhalation de flagellations sur tout le corps avec
des compresses d'eau froide, de faire suivre celles-ci de massages et
frictions sèches, de terminer par des applications de sinapismes, pour
revenir ensuite aux inhalations d'oxygène en les faisant suivre des
mêmes pratiques, et cela dans le but d'éviter l'état de somnolence
que je considérais comme pouvant devenir fatal au malade.

Une potion alcaline fut prescrite dans le but de fluidifier le sang.
Cette médication fut suivie toute la nuit ; environ 200 litres d'oxygène
furent aspirés.

Après chaque inhalation, le malade se trouvait mieux, respirait,
disait-il, plus librement, se sentait comme allégé, la somnolence disparaissait, et lui-même demandait qu'on revînt à l'oxygène.

Le lendemain, l'asphyxie avait presque disparu ; mais la bronchite
persista, et quelques jours plus tard survint une broncho-pneumonie
qui se termina par la mort, trente-six jours après l'accident.

Quoi qu'il en soit, l'oxygène n'a pas moins eu ce résultat remarquable de faire diminuer les phénomènes asphyxiques au moment de son
inspiration et, en l'espace d'une nuit, d'avoir ramené ce jeune homme
dans une situation beaucoup moins grave que la veille ;

Quant à la bronchite et à la broncho-pneumonie, on ne peut les
attribuer rationnellement à l'oxygène, puisque la première existait

avant son emploi, et que la seconde ne survint que plusieurs jours après qu'on n'en faisait plus usage. Peut-être faut-il attribuer la persistance de l'état inflammatoire du poumon à l'action spéciale et très-irritante des gaz résultant de la déflagration du picrate de potasse.

On sait, en effet, que les corps provenant de la distillation de la houille produisent des actions très-variées sur nos tissus ; les ouvriers qui travaillent au goudron de houille contractent souvent des prurigo spéciaux. Ceux qui manient le brai sont exposés à des kératites et hypopion's qui peuvent détruire l'œil en quelques jours, et qui, dans tous les cas, guérissent difficilement.

Les gaz produits par la détonation du picrate de potasse nous paraissent avoir produit quelque chose d'analogue sur la muqueuse pulmonaire de notre malade.

A la séance du 8 août 1869, M. le Dʳ Constantin Paul a donné lecture à la Société de thérapeutique d'une observation intéressante sur l'emploi des inhalations d'oxygène, qui a donné lieu à une discussion que je crois utile de reproduire.

Cette observation, recueillie par M. le Dʳ Masson (d'Ardres), présente ce fait remarquable, que l'on a pu faire respirer à un malade jusqu'à 600 litres d'oxygène sans qu'il en ait éprouvé un inconvénient notable. Voici le fait :

Madame D..., demeurant à Paris, rue Saint-Lazare, n° 65, est fille d'une mère asthmatique; elle est âgée de 33 ans, blonde, légèrement lymphatique ; mariée, elle a eu deux enfants; son père est rhumatisant. Depuis huit années, au mois de décembre, elle a régulièrement une atteinte rhumatismale; l'année dernière, l'attaque a fait défaut: elle n'a rien ressenti de sa maladie ordinaire. Le 18 juin de cette année, cette dame se trouve en proie à un malaise indéfinissable ; je pressens une transformation de l'état pathologique ordinaire et je prédis l'invasion probable d'un accès d'asthme.

En effet, dans le courant de la nuit suivante, il se déclare un accès d'asthme tellement intense qu'il semblait que la malade ne pourrait pas y survivre. Appelé en toute hâte, j'ai vite et vainement épuisé tout le répertoire thérapeutique usité en semblable circonstance: vomitifs, antispasmodiques, vésicatoires, révulsifs, tout fut vainement mis en usage : la face et les extrémités sont froides et cyanosées, l'insensibilité générale s'établit, la respiration se traduit par une sorte de hoquet à peine perceptible ; la malade est pliée en deux sur le bord de son lit ; les yeux sont convulsés ; la famille et moi n'attendons plus que le dénoûment fatal.

Témoin plusieurs fois des bons effets du gaz oxygène dans les cas d'asphyxie, j'en envoie chercher un ballon d'une contenance de 40 litres chez M. Limousin. Dès le commencement de son administration, une amélioration notable se produit ; la respiration devient plus facile, la connaissance revient, la teinte cyanosée disparaît en partie. Voyant que la suspension des inhalations artificielles faisait aussitôt place aux phénomènes de suffocation, je lui administrai une seconde et égale dose d'oxygène, puis une troisième, et, en me retirant, je prescrivis d'entretenir ma malade sous l'influence presque constante d'un courant de ce gaz.

Du samedi au dimanche soir, elle consomma 600 litres de gaz et, chose remarquable, jusqu'à la nuit du dimanche, chaque fois qu'on essaya de suspendre l'arrivée de l'oxygène dans les poumons, les phénomènes de suffocation et d'asphyxie reparurent.

Dans la journée de lundi il n'y eut pas de nouvel accès, et depuis ce moment la malade est revenue à son état de santé habituel.

La quantité relativement énorme d'oxygène absorbé n'a produit aucun accident inflammatoire, comme on aurait pu l'appréhender.

J'ai cru utile de porter ce fait à la connaissance de la Société de thérapeutique, parce qu'au point de vue scientifique, il est intéressant de voir jusqu'où l'on peut porter la dose d'oxygène sans danger (du moins dans certains cas analogues).

M. Bourdon demande à M. Paul comment il explique cette action du gaz oxygène ; car il paraît résulter de cette observation qu'il n'y a pas lieu d'attribuer à ce gaz une action curative sur l'accès d'asthme et qu'il ne semble pas avoir d'autre utilité que de procurer au malade une respiration artificielle.

M. Paul entre dans quelques détails pour expliquer que l'emploi du gaz oxygène est d'une utilité réelle quand il s'agit de procurer un mode de respiration pour ainsi dire artificielle, chez les malades qui éprouveraient des phénomènes d'asphyxie occasionnés soit par la vapeur de charbon, soit résultant d'une forte pression sur les parois thoraciques.

Mais si le malade éprouvait ces phénomènes d'asphyxie consécutifs à une bronchite capillaire, alors, après avoir employé inutilement les ventouses sèches, on pourrait obtenir un soulagement par l'emploi de l'oxygène. Dans les accès d'asthme, on obtiendra de très-remarquables effets par l'inhalation de ce gaz.

M. Gubler : Quand on emploie l'oxygène sous forme de gaz pur et préparé d'avance, son action ne paraît pas être différente de celle que l'on obtient par la combustion du papier nitré, qui donne lieu à une production d'une certaine quantité d'oxygène ; mais si l'on compare la quantité assez faible de ce gaz produit par la combustion de ce papier nitré avec la grande quantité que l'on en administre au moyen des appareils où le gaz est emmagasiné, on peut se demander si l'oxygène n'agirait pas plutôt comme un stimulant des voies respiratoires, que comme fournissant un stimulant à l'hématose.

Je termine cette revue des principales observations relatives à l'emploi de l'oxygène dans l'asphyxie par les deux observations suivantes de MM. Lancereaux et P. Topinard.

Empoisonnement par les gaz des fosses d'aisances ; disparition rapide des accidents aigus à la suite de l'emploi des inhalations d'oxygène ; par le Dr Lancereaux. — Le 11 juillet 1865, plusieurs ouvriers étaient occupés à travailler à une fosse lorsque l'un d'eux, venant à ouvrir une fissure, donna lieu à un échappement de gaz qui le renversa immédiatement. Ses collègues, placés à la partie supérieure de la fosse, l'entendant tomber, descendent pour le relever : mais, arrivés à un certain niveau, ils sont asphyxiés et tombent eux-mêmes dans la fosse. Arrivent deux pompiers qui parviennent à retirer, non sans grande peine, ces trois hommes. Les deux hommes qui étaient allés porter secours sont retirés mourants et succombent peu de temps après. Quant à l'autre, celui qui travaillait dans la fosse, il peut encore être transporté à l'hôpital ; mais il arrive à l'Hôtel-Dieu dans un état pour ainsi dire désespéré. Admis dans le service de M. le professeur Grisolle (salle Sainte-Jeanne), il a la face bleue, violacée, les joues et les membres glacés ; il est sans connaissance et anesthésié à un tel point que l'ammoniaque reste tout d'abord sans action sur ses fosses nasales. Il jette des cris incessants ; ses membres supérieurs, roides, contracturés, ont de la tendance à se porter en avant et à se croiser sur sa poitrine ; ses membres inférieurs sont au contraire plutôt en résolution ; son pouls est petit, sans fréquence ; du vin et du café lui sont administrés pour combattre cet état ; des sinapismes sont appliqués sur le tronc et les membres, mais ces moyens et d'autres encore restent sans résultat ; l'existence de ce malade paraissait toujours menacée lorsque, vers dix

heures et demie, je pensai à lui faire respirer de l'oxygène. C'était
chose facile, car un ballon plein de ce gaz se trouvait justement dans
la salle et servait alors au professeur Trousseau qui l'employait pour
combattre l'anémie. Notre malade ayant respiré ce gaz pendant quelques minutes se trouva immédiatement soulagé ; nous vîmes les spasmes
thoraciques disparaître, la teinte violacée diminuer et la connaissance
revenir, puis en même temps les membres se réchauffèrent peu à peu,
et la température reprit son état normal. Vers deux heures de l'après-
midi, la chaleur était plutôt élevée ; il survint quelques crachements de
sang qui furent combattus à l'aide de ventouses sèches sur la poitrine.
On prescrivit en outre 20 centigrammes d'émétique qui furent suivis
d'abondantes garde-robes. Le soir, le malade était fatigué, courbaturé,
mais dans un état qui offrait les meilleures espérances. Le lendemain,
il existe 120 pulsations, sans chaleur vive à la peau ; les paupières sont
fermées ; double conjonctivite. A part cette affection et un léger abatte-
ment, le malade se trouve bien. Le 13, la conjonctivite persiste, le pouls
est moins fréquent, la respiration presque normale. Le 14, 80 pulsations ; toutes les fonctions s'accomplissent régulièrement. Le 17, la
sortie est accordée ; l'appétit est encore un peu faible, et le malade
éprouve dans la marche des palpitations et de l'essoufflement. Néanmoins il est considéré comme définitivement guéri.

Cette observation n'a pas besoin de commentaires ; non-
seulement elle nous fait connaître l'utilité de l'oxygène dans
le traitement de l'intoxication par le gaz des fosses d'aisances,
mais elle nous apprend qu'il y aurait de grands avantages à
tenir en réserve des ballons d'oxygène partout où il peut être
nécessaire d'intervenir pour combattre l'asphyxie, et notamment dans les lieux destinés aux secours urgents.

M. PAUL ayant plusieurs fois constaté la très-notable utilité de l'emploi de l'oxygène pour combattre certains cas d'asphyxie accidentelle,
a émis le vœu que dans les postes établis à proximité des endroits où
peuvent se produire ces accidents d'asphyxie, par exemple lors d'une
grande réunion ou d'une grande agglomération, on adjoigne aux boîtes
de secours des ballons remplis d'oxygène, ou tout au moins des appareils pouvant produire très-rapidement ce gaz en certaine quantité.

M. TOPINARD, à l'occasion de ce fait, demande à donner le résumé

d'un autre cas d'inhalation d'oxygène qui, ne s'étant pas terminé favo-
rablement, a peu de chance d'être publié :

« Il s'agit d'un enfant né avant terme à 7 mois ou 7 mois 1/2, dont
la santé demeura bonne les dix premiers jours. Maigre et chétif de
corps, sa figure était pleine et rosée : un rhum survint sans que l'examen
du thorax ait fait découvrir le moindre râle, la moindre matité. C'est
alors que se produisirent des crises d'asphyxie de la dernière gravité
que j'attribuai à la présence d'un crachat muqueux dans un larynx
étroit et qui se répétèrent une ou deux, puis cinq ou six fois par jour et
même davantage. J'ai ainsi vu ce pauvre enfant sans pouls, sans respiration, cyanosé des pieds à la tête, les chairs de la face comme ratatinés,
froid et ne revenant que lentement sous l'influence des excitations cu-
tanées et muqueuses les plus énergiques et de la respiration artificielle.

Dans ces conditions je priai M. Limousin d'apporter lui-même un
ballon d'oxygène et nous administrâmes ce gaz par insufflation, d'une
façon intermittente. Les effets se firent attendre une ou deux minutes
et furent en définitive merveilleux. La couleur bleue de la face diminua
d'abord, les téguments ensuite se gonflèrent visiblement et devinrent
rosés, puis vermeils, une inspiration profonde et spasmodique comme
celle d'un noyé eut lieu, suivie d'autres régulières et faciles. Enfin
l'enfant remua les lèvres, ouvrit les yeux et se mit à sourire. C'était
une véritable résurrection. On le mit au sein qu'il accepta, après quoi
il s'endormit.

Dans la soirée une autre crise survint et fut traitée de même par la
mère seule avec un égal succès. Redoutant les effets locaux excitants
du gaz, je recommandai alors d'en être fort avare, et de ne procéder
que par deux ou trois inspirations à la fois en se guidant sur la coloration bleue de la figure et des doigts.

Pendant quarante-huit heures la vie fut ainsi entretenue. Mais peu
à peu l'oxygène devint insuffisant, la cyanose persista, la faiblesse s'ac-
crut, je constatai la présence à droite de souffle et de râle crépitant, et
la mort survint par une sorte d'épuisement de toutes les fonctions à la
fois. »

J'achèverai cette reproduction d'observations intéressantes
sur l'emploi de l'oxygène pour combattre les phénomènes de
l'asphyxie, en mentionnant quelques faits qui viennent aussi
prouver l'utilité de ce gaz pour combattre des accidents analogues.

Dans un incendie survenu en janvier 1876 dans les caves
d'un tapissier, rue Laffite, plusieurs pompiers descendus pour
chercher le foyer de l'incendie, bien que munis de l'appareil
Galibert, durent être remontés dans un état d'asphyxie complet. Le D\` Hervé, de Lavaur, appelé pour leur donner des
soins, s'empressa de leur faire respirer de l'oxygène pur et,
grâce à ce moyen, il put les rappeler promptement à la vie

Dans le terrible accident survenu à l'établissement thermal
d'Enghien, en juillet 1868, quatre malheureux ouvriers péri-
rent asphyxiés par les émanations d'hydrogène sulfuré qui
se dégageaient du réservoir principal, dans lequel le premier
était tombé accidentellement. Avec les inhalations d'oxygène
on aurait eu de grandes chances de les ranimer. C'est ce que
du reste le directeur de l'établissement comprit, car depuis ce
funeste accident il a fait installer en permanence les appareils
nécessaires pour produire l'oxygène et l'administrer.

L'été dernier, rue de Grammont, un ouvrier de la Compagnie Raoul Pictet, pour la production de la glace par l'acide
sulfureux liquide, fut asphyxié par un jet d'acide qui s'échappa
d'un robinet par suite d'une fausse manœuvre, et c'est grâce à
des inhalations d'oxygène pratiquées immédiatement qu'on put
le ramener à la vie.

A la fin de 1869, M. Auguste Voisin, médecin de la préfec-
ture de police, avait installé près du canal, au poste de secours de la porte de l'Ourcq, des appareils pour combattre
l'asphyxie chez les noyés. — Une seule fois cette précaution
put être utile, car les événements qui survinrent en 1870 obli-
gèrent à supprimer ces appareils qui seront, suivant toute
probabilité, replacés dans les nouveaux postes qui ont été
organisés par ses soins sur la berge des principaux quais de la
Seine à Paris.

Il faut espérer que bientôt les postes de pompiers, les

grandes administrations et toutes les grandes usines où peuvent se produire des accidents semblables à ceux que je viens de mentionner, sauront organiser ce moyen pour rappeler à la vie les malheureux ouvriers que la nature de leurs travaux expose journellement aux dangers de l'asphyxie.

INDEX BIBLIOGRAPHIQUE

DES PRINCIPAUX TRAVAUX RELATIFS A L'EMPLOI DE L'OXYGÈNE.

Achard (de Berlin). — *Emploi de l'oxygène pour combattre l'asphyxie des vidangeurs, fossoyeurs et mineurs* (*Journal de médec.*, de Vandermonde, t. LVI, 1781).

Allen et Pepys. — *Mémoires sur la respiration* (Philosoph. Transact., 1808).

Alyon. — *Propriétés médicinales de l'oxygène dans les maladies vénériennes* (Recueil de litt. méd. étrang., t. I, p. 227).

Barth (G.). — *Few Remarks on oxygen inhalation as a remedy in disease* (The Doctor, n. 10, octobre 1871, London).

Baudrimont. — *Rapport sur la préparation pharmaceutique de l'oxygène*, faite à la Société de pharmacie au nom de la Commission, composée de MM. Coulier, Limousin, J. Regnauld, Jungfleisch et Baudrimont (*Journ. de Pharmacie*, juillet 1871).

Baumès (de Montpellier). — *Traité de la phthisie pulmonaire*, 1794.

Bert (Paul). — *Recherches expérimentales sur l'influence que les changements dans la pression barométrique exercent sur les phénomènes de la vie* (de 1872 à 1876, Acad. des sciences); et particulièrement, *De la quantité d'oxygène que peut absorber le sang aux diverses pressions barométriques*, mars 1875.

Beddoës *et* James Watt. — *Considerations on the factitious airs*, 1794, Bristol; *Londres*, 1796.

Beddoës et Thornton. — Nombreuses observations publiées dans l'ouvrage ci-dessus.

Cl. Bernard. — *Asphyxie par le charbon* (*Revue des cours scientifiques*, 1870 et *Journal de Pharmacie*, 1870. Août, p. 125).

Cl. Bernard et Andral. — *Rapport à l'Acad. des sciences sur les Mémoires de MM. Demarquay et Lecomte*, 1862-1863.

Béranger-Féraud. — *Note sur les inhalations d'oxygène dans le traitement du diabète* (*Journal de thérapeutique*, 1864, t. LXVII, p. 217).

Binck (de Londres). — *On oxygen*, 1857, London.

Berzelius. — *Traité de chimie*. Traduc. d'Esslinger, t. VII. 1833.

Bouchardat. — *Traitement du diabète par l'oxygène* (*Annuaire*, 1846).

Bories. — *Du choléra-morbus asiatique*. Paris, 1832.

BROUGHTON. — *Expériences sur l'action de l'oxygéne sur l'économie* (*Archiv. génér. de méd.*, t. XXIII, 1830).

BURDIN. — *Création d'un établissement pneumatique à Paris* (*Journal de médecine* de Sédillot, t. VII, 1798).

CAILLENS — *Deux observations de phthisie au 2ᵉ et 3ᵉ degré guéries par les inhalations d'oxygéne pur* (*Gazette de santé*, 9 mars 1783).

CHAPTAL. — *Lettre à Berthollet 1789 sur l'emploi de l'oxygéne dans la phthisie* (*Ann. de chimie*, t. IV, p. 21. — Éléments de chimie, t. I, p. 122 et suiv.). *Sur la préparation de l'oxygéne par les oxydes mercuriels* (*Annales de chimie*, t. IV, p. 23).

CHAUSSIER. — *Respiration du gaz oxygéne pour rappeler à la vie les enfants nouveau-nés asphyxiés* (*Mémoires de la Société royale de chirurgie*, 1780-1781).

COURTOIS (Heus). — *Mémoire sur l'asphyxie*, 1790. *Pompe apodopnique.*

COSMAO-DUMENEZ. — *Un cas de dilatation bronchique traité par les inhalations d'oxygéne. Essai de pneumatologie*, du Dᵣ DEMARQUAY, p. 745.

CRÉQUY. — *Deux observations d'asphyxie traitées par l'oxygéne* (*Bulletin et Mémoires de la Société de thérapeutique*, 1869, p. 138).

CROTHERS D'ALBANI. — *L'oxygéne et ses propriétés thérapeutiques* (*Journal de médecine* de Bruxelles, janv. 1873).

CYR. — Traduction en anglais de l'ouvrage de Beddoës.

DEMARQUAY. — *Essai de pneumatologie*, 1866, J.-B. Baillière.

DEMARQUAY et LECONTE. — *De l'action de l'oxygéne sur les animaux* (Académie des sciences, 3 mémoires : 25 janv., 1864 ; 8 février et 7 mars 1864).

DEBOUGES. — *Application de l'oxygéne à la gangréne* (*Bulletin de thérapeutique*, 1863).

DUMAS — *Chimie physiologique et médicale*, 1846.

DUMAS DE MONTPELLIER. — Notes ajoutées à la traduction de l'*Essai sur la nature et le traitement de la phthisie pulmonaire* de Thomas Reid, Lyon 1792.

DURAND-FARDEL. — *Traité du diabète*, Asselin, 1869, p. 446.

DUROY. — *Emploi de l'oxygéne dans les accidents du chloroforme* (*Journ. de pharmacie et de chimie*, t. XVIII, p. 64). *Emploi de l'oxygéne dans l'asphyxie par le charbon* (Acad. des sciences, 1850).

DUCHESNE (Léon). — *Oxygéne* (*Journal de chimie médicale*, avril 1873).

DURAND (Augustin). — *La médecine et l'hygiène à l'Exposition maritime internationale du Havre*, 1868. Leclerc, éditeur au Havre).

DAVY (Humphry). — *Mémoires sur la respiration* (*Annuaire de chimie*, t. XLV).

ECKART. — Voy. KOLLMANN.

FAIVRE et GIANETTI. — *Oxygéne dans l'asphyxie par le chloroforme, l'acide carbonique et la strangulation* (Acad. des sciences, 1854).

FERRO. — *Essai sur les nouvelles médications* (Oxygène dans la phthisie, Vienne, 1793).

FAUCHER DE LEVROUX. — *Application de l'oxygéne dans la paralysie diphthéritique* (*Union méd.*, 1867, nᵒ 152).

FOLEŸ. — *Du travail dans l'air comprimé*. J.-B. Baillière, 1863. — *Inhalations d'oxygéne dans le cours d'une fièvre typhoïde; — Essai de pneumatologie de Demarquay*, p. 750.

FREMY. — *Conférence sur l'oxygéne et l'ozone*, 10 avril 1866. Gauthier-Villars, éditeur.

FLEITMANN. — *Production de l'oxygène par le chlorure de chaux en présence d'un oxyde de cobalt (Ann. der Chemie und Pharm.*, t. CXXXIV, S. 64, 1865).

FOUCRAS. — *Application de l'oxygène à la gangrène (Bulletin de thérap.*, 1866).

FONTANA (L'abbé). — *Recherches physiologiques sur la nature de l'air déphlogistiqué*, Florence, 1776).

FOURCROY. — *Propriétés de l'air vital*, 1789 à 1783 (*Annales de chimie*, t. IV, p. 83 et suiv.).
Art. GAZ OXYGÈNE, *Encyclopédie méthodique* et *Système des connaissances chimiques*, t. III, p. 113 et suiv.

FOY. — *Communication sur l'emploi de l'oxygène dans le choléra en Pologne*, 1831.

M.-A. GAUDIN. — *Sur la respiration du gaz oxygène comme préservatif et curatif du choléra et de plusieurs autres maladies*, 1864.

EBÜDER-LENZ. — *Sauerterff und Ozon*, Berlin, 1876.

GIRTANNER DE GŒTTINGUE. — *Éléments de chimie antiphlogistique*, Berlin, 1792.
— *Machine à faciliter la respiration des gaz*, 1793, Gœttingue.

GORCY DE NEUFBRISACH. — *Mémoires sur les différents moyens de rappeler les asphyxiés à la vie*, 1789.

GOODWYN. — *De morbo morteque submersorum investigandis*, Édimbourg, 1786.

GRÉHANT. — *Sur l'absorption de l'oxygène par le sang (Compte rendu Acad. des sciences*, 19 août 1872).

GUBLER. — *Commentaires thérapeutiques du Codex*, 1868. Oxygène, p. 442 et suiv.

HATIN. — *Emploi de l'oxygène contre le choléra* (Acad. des sciences, octobre, 1848).

HÉBERT. — *Compte rendu de l'Exposition universelle de 1867 (Gazette hebdomadaire*, 6 septembre 1867).

HERVÉ, DE LAVAUR. — *Opportunité et efficacité de l'oxygène dans la phthisie (Essai de pneumatologie de Demarquay*, p. 740 et suiv.).

HOSSARD (d'Angers). — *Du choléra-morbus asiatique* (Acad. des sciences, 14 novembre 1848).

HILL. — *Practical observ. on the use of oxygen or vital air in the cure of disease*, London, 1800.

HOUZEAU. — *Sur l'oxygène à l'état naissant (Journal de pharmacie et de chimie*, t. XXVII, p. 413; t. XXX, p. 342).

HARDY. — *Sur le dégagement d'oxygène obtenu par le chlorure de chaux comme moyen de désinfection (Bull. et Mém. de la Soc. de thérapeutique*, 1870, p. 102).

INGENHOUSZ. — *Production de l'oxygène par les plantes*, 1777 (*Mémoires de la Société de philosoph. Expér.* de Batavia, vol. VI, 1784).
Sur l'air déphlogistiqué (Compte rendu publié dans le *Journal de médecine*, t. LXI, p. 188).

JACKSON (de Philadelphie). — *Emploi de l'oxygène pour combattre les accidents produits par l'inhalation de l'éther* (Acad. des sciences, 1847).

JACQUELAIN. — *Sur une source riche en oxygène (Répertoire de pharmacie*).

JOURDANET. — *Le Mexique et l'Amérique tropicale*, 1864. *Travail sur l'air raréfié*, 1863.

JUNOD. — *Sur l'air comprimé*, 1835.

JURINE. — *Mémoire couronné pour la Société royale de médecine*, 1785 et 1789.

JUNGFLEISCH. — *Action du peroxyde de manganèse sur le chlorate de potasse dans la préparation de l'oxygène (Journal de pharmacie,* 1871, p. 130 et suiv.).

KOLLMANN et ECKART. — *Action de l'oxygène sur la quantité d'acide urique produit dans l'urine* (Schmits Jahr., 1865, t. I, p. 28, Munich).

LAVOISIER et SÉGUIN. — *Mémoires sur la respiration (Annales de chimie,* t. XCI).

LAGRANGE. — Mémoire à l'Académie des sciences, 1791.

LANCEREAUX. — *Empoisonnement par les gaz des fosses d'aisances. — Disparition rapide des accidents aigus à la suite de l'emploi des inhalations d'oxygène (Bull. et Mémoires de la Société de thérapeutique,* 1869, p. 156).

LAVAŸSSE (De). — Thèse très-intéressante et très-complète sur l'étude physiologique et thérapeutique de l'oxygène, 1867.

LAUGIER. — *Traitement de la gangrène sénile par les bains d'oxygène* (Acad. des sciences et *Gazette des hôpitaux,* 1862, p. 250).

LIEBIG. — *Nouveau procédé pour la préparation de l'oxygène dans l'air atmosphérique (Journal de pharmacie et de chimie,* t. XIX, p. 155).

LINAS et LIMOUSIN. — *Asphyxie lente et graduelle par le charbon. Traitement et guérison par les inspirations d'oxygène (Gazette médicale,* 1ᵉʳ mai 1869).

LONGET. — Recherches sur la respiration, dans le *Traité de physiologie,* 1ᵉʳ vol., 1850, p. 458-459.

MACQUER, professeur de pharmacie à Paris. — *Sur l'emploi de l'air déphlogistiqué pour ramener à la vie les animaux asphyxiés (Dictionnaire de chimie,* 1778).

MASSON (d'Ardres). — *Cas d'asthme traité par l'oxygène à haute dose (Bull.* et *Mém. de la Société de thérapeutique,* 1869, p. 176).

MAUMENÉ. — *Sur l'eau chargée d'oxygène (Répertoire de pharmacie,* t. IV, p. 174). *Vin oxygéné tonique (Annales de chimie et de phys.,* t. LXIII, 1861).

MENSCHING DE GŒTTINGUE. — *Dissertatio physico-medica de aeris dephlogisticati in medicinæ usu (Journal* de Vandermonde, vol. LXXIV, 1787).

MOROZZO (Comte de). — *Journal de physique* de l'abbé Rozier, 1784, t. XXV, juillet. *Sur la respiration animale dans le gaz déphlogistiqué (Mélanges de la Société royale de Turin,* t. I, p. 47).

MONOD. — *Phthisie enrayée par l'oxygène, Essai de pneumatologie* du Dᵣ Demarquay, p. 739.

MERIC. — *Recherches sur l'introduction de l'air et des gaz qui le constituent, dans le système veineux (Thèse,* mai 1866).

ODIER (de Genève). — *Sur l'emploi thérapeutique de l'eau oxygénée (Bibliothèque britannique,* 1799, t. IV, 1797).

OZANAM. — *Emploi de l'oxygène contre l'asphyxie par l'oxyde de carbone, l'acide prussique, le chloroforme* (Acad. des sciences, 1856-1858-1860). *De l'eau oxygénatée en thérapeutique* (Acad. des sciences, 4 novembre 1869).

PASSE (Vicomte DE LA). — *Essai sur la conservation de la vie,* Paris, 1856.

PAUL (Constantin). — *Emploi de l'oxygène en thérapeutique (Bulletin général de thérapeutique,* 15 août 1868).

PIETRA-SANTA (De). — *Traitement rationnel de la phthisie pulmonaire,* Octave Doin, 1875, p. 336 et suiv.

POULLE (Alex.). — *Positiones chimico-medicæ de aere vitali, seu dephlogisticato tanquam novo sanitatis præsidio (Thèse,* Montpellier, 1784).

PRIESTLEY. — *Expériences et observations sur l'air,* etc. Trad. Gibelin.

PRAVAZ. — *Travail sur l'air comprimé,* 1850.

Pidoux et Trousseau. — Art. Oxygène dans *Traité de thérapeutique*, 2ᵉ vol., 1877, p. 818 et suiv.

Raynaud (Maurice). — Thèse sur la gangrène symétrique des extrémités, 1851,

Regnauld. — *Traité de pharmacie* de Soubeiran. Art. Oxygène, 1870, 2ᵉ vol., p. 700 et suiv.

Regnauld et Reiset. — *Recherches chimiques sur la respiration des animaux de diverses classes (Annales de chimie et de physique*, t. XXVI, p. 399, 1849).

Rollo. — *Observation de deux cas de diabète sucré*, etc. (An account of two cases of the diabetes mellitus, London, 1797).

Sandras. — Brochure sur *l'emploi de l'oxygène dans le choléra-morbus*, 1831.

Scheele. — *Traité de l'air et du feu*. Upsal, 1777.

Schœnbein. — *Sur l'ozone (Journal de pharmacie et de chimie*, t. XIX, p. 385). *Sur deux ou trois espèces d'oxygène. Loc. cit.*, XXXIV, p. 396.

Sée (G.). — Art. Asthme dans le *Nouveau Dictionnaire de médecine et de chirurgie pratiques*.

Séguin (E. C., de New-York). — *Observations de leucocythémie splénique traitée par les inhalations d'oxygène (Bordeaux médical*, n. 49, 7 décembre 1873).

Sprengel. — *Emploi de l'oxygène dans la phthisie atonique (Histoire de la médecine*, t. VI).

Soll (de Leipzig). — *Emploi de l'oxygène dans l'asthme*, 1784.

Stoll et Ferro. — *Essai sur les effets de l'oxygène*, Vienne, 1793.

Smith (de New-York). — *Monographie sur l'emploi thérapeutique de l'oxygène*, 1870.

Smyttère (De). — *Emploi de l'oxygène dans le choléra* (Acad. des sciences, octobre 1848).

Spallanzani. — *Rapports de l'air avec les êtres organisés*. Sennebier et Spallanzani.

Surking. — *Emploi de l'oxygène chez deux malades asphyxiés par le gaz d'éclairage à l'hôpital Sainte-Marie à Londres* (The Lancet, 1869).

Tamain-Despalles. — *Pure oxygen gas and the public health*, New-York, 1869. — *Oxythérapie et azothérapie*, Bruxelles, 1877.

Tiberius Cavallo. — *Essai sur l'usage des airs factices (Biblioth. britann.*, t. X).

Trousseau. — *Dyspepsie traitée par l'oxygène*, 3ᵉ vol. des *Leçons de thérapeutique de l'Hôtel-Dieu*, p. 65).

Thierry-Mieg. — *Anémie consécutive à un vice de parturition. Essai de pneumatologie* du Dʳ Demarquay, p. 719.

Topinard. — *Emploi de l'oxygène pour combattre l'asphyxie chez les enfants (Bull. et Mém. de la Société de thérapeutique*, 1869, p. 158).

Van Marum. — *Réflexions sur les moyens proposés pour rappeler les asphyxiés à la vie*, Harleim, 1793.

Wurtz. — *Dictionnaire de chimie pure et appliquée*, lettre O, art. Oxygène, p. 708.

CACHETS MÉDICAMENTEUX

C'est en 1872 que j'ai eu l'idée de renfermer dans des disques de pain azyme les poudres médicamenteuses pour faciliter leur administration aux malades.

En taillant avec un emporte-pièce dont les bords étaient accidentellement mouillés de petits disques dans du pain azyme pour un client qui trouvait excessive la dimension des hosties ordinaires pour enrober la quantité de poudre qu'il avait à prendre, je constatai l'adhérence complète de plusieurs de ces rondelles qui s'étaient soudées par leurs bords sous l'influence de l'humidité.

Je pensai alors que les médicaments tout dosés et emprisonnés entre deux petits disques de pain azyme pourraient être présentés au malade sous cette forme avec certains avantages ; mais je ne tardai pas à m'apercevoir que les deux surfaces plates du pain azyme ne permettaient d'enfermer dans le centre de cette espèce de cachet qu'une dose très-restreinte de poudre.

Je songeai tout d'abord à faire confectionner un moule pouvant donner à l'hostie la forme concave, mais je fus arrêté par les nombreux inconvénients de ce procédé et par le prix de revient excessif des enveloppes préparées par le moulage.

C'est alors que je songeai à recourir au procédé d'estampage, que j'ai décrit dans mon brevet, afin d'imprimer à ces rondelles une concavité suffisante pour contenir les poudres médicamenteuses que les médecins avaient jusqu'alors l'habitude de prescrire en paquets, en bols ou en pilules et qu'ils conseillaient souvent au malade de prendre enrobées dans du pain azyme mouillé.

Telle est l'histoire bien simple de cette petite innovation pharmaceutique qui me parut immédiatement appelée à rendre des services aux médecins, aux pharmaciens et surtout aux malades.

Aussitôt après mes premiers essais, et dès que j'eus surmonté les difficultés du début pour la fabrication de ces enveloppes, je communiquai mon procédé à la Société de pharmacie à laquelle je soumis les premiers échantillons de cachets que je venais de préparer par ce moyen.

Sur le conseil de mon très-honoré maître M. Bussy, et par son obligeant intermédiaire, j'adressai à l'Académie de médecine, avec plusieurs spécimens de poudres préparées par mon procédé, une petite note dans laquelle j'exposais les avantages de cette méthode.

Je proposais en outre d'utiliser ces cachets pour isoler, par l'interposition d'un disque plat de pain azyme entre les deux rondelles concaves, des sels de nature différente afin d'empêcher la réaction de leurs éléments jusqu'à leur introduction dans l'estomac où leur dissolution pourrait alors produire certains composés à l'état naissant doués par cela même de propriétés thérapeutiques énergiques.

L'Académie jugea la question assez intéressante pour nommer à ce propos une commission dont le rapport fut lu à la séance du 20 mai 1873. On m'excusera de reproduire ici le rapport élogieux fait par M. le Dr Pidoux à ce sujet, mais je crois devoir en donner exactement le texte par respect pour l'Académie et aussi parce qu'il résume d'une façon très-claire mon procédé en même temps qu'il en fait ressortir tous les avantages.

Académie de médecine (séance du 20 mai 1873).

M. Pidoux, au nom d'une commission composée de MM. Mialhe, Gobley et Pidoux, rapporteur, donne lecture du rapport suivant :

« Messieurs, notre honorable collègue M. Bussy vous a présenté, le 14 janvier dernier, une note de M. Limousin, pharmacien distingué de Paris, sur un *nouveau procédé pour l'administration et la conservation des poudres médicamenteuses dans des feuilles de pain azyme*, et vous avez nommé MM. Mialhe, Gobley et Pidoux pour vous faire un rapport sur cet objet. Je viens vous en dire quelques mots au nom de mes deux collègues.

« Les praticiens qui prescrivent des poudres médicamenteuses, et les malades, surtout, qui sont obligés de les prendre, savent combien cette administration est difficile, désagréable, quelquefois même impossible.

« Sous la forme de pilules, ces poudres se dessèchent et se durcissent. Il faut de plus, dans bien des cas, en avaler des quantités considérables, plus ou moins rebelles à l'action des sucs gastriques.

« Délayées, elles donnent leur goût quelquefois âcre, amer, styptique, nauséeux, intolérable. Elles restent attachées au vase qui les contient ou aux parois de la gorge. Leur passage irrite celle-ci et provoque souvent une toux qui les expulse violemment par la bouche ou le nez. Suspendues, elles ont une partie de ces notables inconvénients. C'est pourquoi on a l'habitude de les enrouler dans une feuille de pain azyme qu'on borde de son mieux avec beaucoup de peine et d'imperfection, qu'on mouille et qu'on avale, non sans s'exposer à des éparpillements très-redoutés.

« Sans ces désagréments bien connus, la méthode par le pain azyme serait parfaite. C'est à les supprimer que M. Limousin s'est appliqué ; il a semblé à la commission qu'il y avait réussi.

« Dans son procédé le malade reçoit tout préparé une espèce de cachet formé de la réunion de deux disques de la grandeur d'une ancienne pièce de trois francs. Ces disques sont faits de pain azyme, légèrement concaves pour recevoir la poudre médicamenteuse.

« Ils sont collés ou soudés à la presse par leurs bords, de manière à renfermer exactement la drogue pulvérisée.

« A l'aide d'un mécanisme analogue à celui qui sert dans l'industrie à estamper les feuilles de papier ou de métal, on a imprimé sur les disques de pain azyme le nom et la dose du médicament ou la marque de fabrique.

« Par ce moyen, la poudre, rigoureusement dosée, se trouve soustraite aux causes de détérioration qui peuvent résulter des diverses influences atmosphériques.

« Chaque cachet portant le nom et la dose de la substance, toute possibilité d'erreur est écartée quand le petit paquet cacheté est extrait de la boîte dans laquelle il est délivré. Le malade n'a plus qu'à le disposer dans une cuillerée d'eau pour l'avaler facilement dès qu'il est un peu ramolli.

« Ce procédé est surtout avantageux pour administrer les poudres amères ou nauséeuses, telles que le sulfate de quinine, la rhubarbe, l'ipécacuanha, ou les substances facilement altérables à l'air, comme le fer réduit, le bromure de potassium, etc.

« Enfin, par l'interposition d'un diaphragme ou d'une troisième feuille de pain azyme entre les deux disques concaves ou les deux calottes, on peut isoler des poudres de nature différente, pour empêcher la réaction de leurs éléments. Le mélange s'opère dans l'estomac, et l'on obtient ainsi, à l'état naissant, des sels doués de propriétés thérapeutiques très-énergiques.

« Toutefois, et quant à ce dernier point, on se demande, non sans raison, si, dans le cas où deux poudres différentes sont douées d'une action énergique, on ne doit pas craindre qu'isolément et avant leur combinaison pour produire cet état naissant dont on parle, elles soient capables de déterminer dans l'estomac une irritation dangereuse.

« Nous engageons l'auteur à tenir compte de cette observation et à réserver son procédé pour l'administration des poudres simples.

« Telle est la méthode ingénieuse et commode imaginée par M. Limousin.

« L'Académie se souvient que c'est à cet habile pharmacien que nous devons déjà les ballons d'oxygène qu'on est si heureux d'avoir extemporanément sous la main dans plus d'une circonstance grave et urgente.

« Le rapporteur de votre commission se plaît à ajouter qu'il a déjà fait prendre et pris lui-même les cachets de poudres médicamenteuses de M. Limousin, et que ses malades se louent, comme lui, de ce mode agréable et très-pratique d'administration (1). »

Conformément aux conclusions du Dr Pidoux, je n'ai guère appliqué cette méthode à l'administration des sels isolés par un diaphragme ; cependant dans certains cas, particulièrement

____

(1) *Bulletin de l'Académie de médecine*, n. 20. Séance du 20 mai 1873, p. 535.

pour remplacer la potion de Rivière, ce moyen a été mis en pratique d'une façon avantageuse.

Je dois dire aussi qu'en Amérique, où l'usage des cachets s'est promptement généralisé à la suite d'une communication faite à ce sujet par le professeur Remington au congrès pharmaceutique de Philadelphie en 1875, on en tire un assez grand parti pour administrer le fer et certains autres composés à l'état naissant.

Ce mode d'administration des poudres médicamenteuses a été adopté à peu près par les pharmaciens de tous les pays et l'imitation, parfois même la contrefaçon complète des enveloppes et des appareils que j'ai imaginés atteint des proportions considérables, principalement en Suisse, en Allemagne, en Russie, en Angleterre et aux États-Unis.

M. le Dr Pidoux, dans son rapport, a surtout insisté sur le double avantage que ce procédé présente pour administrer facilement les substances amères et nauséeuses et pour permettre à l'estomac de dissoudre rapidement les poudres médicamenteuses qui, grâce à ce moyen, ne sont ni agrégées ni durcies par les excipients indispensables à la confection des masses pilulaires.

Au point de vue plus exclusivement pharmaceutique, je signalerai un autre avantage de mon procédé : c'est celui de réagir sur une pratique fâcheuse des malades qui s'administrent les médicaments les plus actifs sans tenir aucun compte de la dose à laquelle ils doivent être employés.

Le sous-nitrate de bismusth, le bicarbonate de soude, le soufre, le carbonate de fer, le sulfate de quinine, le bromure de potassium, etc., nous sont journellement demandés, par 30, 60 ou 100 grammes à la fois, par des clients qui, pour tout dosage, se contentent de puiser dans la boîte avec le bout d'un couteau.

Le procédé que j'ai introduit en se généralisant profitera au public et au pharmacien. Il évitera au premier les inconvénients et les accidents qui peuvent résulter de l'administration de doses irrégulières et irrationnelles, et il procurera au second l'occasion de faire rentrer dans le domaine pharmaceutique toute une série de médicaments que l'insouciance ou la parcimonie des malades tend à faire passer dans le commerce de la droguerie.

Plusieurs médecins et pharmaciens m'ont proposé des modifications à apporter à mon procédé.

Le Dr Léon Duchesne à la Société de médecine pratique (séance du 9 janvier 1873) m'a conseillé de colorer différemment les enveloppes suivant les préparations qu'elles pourraient contenir, et mon collègue Delpech pensait qu'il suffirait d'imprimer en couleur le nom du médicament au lieu de l'inscrire en relief par l'estampage.

Avec mon collaborateur M. Toiray nous avons fait dans ce sens des essais qui nous ont démontré que la chose était facile à exécuter. Mais il est à redouter que la coloration du pain azyme, bien que nous n'ayons employé que des couleurs végétales dans nos cachets, ne constitue pour le malade et pour le médecin une cause de défaveur, car on peut toujours supposer qu'ils sont colorés par des substances toxiques, minium, bleu de Prusse, vert arsenical, etc., etc.

Pour l'impresion des caractères en couleurs, outre cette même objection qu'on peut aussi faire dans une certaine mesure, il faut tenir compte de l'augmentation considérable du prix de revient.

M. Guyot Dannecy de Bordeaux et le Dr Landur m'ont demandé de donner à mes cachets une forme ovale, pensant que le malade pourrait alors ingurgiter facilement des quantités plus considérables de poudre. La forme ovale ne présente sous ce rapport aucun avantage sur la forme ronde parce que rien ne garantit qu'une fois mouillé et introduit dans la bouche, le cachet ne se présentera pas en travers à l'entrée du pharynx et dans ce cas ce serait un inconvénient au lieu d'être un avantage. — Du reste, pour procéder facilement au collage d'un cachet ovale, il y aurait une grande difficulté, car il faudrait renoncer au mouilleur ordinaire, qui a l'avantage de tourner sur les bords du cachet rond de façon à bien répartir l'humidité sur toute la surface. La nouvelle forme à donner aux accessoires de l'instrument et aux boîtes dans lesquelles on délivre ordinairement les cachets nécessiterait aussi des modifications peu pratiques et peu économiques.

Enfin j'ajouterai que, dès que le cachet est suffisamment humecté par son immersion dans l'eau, rien n'est plus facile, en le repliant sur les bords, que de lui donner une forme allongée si on le croit utile.

Après que j'eus fait connaître mon procédé et quand il se fut propagé, il se produisit plusieurs revendications de priorité relativement à cette petite innovation pharmaceutique.

Je n'ai pas besoin de dire que je n'ai jamais songé à m'approprier le mérite de l'idée première de l'administration des médicaments dans le pain azyme. — L'usage en remonte loin et, suivant toute vraisemblance, celui qui le premier y a songé, ne viendra pas réclamer la propriété de cette application qui, tout imparfaite qu'elle était avant 1872, n'en constituait pas moins un moyen relativement commode et utile pour faciliter l'ingurgitation de certaines drogues.

Je crois devoir néanmoins mentionner ici les essais et les tentatives faites à ce sujet et qui se sont révélées à la suite de ma communication à l'Académie de médecine et du rapport qui a été fait à ce propos.

Le Dr Mary Durand a publié un compte rendu de la séance

de l'Académie où a été lu ce rapport dans le numéro du 24 mai 1873 de son journal, *le Courrier médical*. Il dit à ce propos que depuis plus de trente ans on vend, sous le nom de *remède du curé de Pérols*, sous forme de pastilles, du sulfate de quinine placé entre deux hosties, *consacrées*, a ce qu'il a entendu dire. — Le médicament était placé au centre des deux hosties plates collées au moyen d'un pinceau.

Ce remède a probablement cessé d'exister, car malgré toutes mes démarches je n'ai pu arriver à me le procurer.

La même année le D⁻ Lartigue, ayant reçu des échantillons de mes cachets, vint me voir peu après la publication du rapport de l'Académie et me raconta qu'en 1869 ou 187C, il avait de son côté pensé à administrer le sulfate de quinine dans une espèce de capsule en pain azyme creuse au milieu et fermée par une rondelle plate collée au pinceau.

Il avait même fait confectionner à cette époque des *moules* en fonte concaves sur une face et convexes sur l'autre pour fabriquer ces capsules par la cuisson de la pâte ; mais le prix de revient trop élevé l'avait détourné de donner suite à la réalisation de son idée.

On peut encore mentionner, parmi les efforts tentés pour faciliter l'administration des médicaments dans le pain azyme, les hosties en forme de cuillers fabriquées par la maison A. Maurin par un procédé analogue à celui auquel M. Lartigue avait songé à recourir.

A la fin de 1873 le 29 novembre, c'est-à-dire sept mois après la lecture du rapport de M. Pidoux au nom de la commission nommée par l'Académie de médecine (commission composée de l'honorable rapporteur et de deux pharmaciens de Paris ses collègues, MM. Mialhe et Gobley, dont on ne saurait nier la compétence en semblable matière), M. Guilliermond de Lyon, sans élever du reste la moindre récrimination contre les

8

conclusions du savant rapporteur, écrivit à la Société de pharmacie de Paris pour l'informer qu'en 1853 il avait proposé d'administrer les pilules en les enfermant, après les avoir aplaties, dans deux petits disques de pain azyme de 20 millimètres de diamètre environ, au lieu de les argenter ou de les enrober dans du sucre ou dans de la gélatine.

Ce moyen lui avait paru avantageux, parce qu'il évitait à l'estomac un travail pénible pour dissoudre l'enveloppe sucrée ou argentée des pilules ordinaires ou des dragées.

Il conseillait à cette époque de substituer à la forme pilulaire cette nouvelle forme de médicament et il proposait le nom d'*enazyme* pour la caractériser.

Du reste, ainsi qu'il le dit dans sa lettre dont je possède la copie, « il n'a jamais cru devoir donner de l'importance à ce « mode d'administration des médicaments, ne le considérant « que comme une méthode élégante qui pourrait avoir son « utilité, seulement dans certains cas de prescription magis- « trale, mais qui ne pourrait jamais être généralisée. »

Le procédé de cet honorable confrère ne fut pas généralisé en effet, et j'ignore s'il fut même mis en pratique, car je ne sache pas que depuis 1853 il ait jamais été prescrit des pilules ou des prises, à Lyon pas plus qu'à Paris, sous la forme d'*enazyme*.

Dans sa lettre à la Société de pharmacie M. Guilliermond annonçait l'envoi d'une note qu'il avait publiée à ce sujet dans la *Gazette médicale de Lyon* depuis au moins vingt ans.

La note annoncée n'accompagnait pas la lettre et rien ne faisait connaître le numéro du journal dans lequel elle avait paru. C'est avec les plus grandes difficultés que j'ai pu parvenir à en avoir connaissance.

Vainement je me suis adressé à M. Guilliermond lui-même

puis à M. Frédéric Wurtz auquel il l'aurait, paraît-il, adressée en 1874, et je n'en aurais pas encore connaissance si je n'avais eu l'idée de compulser à la bibliothèque de l'École de médecine la collection de la *Gazette médicale de Lyon,* où je suis enfin arrivé à la trouver dans le n° 3 de la 5ᵉ année, 31 mars 1853, fᵒ 46.

C'est alors que je pus voir que les enazymes de M. Guilliermond n'avaient qu'un rapport fort éloigné avec mes cachets médicamenteux.

Il résulte même de cet article qu'à l'époque où M. Guilliermond proposait ce moyen demeuré pendant vingt ans à l'état de conception purement théorique, il croyait si peu à la possibilité d'administrer, dans le pain azyme sous cette forme, des poudres médicamenteuses à doses massives, comme 1 gramme de rhubarbe, 0ᵍʳ,50 de sulfate de quinine ou 2 grammes de sousnitrate de bismuth, qu'il conseillait de prendre ses *enazymes*, en les laissant ramollir dans la bouche avec la salive, jusqu'à ce qu'ils fussent suffisamment humectés pour être ingurgités facilement, ce qui est impraticable avec les doses de médicament qu'on a l'habitude d'introduire dans les cachets médicamenteux.

J'ajouterai du reste qu'au point de vue du procédé opératoire, c'est-à-dire de la préparation de l'enveloppe et de son collage, l'auteur n'est entré dans aucun détail qui ait jamais pu mettre les pharmaciens à même d'utiliser sa méthode.

Voilà en toute équité la part qui revient à mon confrère lyonnais dans cette question. Si comme idée première je me suis rencontré avec lui, avec M. le curé de Pérols et avec M. Lartigue, je crois en bonne justice qu'aucun d'eux ne peut prétendre avoir imaginé et décrit le moyen véritablement pratique qui a amené la vulgarisation des cachets médicamenteux.

L'insuccès de toutes les tentatives que je viens de mentionner, tentatives abandonnées aussitôt que conçues, tient à ce que personne n'avait su trouver un moyen simple et économique pour obtenir les enveloppes, et que personne n'avait songé à construire un appareil spécial permettant à tous les pharmaciens de confectionner les médicaments sous cette forme.

Si cette méthode s'est aussi généralement et aussi rapidement répandue, c'est grâce au procédé de fabrication par l'estampage que j'ai décrit dans mon brevet (1). C'est le seul jusqu'ici qui permette de fabriquer économiquement les enveloppes de pain azyme, de leur donner une forme convenable et de reproduire en même temps sur leurs faces le nom du médicament et sa dose, l'adresse du pharmacien, sa marque de fabrique et toutes sortes d'emblèmes, sans nécessiter l'emploi d'un moule.

(1) Ce brevet, pris en 1872, est également applicable à la fabrication des hosties, qui jusqu'à ce jour avaient été faites dans des moules creux gravés.

Voici la description du premier appareil que j'ai construit
pour permettre à tous les pharmaciens de faire entrer dans

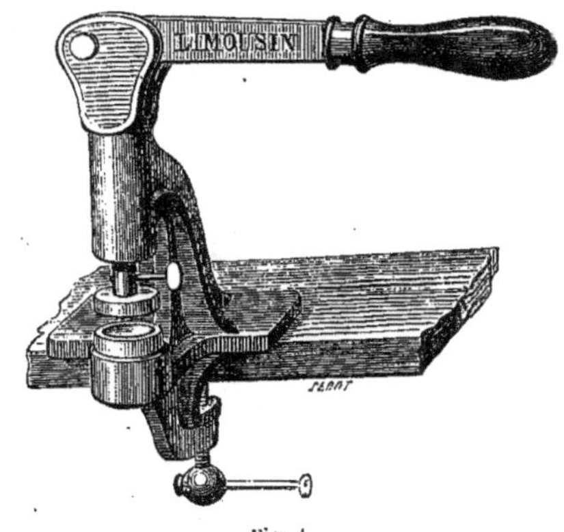

Fig. 1.

leur pratique usuelle la confection des cachets médicamenteux.

Il se compose :

1° (fig. 1) d'une presse à disques mobiles (fig. 5) permettant de souder des cachets de trois diamètres différents ;

2° (fig. 2) de trois planchettes garnies de rondelles con-

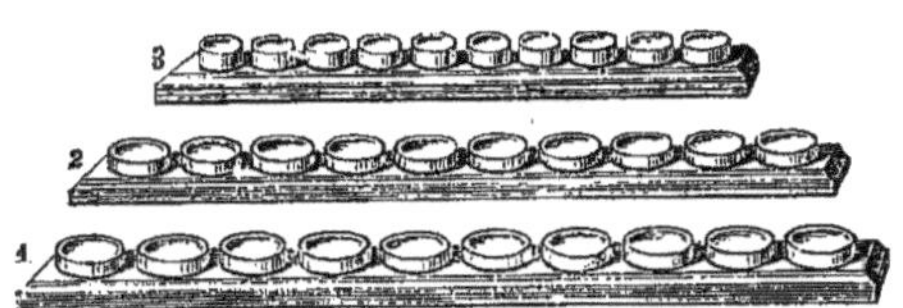

Fig. 2.

caves qui correspondent aux dimensions et à la forme des
divers cachets qu'on veut fabriquer ;

3° (fig. 3) de trois mouilleurs ou porte-mèches destinés à humecter les bords des cachets (fig. 4) ;

4° (fig. 6) d'une boîte renfermant une rondelle en feutre imbibée d'eau.

Voici comment on doit opérer :

1° Disposer les cachets vides sur les disques de la planchette ;

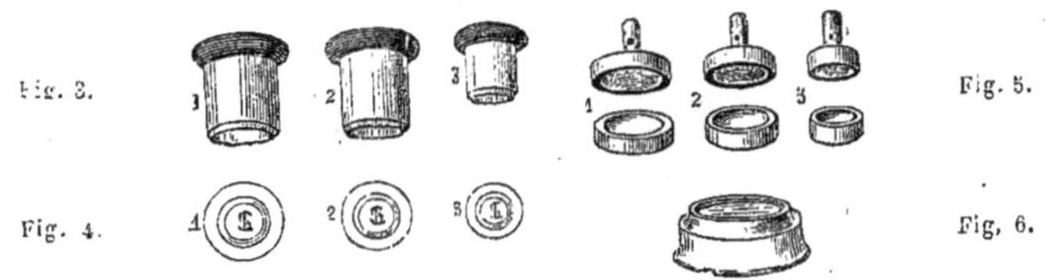

2° Doser la poudre en ayant soin de la placer au centre du pain azyme. Il y a avantage à faire usage d'une petite cuiller en bois ou d'une mesure graduée ;

3° Mouiller la mèche en la portant sur le morceau de feutre contenu dans la boîte ;

4° Passer doucement (en tournant) la mèche légèrement humectée sur les bords du cachet qui doit servir de couvercle (faire en sorte que l'humidité ne traverse pas le pain azyme et que la surface intérieure seule soit mouillée). On obtiendra facilement ce résultat en disposant le cachet dans le creux de la main et en le maintenant fixé entre l'index et le petit doigt;

5° Mettre le cachet ainsi préparé sur celui qui contient la poudre en le fixant par une légère pression des doigts, puis porter le tout sous les disques de la presse, que l'on rapprochera de façon à coller et à souder les bords très-hermétiquement.

Cet outillage permet d'utiliser les cachets des trois diamètres n°s 1, 2, 3 (fig. 4), puisque les disques mobiles, les planchettes et les mouilleurs sont disposés par séries correspondant à ces trois grandeurs.

Cet appareil étant volumineux et d'un prix de revient relativement élevé, j'en ai fait établir un second plus petit qui fonctionne exactement d'après le même système et qui a l'avantage d'être moins encombrant et d'un prix beaucoup plus bas que le précédent.

Son fonctionnement étant le même, je me borne à reproduire le dessin qui le représente (fig. 7).

Cet instrument présente cependant sur le premier un per

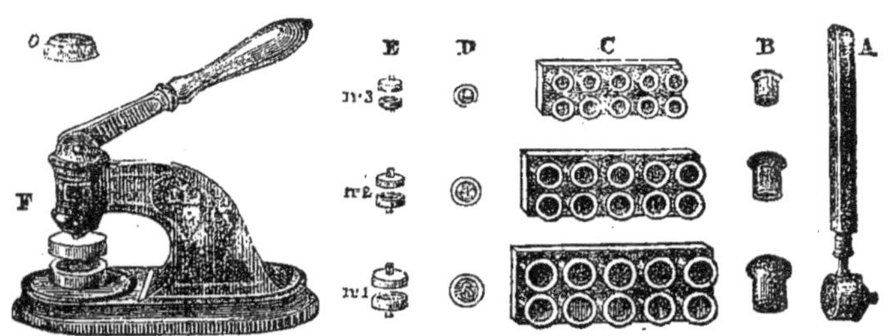

Fig. 7.

fectionnement qui consiste dans la disposition particulière des disques mobiles.

Le disque supérieur était fixé au grand appareil au moyen d'une goupille qui s'introduisait dans une cavité réservée dans la queue de ce disque et correspondant à un trou percé dans la tige de la presse, tandis que le second disque, percé de deux trous en dessous, était maintenu par des pointes saillantes fixées sur la platine de l'instrument et correspondant exactement à ces deux cavités.

J'ai simplifié ce système en transformant la queue perforée du disque supérieur en une vis s'adaptant exactement dans la tige qui fait mouvoir le levier. Le disque inférieur porte également une queue (fig. 7, lettre E) qui entre à frottement doux dans un trou disposé sur la platine.

Grâce à cette modification, la substitution des disques des

diverses dimensions s'opère avec la plus grande rapidité.

Au début, en cherchant un moyen économique et commode pour fermer les cachets, j'avais disposé un petit appareil tout en bois et constitué par un simple cachet dont le rebord en saillie correspondait exactement au rebord du godet de la planchette sur laquelle le cachet se trouvait disposé.

Tout le reste de l'appareil, mouilleur garni de mèche, godet avec feutre, était disposé comme dans l'appareil que j'ai décrit plus haut.

Le fonctionnement était le même, mais, outre que la pression ne pouvait s'exercer ni aussi forte ni aussi régulière qu'avec la presse, il arrivait souvent que les deux parties correspondantes du cachet et du godet ne se rencontraient pas exactement et donnaient un résultat défectueux.

Pour obvier à cet inconvénient, je fis disposer le cachet avec un rebord circulaire en saillie qui emboîtait exactement le godet et le cachet ; mais ce petit perfectionnement ne donnait pas encore un produit parfait.

C'est alors que, de concert avec M. G. Toiray, nous avons imaginé un instrument économique qui permet à l'opérateur le plus inexpérimenté de faire des cachets avec la plus grande facilité et que nous avons désigné sous le nom de cacheteur Limousin.

Cet appareil est représenté dans son ensemble par le dessin ci-dessous (fig. 8).

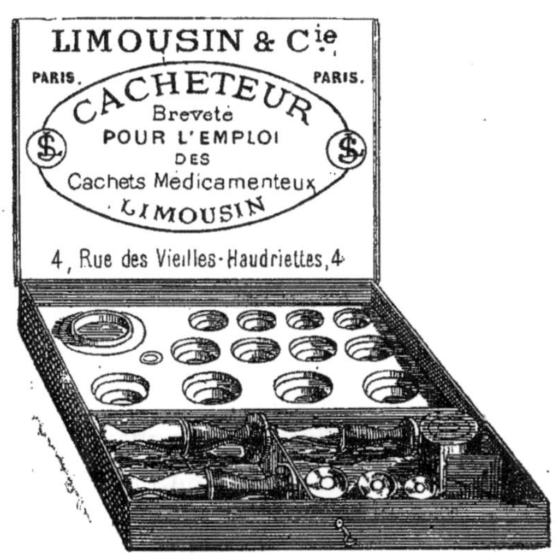

Fig. 8.

Il se compose :

1° D'une planchette (fig. 1) portant un certain nombre de cavités circulaires percées dans leur centre d'un trou également-

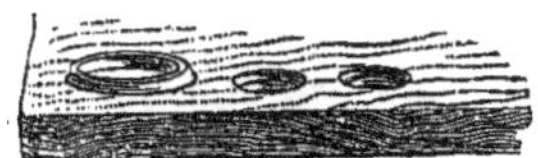

Fig. 1.

ment circulaire, de façon à ce que ces cavités présentent à leur pourtour des portées plates destinées à servir d'assise ou de point d'appui aux rebords des enveloppes de pain azyme ;

2° D'un système de deux cachets accolés (fig. 2) dont l'un en bois noir ou en palissandre est destiné à mouiller les enve-

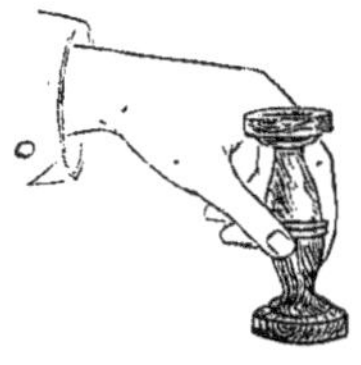

Fig. 2.

loppes, tandis que l'autre en bois blanc ou en buis sert à coller les enveloppes par pression ;

3° D'un petit entonnoir en étain (fig. 3) qui présente à sa

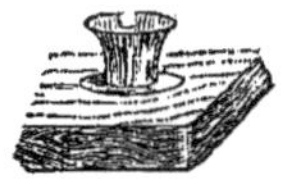

Fig. 3.

base un rebord circulaire intérieur de même largeur que la portée sur laquelle s'appuie la calotte destinée à recevoir la poudre. Grâce à cette disposition, le médicament se trouve forcément disposé au centre du cachet sans pouvoir s'éparpiller sur ses bords;

4° D'un récipient en porcelaine encastré dans la planchette et représenté à gauche dans la figure. 1. Ce godet présente un rebord intérieur faisant saillie pour retenir un disque en feutre ou en drap qu'on imbibe d'eau.

Pour faire fonctionner l'instrument, voici comment on procède :

1° Après avoir disposé le cachet vide sur la portée d'une des cavités de la planchette, on verse la poudre au moyen de l'entonnoir (fig. 4).

On peut, à l'aide d'un petit cylindre en bois un peu concave à son extrémité, tasser légèrement la poudre dans l'entonnoir.

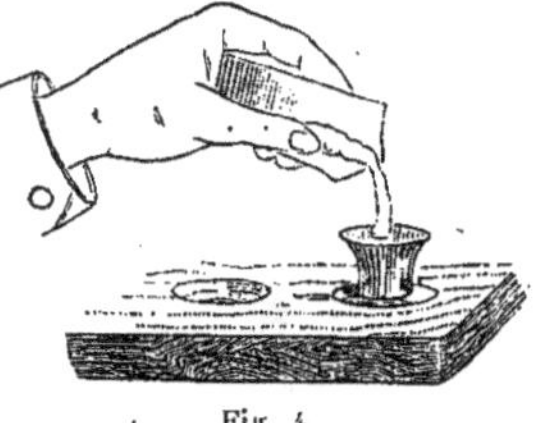

Fig. 4.

2° On porte le cachet en palissandre, qui fait office de mouilleur, sur·le feutre imbibé d'eau (fig. 5) et, quand il est convenablement humecté, on mouille les bords de la calotte qui doit servir de couvercle en la maintenant avec l'une des mains

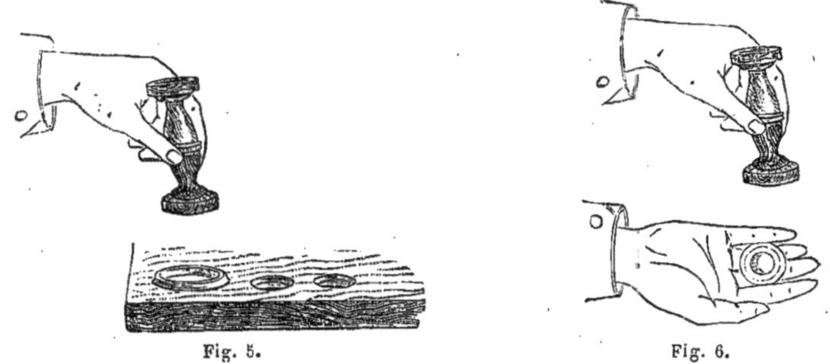

Fig. 5.   Fig. 6.

tandis qu'avec l'autre on fait tourner legèrement l'instrument à la surface (fig. 6);

Faire en sorte qu'il n'y ait point excès d'humidité pour obtenir un cachet avec les bords bien dressés.

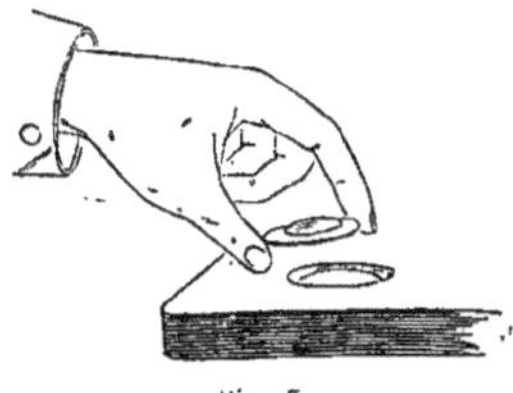

Fig. 7.

3° On dépose cette calotte humectée dans la cavité de la planchette sur celle qui contient la poudre (fig. 7).

4° On applique alors le cachet en buis dans cette cavité et il suffit d'exercer une certaine pression en le faisant tourner

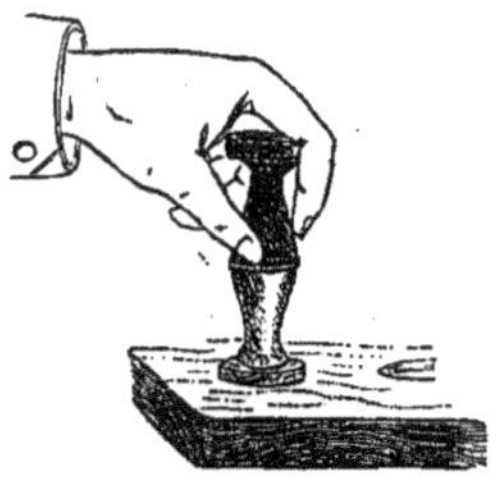

Fig. 8.

légèrement pour souder immédiatement les deux enveloppes (fig. 8).

5° Enfin on introduit l'index dans la partie perforée de la planchette pour faire sortir le cachet terminé (fig. 9).

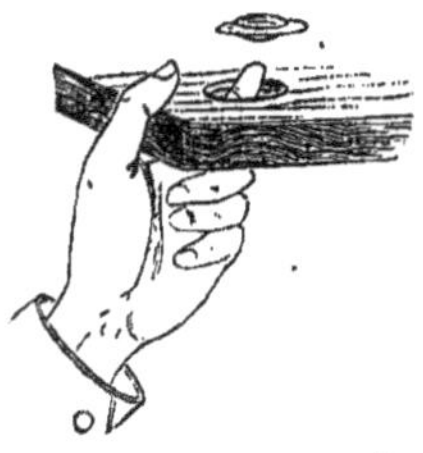

Fig. 9.

Les principaux avantages de cet instrument sont la simplicité, l'économie considérable de prix et la rapidité dans la manipulation.

La perforation complète de la planchette permet de faire sortir facilement avec le doigt les capsules qui pourraient y adhérer par suite d'un excès d'humidité, et la disposition des portées mathématiquement de la même dimension que les calottes permet leur juxtaposition rigoureuse sans que l'une déborde sur l'autre.

L'opérateur le plus inexpérimenté fait en même temps, sans

déplacement ni transport, le dosage et le collage et il obtient ainsi forcément des cachets régulièrement soudés.

Je ne prétends pas cependant proposer cet appareil pour remplacer la presse d'une façon complète.

Ce dernier instrument sera toujours indispensable aux pharmaciens qui préparent des cachets par grandes quantités.

Toutefois le cacheteur que je viens de décrire rendra sans aucun doute des services à ceux qui désirent utiliser cette méthode et auxquels on peut de temps à autre demander des médicaments sous forme de cachets.

Par la modicité de son prix il contribuera certainement à vulgariser davantage encore ce mode d'administration des poudres médicamenteuses.

Je ne passerai pas en revue les nombreux appareils qui ont été fabriqués, principalement à l'étranger, pour la confection des cachets médicamenteux, depuis 1872.

Presque tous sont la reproduction plus ou moins complète, avec quelques modifications, de ceux que j'ai imaginés dès le début, je me contenterai donc d'en mentionner quelques-uns.

En Amérique MM. Neidlinger Bross de New-York, aussitôt après que M. Zwick de Covington y eut introduit l'usage de mes cachets, a construit, malgré les garanties de mon brevet, un appareil différant du mien simplement par la disposition de la presse. Cette dernière, au lieu de fonctionner avec un bras de levier, exerce sa pression au moyen d'une tige verticale maintenue

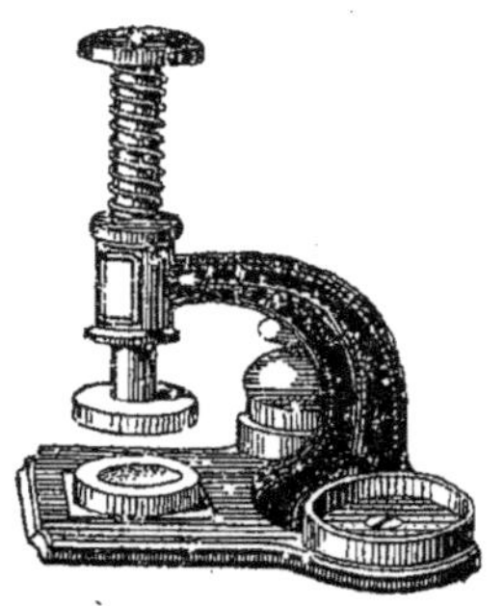

Fig. 9.

par un ressort à boudin, comme on le voit par la figure ci-dessus (fig. 9).

Il a aussi proposé un autre instrument qui n'est également que l'imitation de l'appareil simplifié avec le cacheteur que j'ai décrit plus haut. Il le désigne sous le nom un peu prétentieux de *multum in parvo*.

Le dessin suffit pour montrer qu'il n'est ni gracieux ni d'un fonctionnement commode (fig. 10.).

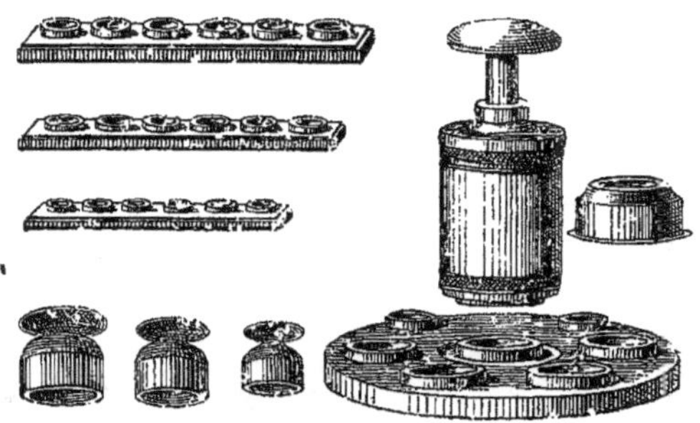

Fig. 10.

M. E. M. Boring a proposé, pour souder les cachets, de les disposer sur un instrument composé de deux plaques en bois réunies par une charnière et fonctionnant comme une tabatière. Ces deux plaques portent des cavités qui correspondent à la forme et à la dimension des enveloppes. Quand on a disposé sur l'une d'elles les cachets remplis de poudre et recouverts par l'enveloppe humectée, il suffit de fermer la plaque qui

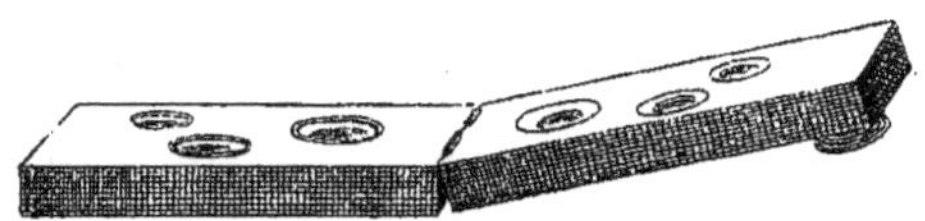

Fig. 11.

fait couvercle pour souder le cachet par une légère pression (fig. 11).

Ce système avec des modifications insignifiantes a été proposé par divers autres pharmaciens en France et à l'étranger, mais il est défectueux parce que les charnières ne peuvent fonctionner longtemps sans se détériorer, ce qui empêche la juxtaposition rigoureuse des deux pièces de l'appareil, condition indispensable pour obtenir un cachet bien soudé.

M. Studer, de Berne, a proposé en 1875 un instrument ayant

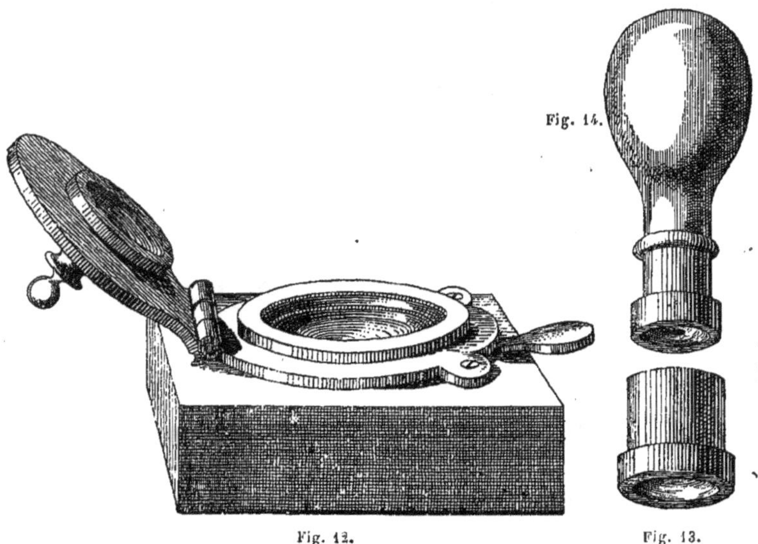

une certaine analogie avec le précédent. Il le désigne sous le nom de *presse bernoise* (fig. 12).

C'est, comme on le voit, une sorte de tabatière dans laquelle on introduit l'enveloppe destinée à recevoir le médicament.

A l'aide d'une espèce d'entonnoir (fig. 13), on verse la poudre sur le cachet et on la tasse légèrement avec la pièce figurée au-dessus (fig. 14).

Le mouillage s'effectue avec un pinceau qu'on promène sur les bords de l'enveloppe qui doit couvrir la poudre, et on détermine l'adhérence en fermant brusquement le couvercle de la boîte.

La pédale figurée en avant sert à faire sortir le cachet quand il est terminé.

Cet appareil est disposé de telle sorte qu'on peut à volonté visser sur le couvercle des disques plus ou moins larges, suivant qu'on désire préparer des petits cachets ou des grands.

M. Franz Lang, de Perchtoldsdorf près de Vienne, en Autriche, a proposé de cacheter par pression les deux envelopes disposées sur les disques des planchettes au moyen d'un petit instrument qui forme cachet à la partie supérieure et qui porte à sa partie inférieure la mèche qui sert à humecter le bord de la capsule qui doit recouvrir le médicament (fig. 15).

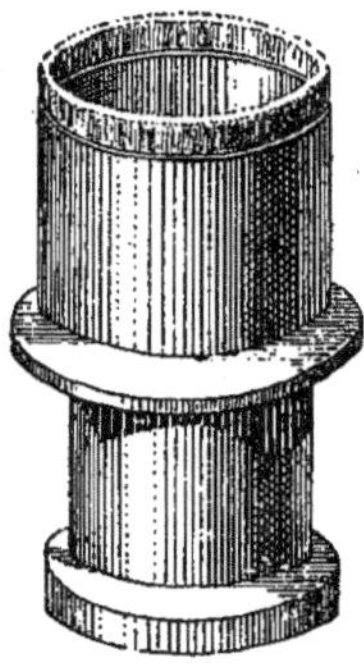

Fig. 15.

M. Sevcik, de Prague, a imaginé une disposition à peu près analogue. La partie de l'instrument qui porte la mèche est mobile et, suivant qu'on fait mouvoir cette dernière dans des

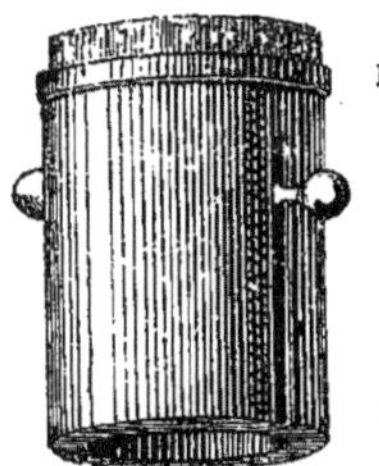

Fig. 16.

rainures pratiquées de chaque côté du cylindre extérieur, elle rentre ou sort à volonté (fig. 16).

Suivant l'auteur, la cavité intérieure du tube peut servir d'entonnoir pour verser la poudre sur le cachet, mais on comprend qu'il est à peu près impossible de l'introduire par cet orifice, sans en répandre sur la mèche même quand elle est rentrée dans l'instrument.

En terminant, je mentionnerai encore l'appareil proposé par M. Digne. Il ne m'appartient pas d'aprécier ici ses avantages et ses inconvénients, non plus que la prétention de celui qui l'exploite à assimiler les cachets médicamenteux aux *enazymes* de M. Guilliermond dont j'ai parlé plus haut. Cette dernière question, devant être soumise à l'appréciation des tribunaux, on comprend toute la réserve qui m'est imposée à ce sujet.

Sous le rapport de l'*imitation* de mon procédé et de mes appareils, je dois aussi une mention toute spéciale à M. Sauter, pharmacien suisse, qui a su mettre à profit les confidences faites par moi à un ancien camarade des hôpitaux auquel j'étais allé rendre visite à Genève à mon retour de l'Exposition de Vienne.

La législation interdisant la prise des brevets dans la Confédération suisse, ma petite invention y a eu le sort commun de tout ce qu'on cherche à introduire dans ce pays.

M. Sauter ne s'est pas contenté d'adopter mon procédé de fabrication et la disposition de mes appareils, il s'est approprié le tout, jusqu'à l'appellation spéciale de *cachets médicamenteux*, que j'avais donnée à mon produit et qui était déposée en France conformément à la loi.

J'ai imaginé ce petit instrument spécialement pour préparer les cachets médicamenteux afin d'éviter l'éparpillement de la poudre sur leurs bords, mais il peut être utilisé avantageusement pour procéder à la division des prises ordinaires dans du papier, surtout quand on les veut faire en grand nombre et qu'on désire obtenir rapidement un dosage uniforme et régulier.

Depuis longtemps les pharmaciens se servent, pour opérer promptement et uniformément le dosage des poudres médicamenteuses simples ou composées, de petites cuillers en buis dont ils déterminent la contenance en diminuant les bords à la lime ou au couteau, jusqu'à ce que la capacité ait atteint la limite exacte et suffisante pour loger la quantité de poudre à mettre dans les paquets.

Outre la perte de temps que cette opération nécessite, il existe plusieurs causes qui empêchent de généraliser ce procédé de dosage. Il faut d'abord avoir autant de mesures que de doses diverses et même que de médicaments différents ; en outre, la capacité déterminée pour une poudre très-fine ne concorde plus pour le poids, quand on veut l'appliquer à la même substance pulvérisée plus grossièrement.

C'est pour obvier à tous ces inconvénients que j'ai imaginé

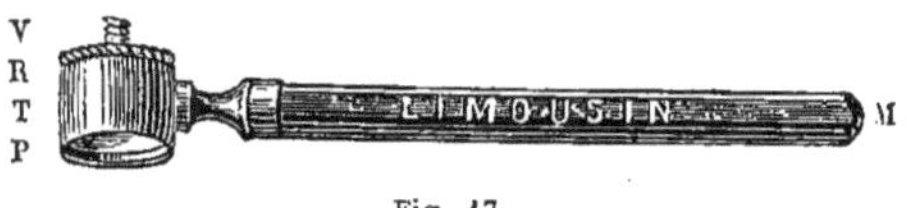

Fig. 17.

et fait construire le petit instrument figuré ci-dessus (fig. 17).

Il se compose d'un tube métallique T, fermé à sa partie supérieure et soutenu par un manche **M**, qui permet de le faire manœuvrer facilement et qui lui donne à peu près la physionomie d'une petite cuiller. Au moyen d'une vis **V**, mise en mouvement par une rondelle **R** fixée à la partie supérieure et extérieure de l'instrument, on peut élever ou abaisser à volonté la petite plaque concave **P**, qui forme le fond de la cuiller et qui est maintenue par un ressort à boudin logé dans l'intérieur du tube **T**.

Grâce à ce mécanisme, suivant qu'on tourne la rondelle **R** dans un sens ou dans l'autre, on fait varier à volonté la capacité intérieure de la mesure.

Cet instrument peut rendre des services pour le dosage d'un grand nombre de poudres ; je dois cependant faire remarquer qu'il ne doit pas être utilisé pour les sels légers et non-pulvérisés comme le sulfate de quinine par exemple, car, suivant qu'on opère un tassement plus ou moins considérable de ces substances, la quantité peut varier, dans des proportions telles qu'on ne saurait obtenir un dosage rigoureux.

J'ai eu l'occasion de constater qu'on pouvait tirer de mon procédé un parti avantageux pour l'administration des substances huileuses épaisses et particulièrement de l'huile de ricin. En effet, cette dernière, renfermée dans ces enveloppes, s'y conserve parfaitement pendant un certain temps, et par ce moyen on peut la faire absorber sans qu'elle laisse de trace de son passage dans la bouche.

Pour introduire l'huile dans les cachets, rien n'est plus facile. On peut souder préalablement les deux enveloppes en réservant sur la circonférence une partie libre entre les deux feuilles. Au moyen d'une pipette munie d'une poire en caoutchouc, on injecte l'huile dans l'intérieur de la capsule en introduisant le tube terminé en pointe dans l'espace vide réservé à cet effet. — Il suffit ensuite d'humecter l'orifice et de réunir les deux feuilles par la pression.

Plus simplement encore, on peut verser l'huile sur une des enveloppes, mouiller celle qui doit servir de couvercle et les coller rapidement ensemble à la presse comme dans la fabrication des cachets qui renferment des substances pulvérulentes. La grande viscosité de l'huile l'empêche de s'étaler et lui permet de rester au centre de la capsule sans atteindre les bords.

On peut par ce moyen administrer en un seul cachet de 3 à 4 *grammes* d'huile de ricin.

Par suite de la pénétration assez rapide de l'huile dans la substance de pain azyme, le cachet se durcit et présente une plus grande résistance à l'imbibition quand on veut le ramollir ; aussi, avant de l'administrer, est-il nécessaire de le laisser en contact avec l'eau plus longtemps que les cachets qui renferment des poudres ou des sels.

J'ai essayé également d'appliquer ce procédé à l'administration de l'huile de foie de morue, mais malheureusement la fluidité excessive de cette dernière fait qu'elle suinte rapidement au travers du pain azyme auquel elle communique son odeur nauséeuse et repoussante. Une légère couche de collodion étalée à la surface intérieure du cachet s'oppose bien à pénétration trop rapide de l'huile, mais elle a l'inconvénient de retarder le ramollissement du cachet plongé dans l'eau et de nécessiter, pour souder les deux enveloppes, l'emploi d'une substance agglutinative spéciale.

En résumé, ce procédé est appelé, je crois, à rendre des services pour l'administration des huiles, mais à la condition de ne l'appliquer qu'aux substances épaisses et visqueuses comme l'huile de ricin, le baume de copahu, etc.

Encore sera-t-il bon de le réserver pour l'administration extemporanée de ces substances quand elles seront prescrites par le médecin, et de ne jamais les avoir préparées à l'avance, car, par suite de leur diffusion dans l'enveloppe, elles ne tarderaient pas à rancir.

Sans vouloir faire ici l'historique complet et la description de tous les moyens proposés ou mis en pratique pour faciliter l'ingestion des médicaments d'une saveur désagréable, je crois devoir dire ici quelques mots relativement aux perles ou capsules gélatineuses et à certains procédés usités en Allemagne, en Suède et en Italie et peu connus en France.

Médicaments comprimés.

C'est le professeur S. Rosenthal, d'Erlangen en Bavière, qui a proposé il y a quelques années de préparer par ce procédé particulier les poudres qui se prescrivent à doses massives, c'est-à-dire par un ou deux grammes à la fois.

Ces médicaments se présentent sous la forme d'une espèce de pastille ayant l'apparence d'une lentille biconvexe de 15 millimètres de diamètre.

Il les prépare au moyen d'un instrument particulier qu'il a imaginé, et qui consiste en une sorte de presse à balancier dont la tige se meut dans une cavité cylindrique disposée de façon à recevoir des séries de petits moules en fer représentant la forme qu'on veut donner à la pastille.

Le moule du bas et celui qui termine la série par en haut pour recevoir la pression de la tige de l'instrument, sont plats sur une des faces et concaves seulement sur l'autre, tandis que tous les moules intermédiaires sont creusés sur les deux côtés.

Pour faire manœuvrer l'instrument, on dispose la poudre, légèrement humectée et toute dosée, entre chaque moule qu'on introduit successivement dans la cavité cylindrique réservée au milieu de la presse.

Quand la série est complète, c'est-à-dire quand la dernière dose a atteint le haut du récipient, on recouvre avec le moule dont la partie supérieure est plate et on fait fonctionner le balancier de façon à comprimer graduellement· tout le système.

La poudre se tasse alors entre chaque moule dont elle prend la forme. Quand l'opération est terminée, on sort l'ensemble des moules et des pastilles par un orifice réservé dans la pièce qui glisse à frottement sur la platine de la presse qui est elle-même perforée dans son centre.

On détache alors les pastilles, puis, après les avoir fait sécher légèrement, on les enduit d'un vernis de baume de Tolu ou d'une couche de gélatine pour les empêcher d'absorber l'humidité et de se déformer.

Je me suis procuré depuis longtemps un des appareils du professeur Rosenthal et, après avoir préparé des médicaments comprimés par son procédé, j'ai pu constater promptement que cette forme médicamenteuse, qui peut avoir quelques avantages sur les pastilles fabriquées à l'aide d'un mucilage, est très-inférieure au capsulage dans le pain azyme ou dans la gélatine.

Par suite de la compression considérable de la poudre humectée et de la résistance de l'enveloppe résineuse ou gélatineuse, le médicament introduit dans l'eau ou dans l'estomac ne se désagrége pas beaucoup plus rapidement que lorsqu'il est en pilule, et il a en outre l'inconvénient de se présenter sous une forme dure et volumineuse, qui constitue un sérieux obstacle à son introduction facile dans le pharynx.

La préparation des médicaments comprimés est du reste

presque aussi compliquée et aussi longue sinon plus que celle des tablettes ou pastilles préparées par le procédé habituel.

Je dois dire du reste que ce procédé ne me paraît pas présenter d'avantages sur celui qui est employé par la maison Frère-Torchon pour la préparation des pastilles de charbon de Belloc sans mucilage.

Les médicaments comprimés se préparent aussi en Amérique, mais j'ignore si c'est par un procédé analogue à celui du professeur Rosenthal.

Sachets gélatineux.

Ce procédé a été imaginé et proposé vers 1874 par M. E. Dieterich de Dresde.

Les pharmaciens allemands ayant l'habitude de délivrer les doses de poudre ou les prises dans de petits sacs tout confectionnés, en papier ordinaire, ou paraffiné quand ils doivent renfermer une substance hygrométrique, M. Dieterich a eu l'idée en 1874 de fabriquer ces enveloppes avec des feuilles de gélatine assouplie par l'addition d'une certaine quantité de glycérine.

Pour la préparation, il suffit d'introduire le médicament dans cette espèce d'étui aplati et de le fermer en rentrant l'une des extrémités dans l'autre comme on le fait pour préparer une prise dans du papier ordinaire. Pour l'administrer, on plonge le paquet dans de l'eau et, quand il est suffisamment ramolli, on avale contenant et contenu.

Ces petits sacs que l'inventeur désigne sous le nom de *capsulæ catapotæ plicatiles* ou *geniesbare falzcapseln* (enveloppes qu'on peut manger), ont l'inconvénient de se briser quand ils sont en gélatine trop sèche et trop mince, ou de se fendre longitudinalement à l'endroit de la soudure quand la gélatine est assouplie par l'addition de la glycérine.

Tous les échantillons que j'ai eus entre les mains avaient l'un ou l'autre de ces inconvénients.

La forme rectangulaire de ces petits sacs constitue un obstacle à leur passage facile dans le gosier. En outre, la masse de substance gélatineuse qu'il faut ingurgiter avec chaque prise est un nouvel inconvénient qui nuit à l'adoption de ce procédé.

La préparation du médicament par ce moyen est du reste assez longue, car il faut ouvrir le sac, le plier, introduire le médicament et enfin le fermer définitivement comme on le fait pour les paquets en papier.

Perles et capsules.

Il serait injuste de ne pas dire ici quelques mots d'une invention qui rend de si grands services aux malades pour l'absorption des médicaments sous forme liquide, c'est-à-dire des perles ou capsules gélatineuses.

Bien des personnes, ignorant l'origine réelle de cette invention, s'imaginent que c'est le Dr Clertan qui en a eu l'idée.

A ce propos je crois qu'il n'est pas sans intérêt de reproduire ici la lettre que M. Thévenot, de Dijon, a bien voulu m'écrire et qui établit d'une façon très-claire et très-impartiale la part qui revient à M. Viel et à lui-même dans une des plus ingénieuses inventions de la pharmacie française (1).

Voici cette lettre :

Monsieur LIMOUSIN, à Paris,

« Je vous sais beaucoup de gré de ne pas avoir accepté sans examen l'opinion qui donne au docteur Clertan le léger mérite de l'invention des capsules dites *perles*, et puisque vous m'y

____

(1) Voir *Répertoire de pharmacie*, 1873, t. I. Nouvelle série, page 167.

invitez aussi gracieusement, c'est avec plaisir que je vais rétablir les choses sous leur véritable jour.....

« Voici donc en quelques mots l'historique de cette petite question :

« M. Viel, de Tours, a eu le premier l'idée, je le lui accorde, de capsuler par pression les médicaments que M. Mothes fabriquait au trempé ; mais peu de temps après M. Viel, et sans que je connusse ses procédés ni même ses produits, j'imaginai un instrument que je nommai *capsulier*, qui, quoique basé sur le même principe que celui de M. Viel, en différait essentiellement par la forme, la construction et surtout le rendement. Depuis, M. Viel a modifié sa manière en s'étayant de nos communs efforts, mais pas assez pour que sa fabrication puisse lutter avantageusement.

« Voici maintenant ce qui concerne mes rapports avec M. Clertan :

« C'est à Dijon, au début de mon établissement, que je fis mes premiers essais. N'ayant ni les fonds ni le temps nécessaires pour les démarches à suivre en dehors de ma pharmacie, je proposai à un parent de mon prédécesseur, M. le docteur Lavalle, une association qu'il accepta ; c'est donc conjointement avec ce dernier que je pris un brevet et que je présentai les produits obtenus à l'Académie de médecine, qui adopta le procédé en 1848. Mais bientôt la maison Mothes, toute-puissante alors, et qui avait acquis, entre autres brevets, celui de Viel, nous intenta un procès qui nous obligea à chercher un bailleur de fonds. Ce fut M. Clertan qui accepta ce rôle, et devint de cette façon simple commanditaire, sans aucun contrôle sur la fabrication. Mais le procès, se corsant de plus en plus, m'obligea à liciter les brevets avec mes associés, et MM. Lavalle et Clertan en devinrent adjudicataires.

« C'est alors que ces deux messieurs continuèrent le travail à leurs risques et périls, et finirent par s'associer à la maison Frère pour les capsules éthérées, que l'on nomma alors *perles*.

« Ayant été assez fortement lésé dans cette malencontreuse affaire, j'attendis que les brevets fussent tombés dans le domaine public pour reprendre la fabrication, y apporter toutes les améliorations que ma qualité d'inventeur me permettait de concevoir, et finalement j'arrivai au résultat que je possède aujourd'hui.

« Il me reste encore à faire, sans doute mais j'espère prouver à l'Exposition de Vienne toute la souplesse du procédé et la perfection à laquelle on peut atteindre tant sous le rapport de la qualité que sous celui du bon marché.

« En résumé donc, si la priorité des capsules par pression peut être attribuée à M. Viel, dont l'instrument avait entre autres défauts ceux d'être vertical, de porter en lui-même la pression et d'avoir été conçu primitivement en vue d'un moulage, la fabrication, telle qu'elle existe aujourd'hui, la forme perlée des produits, le captage de l'éther et des poudres notamment sont de mon initiative. M. Clertan, simple commanditaire, n'est venu que lorsque tout existait déjà ; pourtant ce qu'on peut attribuer certainement à MM. Lavalle, Clertan et Frère, c'est l'idée de l'application à la capsule du mot *perle*, qui, de l'aveu de tous, était une trouvaille au point de vue commercial.

« Voilà, cher confrère, l'exacte vérité.

« Agréez, etc.

« C. THÉVENOT. »

Pour traiter complétement la question intéressante des progrès successifs réalisés par les pharmaciens pour faciliter l'administration des médicaments ou en assurer la conservation, il faudrait établir la part considérable qui revient à un grand nombre de distingués confrères, MM. Mothes, Blancard, Lehuby, Garnier, Gille, etc.

En ce moment, traiter à fond ce sujet me forcerait à sortir du cadre restreint que je me suis imposé; je réserverai donc pour l'avenir le soin de combler cette lacune.

Je crois cependant devoir terminer ce chapitre par la reproduction de la note suivante, lue à la Société de thérapeutique en 1874, relativement au procédé suédois.

Gélatine médicinale ou procédé suédois (1).

J'avais depuis longtemps l'intention d'entretenir la Société de thérapeutique de ce mode particulier d'administrer les médicaments et, jusqu'ici, j'ai ajourné ma communication pour étudier à loisir et pour examiner d'une façon complète les médicaments qui peuvent se prêter à cette manipulation.

La communication que le Dr Constantin Paul nous a faite dernièrement me détermine à faire connaître immédiatement les résultats que j'ai déjà obtenus, d'autant plus que j'ai pris l'engagement de vous les soumettre à cette séance.

Je crois la chose d'autant plus opportune, que ce procédé, dont le mérite revient au Dr Almen, professeur de chimie à l'université d'Upsal, paraît revendiqué, comme une invention originale, par MM. Moore et Savory, en Angleterre, après l'avoir été déjà, en 1873, par M. Pietro de Cïan, pharmacien en chef de l'hôpital général de Venise.

Les gouttes perlées de M. Sermant, de Marseille, dont M. Mialhe vous a entretenus à la dernière séance, et qu'il a présentées à l'Académie de médecine en 1873, se rapprochent également de ce procédé, mais avec une certaine originalité dans le mode de fabrication et dans la physionomie du produit. Ces gouttes perlées constituent un perfectionnement et

(1) Note lue à la Société de thérapeutique à la séance du 10 mars.

ont des avantages incontestables sur les granules, mais elles ont l'inconvénient d'être moins faciles à préparer que la gélatine médicinale, et la disposition de l'appareil ne permet pas d'y introduire des médicaments insolubles.

Pour résumer l'historique de la petite innovation pharmaceutique dont je vous entretiens, permettez-moi de vous citer les lignes suivantes, extraites d'une lettre sur l'Exposition de Vienne que j'adressais, avec mon collègue Delpech, à M. Lebaigue, rédacteur en chef du *Répertoire de pharmacie* (numéro de septembre 1873) :

« Dans la section italienne, une seule chose nous a paru intéressante, c'est la *gelatine medicinali titolate de M. Pietro de Cian di Venezia.*

« Ce pharmacien vénitien a eu l'ingénieuse idée de spécialiser le procédé suédois, et ses préparations nous ont paru bien faites et bien présentées. Ce procédé dit *suédois*, parce qu'il a été décrit par le professeur de pharmacologie de l'université d'Upsal en 1870, consiste simplement à dissoudre ou à suspendre les substances médicamenteuses dans de la gélatine. Cette gélatine est étalée en couche mince sur un moule en fer étamé, dont la surface est divisée en petits carrés correspondant à la dose qu'on veut obtenir. La feuille séchée et enlevée du moule conserve l'empreinte des divisions, et on peut alors facilement détacher les petits carrés avec des ciseaux. Suivant l'indication du médecin, le malade en place un, deux ou trois dans une cuiller avec un peu d'eau et les avale dès qu'ils sont ramollis.

« Les sels d'arsenic, de morphine, en un mot, tous les médicaments qui se prescrivent à petites doses, sont facilement préparés et administrés par ce procédé.

« M. Pietro de Cian a réuni dans un petit portefeuille tous les médicaments qu'il prépare ainsi. Chaque feuille de gélatine, qui contient cinquante ou soixante divisions, est renfermée dans une enveloppe sur laquelle sont imprimés le nom, la dose et le mode d'emploi du médicament.

« Les pharmaciens autrichiens paraissent peu goûter cette innovation, par la même raison que les médecins l'apprécient beaucoup. En effet, le médecin, muni de son petit portefeuille, emporte sur lui toute une série de médicaments énergiques tout dosés, et peut les administrer directement au malade, comme cela se pratique chez les homœopathes.

« Disons, toutefois, que le mérite complet de cette petite invention ne revient ni à la Suède ni à l'Italie. Depuis au moins une dizaine d'années, Réveil et Leperdriel préparaient des collyres secs avec l'atropine ou la morphine emprisonnée dans des rondelles de gélatine, et MM. Vée et Duquesnel ont toujours recouru à ce moyen pour doser et administrer l'ésérine ou calabarine. »

Après la lecture de ce passage, j'ai peu de chose à ajouter pour faire connaître en quoi consiste ce procédé.

En 1871, j'entretenais la Société de pharmacie de l'invention du professeur Almen, et M. Grassi fit cette objection que rien ne garantissait la répartition égale de la gélatine dans les petits carrés, et que dès lors le dosage était loin d'être rigoureux.

Pour répondre à cette objection, j'étudiai les moyens pratiques d'arriver à une répartition uniforme de la gélatine sur toute la surface du moule, et voici la description du petit appareil qui m'a permis d'arriver à ce résultat.

Je fais usage d'un moule en cuivre argenté divisé en soixante petits carrés de 10 millimètres de côté (fig. 18). Les divisions sont figurées en creux dans la plaque de métal et reproduites en saillie par une contre-partie qui figure le couvercle du moule. La gélatine amenée à l'état liquide à la température du bain-marie est versée sur la plaque inférieure légèrement chauffée; puis on applique la contre-partie, en ayant soin

d'interposer deux petites bandes de métal destinées à donner
à la feuille de gélatine une épaisseur toujours uniforme.

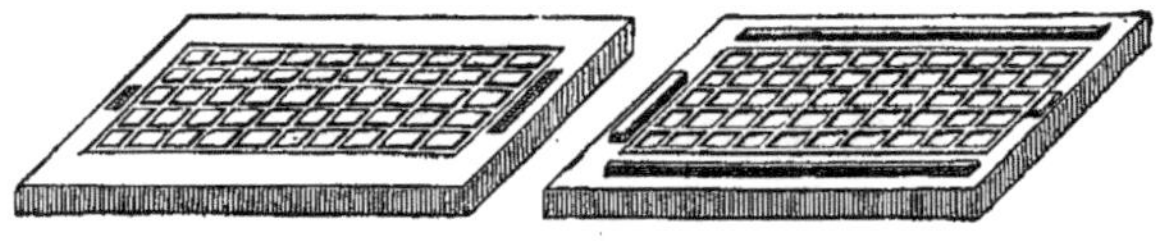

Fig. 18.

On met le tout à la presse, et au bout de quelques instants
on retire du moule la gélatine refroidie. On coupe alors toute
la partie qui excède les soixante divisions et on pèse. Quand on
connaît le poids, rien de plus facile que de calculer les proportions du médicament à y introduire. Si les soixante divisions
pèsent 5 ou 6 grammes, on met, pour le dosage au milligramme,
par exemple, 60 milligrammes de médicament, autant de fois
qu'on a 5 ou 6 grammes dans la masse gélatineuse à transformer
en carrés, et par l'évaporation on ramène au poids primitif.

Par ce moyen, le médicament est dosé d'une façon beaucoup plus rigoureuse que dans la fabrication des pilules ou
des granules.

Si la substance médicamenteuse est insoluble, on la divise
préalablement dans une solution épaisse de gomme arabique,
puis on la mêle intimement à la gélatine fondue.

Je n'insisterai pas sur les avantages de cette méthode si
pratique, il suffit de les signaler : dissolution rapide du médicament introduit dans l'estomac, suppression du goût désagréable ou amer de certaines substances, conservation du médicament aussi parfaite que dans les granules, et bien plus
complète que dans les solutions, surtout pour les alcaloïdes.

Enfin la commodité d'avoir des médicaments dosés et titrés
sous un aussi petit volume rend ce procédé précieux pour les
médecins de campagne et pour les voyageurs, qui n'ont plus à
se préoccuper de l'ennui des boîtes ou des flacons que nécessi-

tent toujours les médicaments en pilules, en poudre ou en dissolution.

Pour éviter toute chance d'erreur, on peut coller le nom du

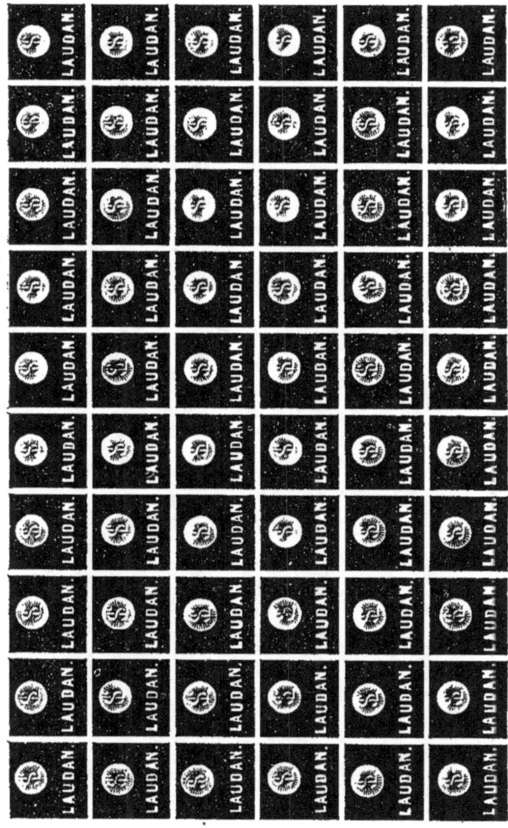

Fig. 19.

médicament sur la plaque de gélatine, et mieux l'imprimer sur chaque carré en le faisant graver dans le moule, comme je l'ai fait faire, ainsi qu'on peut le voir par les reproductions figurées ci-dessus (fig. 19) qui représentent une plaque de gélatine au laudanum.

CHLORAL

Le chloral à l'état anhydre se présente sous la forme d'un liquide dense, mobile et volatil. Au bout d'un certain temps, même dans des vases scellés, il se transforme en un corps solide, le métachloral, modification isomérique du chloral anhydre.

Sa formule est $C^4HCl^3O^2$. C'est donc de l'alcool dans lequel trois équivalents d'hydrogène sont remplacés par trois équivalents de chlore.

C'est la combinaison du chloral anhydre avec l'eau qu'on emploie en médecine sous le nom d'hydrate de chloral.

L'extrême volatilité du chloral non hydraté et ses propriétés irritantes ne permettraient pas de l'utiliser.

On obtient le chloral en faisant réagir du chlore très sec sur de l'alcool absolu ou au moins à 96°, à froid d'abord, puis en élevant un peu la température à la fin de l'opération.

L'action du chlore sur l'alcool doit être continuée environ quatorze à seize heures. Quand l'alcool est saturé ou à peu près, le liquide marque environ 41° Baumé. M. Dumas conseille de le mélanger avec environ deux volumes d'acide sulfurique concentré pour déterminer presque immédiatement la séparation du chloral anhydre, qu'on voit surnager à la partie supérieure du ballon. On le distille alors avec précaution pour obtenir le produit. Il y a tout avantage à ne pas faire intervenir l'acide sulfurique, qui a l'inconvénient de donner naissance à des produits qui viennent se mêler au chloral, en même temps qu'il détruit l'alcool qui a échappé à l'action du chlore.

Il vaut mieux séparer simplement par des distillations fractionnées du produit le chloral et l'alcool, ce qui permet d'utiliser ce dernier pour les opérations suivantes.

On a soin de saturer avec une proportion suffisante de carbonate de chaux l'excès d'acide chlorhydrique qui reste dans le liquide. Le chloral anhydre se présente sous la forme d'un liquide dense, fluide, incolore, possédant une saveur piquante, et émettant des vapeurs irritantes et caustiques. Il se dissout dans l'eau, l'alcool et l'éther avec élévation de température. Il dissout l'iode, le chlore, le brome, le phosphore, le soufre, l'acide phénique, le camphre ; avec l'acide azotique il se transforme en acide trichloracétique par oxydation

$$C^4HCl^3O^2 \times O^2 = C^4HCl^3O^4.$$

avec les alcalis il se dédouble en chloroforme et en formiate alcalin

$$C^4HCl^3O^2 + KO,HO = KOC^2HO^3 + C^2HCl^3.$$

Il se combine avec l'eau pour former un hydrate, avec l'alcool pour former un alcoolate.

Hydrate de chloral.

Pour transformer le chloral anhydre en hydrate, il suffit de le mêler avec de l'eau dans la proportion de 100 grammes pour 12,20 d'eau. Il faut toujours augmenter un peu cette quantité d'eau indiquée par la théorie, à cause de la déperdition qui résulte de l'échauffement de la masse au moment du mélange, qu'on doit du reste toujours faire avec précaution.

Dès que le liquide est refroidi, il se prend en une masse solide qu'on purifie par de nouvelles distillations fractionnées.

Le mieux, pour obtenir un produit tout à fait pur, est de dissoudre la masse dans le chloroforme à chaud et de laisser cristalliser par un refroidissement lent.

Par ce moyen au lieu d'avoir, comme avec le procédé précédent, de l'hydrate de chloral en aiguilles enchevêtrées qui lui donnent un aspect saccharoïde, on obtient des cristaux isolés, volumineux et translucides.

Pour obtenir des cristaux très secs, on emploie une essoreuse hermétiquement fermée et on achève la dessiccation dans une étuve chauffée à la vapeur ou dans un espace clos dont l'atmosphère est desséché par du chlorure de calcium fondu.

C'est le seul moyen d'avoir de l'hydrate de chloral ne contenant ni excès d'eau, ni excès de chloral anhydre. Le chloroforme peut du reste être utilisé pour ainsi dire indéfiniment.

J'ai examiné des échantillons d'hydrate de chloral du commerce d'aspect saccharoïde, qui contenaient de 15 à 18 p. 100 d'eau interposée dans la masse, ce qui ne peut arriver avec l'hydrate de chloral cristallisé en grains secs.

On a proposé également, pour remplacer le chloroforme, l'emploi de la benzine, du pétrole, du sulfure de carbone et même de l'essence de térébenthine, mais il est pour ainsi dire impossible de dépouiller les cristaux de l'odeur que leur communiquent ces substances.

L'hydrate de chloral fond à 48° environ et bout à 97°.

Il a pour formule : $(C^4HCl^3O^2,2HO)$.

Il se dissout en forte proportion dans le chloroforme, l'alcool, le sulfure de carbone, en plus petite quantité dans l'éther et dans les huiles. L'eau en dissout presque quatre fois son poids à la température ordinaire de 15°. Il forme avec la glycérine une combinaison particulière. Quand il est pur, il possède une odeur pénétrante, mais suave, qui rappelle celle du melon, et sa solution ne rougit pas le papier de tournesol. Il ne doit pas précipiter par le nitrate d'argent, ni émettre de vapeurs quand on débouche le flacon.

Les alcalis le dédoublent en chloroforme et en formiate alcalin, et l'acide sulfurique le déshydrate facilement.

On le reconnaît aisément aux caractères que je viens d'énoncer ci-dessus, mais on peut aussi constater sa présence par la propriété qu'il a de donner lieu à un précipité rouge brun très caractéristique avec quelques gouttes de solution de sulfure de potasse (*Baudrimont*).

M. Carl Yehn a signalé une réaction qui a été indiquée par divers auteurs et qui n'est pas exacte. C'est la propriété que possède l'essence de menthe de colorer immédiatement en rouge foncé les cristaux d'hydrate de chloral, quand on vient à les toucher avec une goutte de cette substance.

J'ai constaté que cette coloration ne se produit d'une manière sensible et rapide qu'avec le chloral en plaques qui contient des impuretés. Avec les cristaux de chloral pur, le contact de l'essence de menthe n'amène, pour ainsi dire, aucun changement dans la couleur. C'est même un excellent moyen pour s'assurer de la pureté de ce produit.

L'alcoolate se distingue facilement de l'hydrate par sa forme cristallisée en longues aiguilles, par son toucher onctueux et par la propriété qu'il possède de s'enflammer quand on le chauffe dans une petite capsule. Il possède du reste un point de fusion supérieur et il est moins soluble que l'hydrate.

Pour apprécier la valeur de l'hydrate de chloral, il suffit d'en décomposer dans un tube de verre gradué et bouché, une quantité déterminée avec un excès de potasse caustique et de mesurer, au bout de quelque temps, le volume de chloroforme produit par la réaction. Quand il est pur, il doit donner 72,2 p. 100 de son poids de chloroforme.

Alcoolate de chloral.

Ce corps est une combinaison de chloral anhydre avec l'alcool absolu. Sa formule est

$$(C^4HCl^3O^2 + C^4H^6O^2).$$

On peut l'obtenir soit en ajoutant $23^{gr},70$ d'alcool à 100 grammes de chloral anhydre, soit en faisant passer un courant de chlore dans de l'alcool, mais sans prolonger trop longtemps cette action. Dans ce dernier cas, on obtient un mélange d'alcoolate d'hydrate et de chloral liquide. On sépare par expression dans une toile ou dans du papier à filtrer le chloral liquide, et on distille la masse sur du carbonate de chaux. L'hydrate de chloral bouillant à 97°, température inférieure au point d'ébullition de l'alcoolate, qui est 113,50°, passe en premier, l'alcoolate est recueilli ensuite.

C'est en suivant ce procédé que M. Roussin a obtenu ce corps ; mais, on le comprend, il est peu économique à cause de la perte considérable de chloral, soit anhydre, soit hydraté ; aussi est-il préférable de le préparer synthétiquement par l'addition de l'alcool absolu au chloral anhydre.

C'est M. Personne, avec la Commission nommée par la Société de pharmacie de Paris (1), qui a déterminé d'une façon exacte la composition de l'alcoolate de chloral et ses propriétés. Il fond vers 49°, bout à 113,50°, et fondu il a une densité de 1,335.

(1) Cette commission se composait de MM. Jungfleisch Roussin et Lebaigue.

Il se présente sous forme de cristaux en longues aiguilles nacrées rappelant la cristallisation du blanc de baleine. Il résiste mieux à l'action de l'air que le chloral hydraté en plaques, mais moins bien que le chloral cristallisé.

Il possède une odeur suave éthérée, mais sa saveur, analogue à celle de l'hydrate, est un peu plus amère.

Il se dissout dans l'eau plus difficilement que l'hydrate. Chauffé avec ce liquide, il se fond d'abord et reste isolé à la partie inférieure du tube avant de se mélanger complètement. Il dissout à peu près les mêmes corps que l'hydrate, et il possède la plupart de ses réactions.

Avec les alcalis, il se transforme en chloroforme, en formiate alcalin et en alcool.

$$C^4HCl^3O^2, C^4H^6O^2 + KO,HO = C^2HCl^3 + C^2HO^3,KO + C^4H^6O^2.$$

Chauffé dans une capsule, sur une lampe à alcool, il s'enflamme par suite du dégagement de l'alcool.

Ses propriétés hypnotiques ne paraissent pas différer sensiblement de celles de l'hydrate, ainsi que l'a prouvé l'emploi qui en a été fait par les docteurs Blache et Duhomme; mais on ne doit pas oublier cependant que par suite de sa composition chimique il produit moins de chloroforme, à poids égal, que l'hydrate, et que par sa dissociation il donne naissance à une assez forte proportion d'alcool.

Il contient en effet près de 24 p. 100 d'alcool absolu et il ne donne que 61 p. 100 de chloroforme au lieu de 72 p. 100 que fournit le chloral hydraté, ce qui peut n'être pas sans intérêt au point de vue de son action physiologique.

Métachloral ou chloral insoluble.

Le métachloral constitue une modification isomérique du

chloral anhydre, et il a exactement la même formule $C^4HCl^3O^2$.

En tubes scellés ou sous l'influence des corps avides d'eau, le chloral anhydre liquide se transforme spontanément, en un corps solide blanc qui est le métachloral.

On peut facilement le mettre en poudre. Il est volatil comme du camphre et possède une odeur éthérée piquante, mais beaucoup moins irritante que celle du chloral anhydre.

Insoluble dans l'eau, le chloroforme, l'éther, l'alcool, il repasse à l'état de chloral anhydre liquide par distillation vers 180 ou 200°.

En le faisant bouillir avec de l'acide sulfurique, il donne de la chloralide $C^5H^2Cl^6O^3$ et des acides sulfureux et chlorhydriques (*Stœdeler* et *Kékulé*).

En suspension dans l'eau, il donne avec les alcalis hydratés les mêmes réactions que le chloral anhydre ou l'hydrate.

L'insolubilité de ce corps m'a engagé à proposer l'emploi du métachloral (Voir *Séance de la Société de thérapeutique*, 9 octobre 1872, et de la *Société de médecine pratique*, 21 août 1873) pour remplacer l'hydrate dans les applications externes.

Voici le procédé de préparation que j'ai indiqué à cette époque, sa formation spontanée dans des tubes scellés ne se produisant que très lentement et incomplètement, et étant par cela même peu pratique.

Au lieu d'employer, comme le conseille M. Dumas, le chloral anhydre traité par cinq ou six fois son poids d'acide sulfurique, je fais réagir l'acide sulfurique à 66° sur la moitié de son poids d'hydrate de chloral cristallisé à la température ordinaire.

Au moment du mélange de l'hydrate avec l'acide, il se produit un abaissement subit de température de 15 à 18°.

Disons en passant que ce fait, contraire à ce qu'on pouvait prévoir, semble établir d'une façon très concluante la grande stabilité de la composition de l'hydrate de chloral et qu'il vient à l'appui des expériences de MM. Troost et Berthelot qui ont établi la fixité des vapeurs propres de l'hydrate de chloral.

Si ce corps, en effet, était constitué par un simple mélange de vapeurs d'eau et de vapeurs de chloral anhydre, comme a cherché à l'établir M. V.-A. Naumann et quelques autres, il y aurait probablement, au moment du contact une élévation de température considérable par suite de l'hydratation rapide de l'acide sulfurique.

Quand le mélange revient à la température ordinaire, le liquide se sépare en deux couches. La partie supérieure constituée par un mélange de chloral anhydre et d'hydrate de chloral fondu, ne tarde pas à se solidifier. Au bout de deux à trois semaines, la transformation en métachloral est complète. Il suffit alors, pour obtenir le chloral insoluble pur, d'enlever cette masse, de la pulvériser et de la traiter par l'eau froide jusqu'à cessation de précipité dans les eaux de lavage essayées avec la baryte.

Le magma est alors exprimé à la presse dans un linge, puis on achève la dessiccation sous une cloche avec du chlorure de calcium sec.

Un kilogramme d'hydrate m'a donné 650 grammes de métachloral ayant les mêmes propriétés que le chloral insoluble obtenu par la transformation spontanée du chloral anhydre. Peut-être cependant renferme-t-il une certaine proportion de chloralide, corps obtenu par MM. Stœlder et Kékulé en chauffant le chloral avec l'acide sulfurique; mais, au point de vue thérapeutique, ce corps donnant les mêmes réactions que le chloral avec les alcalis hydratés, cela est sans aucune importance.

Pour les applications externes le métachloral, en raison de son insolubilité et de son inaltérabilité sous l'influence de la chaleur et de l'humidité, doit être préféré à l'hydrate de chloral qui est très hygrométrique.

Au commencement de 1873, MM. Demarquay et Féréol ont employé utilement ce métachloral à la maison de santé et le Dr Dujardin-Baumetz, dans un travail intitulé : *Des applications externes de l'hydrate de chloral et du métachloral*, publié en 1873, insiste tout particulièrement sur les avantages que présente ce dernier corps. Il l'a substitué, dans bien des cas, à l'iodoforme, parce qu'il lui a reconnu la même action et qu'il n'a pas l'inconvénient qui résulte de l'odeur pénétrante et insupportable que possède ce médicament.

Le Dr Féréol, qui l'emploie fréquemment, a reconnu que dans certains cas il était utile d'atténuer son action parfois trop énergique et dans ce cas il conseille la formule suivante :

℞ Métachloral en poudre........................ 1 gr.
　　Lycopode................................... 9
　　　　　　　　　M. S. A.

On peut employer aussi, pour mitiger son action, le talc, l'amidon ou toute autre poudre inerte, dont on fait varier la quantité suivant le degré de sensibilité du malade.

En mêlant la poudre de métachloral avec une certaine proportion de gomme on peut en faire une masse qui se prête bien à la confection des crayons ou des suppositoires destinés à être introduits dans les plaies ou dans les cavités naturelles, pour y déterminer une action modificatrice ou antiseptique.

Emploi thérapeutique du chloral. Modes d'administration et formules.

Le chloral a été introduit dans la thérapeutique par des déductions absolument scientifiques dont le mérite revient à M. O. Liebreich, professeur de pharmacologie·expérimentale à l'Université de Berlin. — C'est en 1869, qu'il pensa que ce corps, pouvant se dédoubler en chloroforme et en acide formique sous l'influence des alcalis, produirait probablement des effets hypnotiques et même anesthésiques chez l'homme au contact des liquides alcalins de l'économie.

Après un certain nombre d'expériences entreprises sur des animaux, grenouilles, lapins et chiens, qui confirmèrent ses vues théoriques, il administra le chloral en injections sous--cutanées et par la voie stomacale à un grand nombre de malades à l'hôpital de la Charité de Berlin, dans les services des professeurs Westphal, Bardeleben, Wirchow et Langenbeck. C'est alors qu'il constata les propriétés curieuses de ce médicament qui fut promptement introduit et étudié en Angleterre par le Dr Richardson, et en France par les Drs Demarquay, Worms , Bouchut , Personne , Labbé , Liégeois, Mauriac , Gubler, Verneuil, etc., etc.

Comme Liebreich l'avait pensé, et ainsi que les expériences de M. Personne l'ont démontré d'une manière définitive, c'est par son dédoublement en chloroforme et en formiate de potasse sous l'influence des liquides alcalins de l'économie qu'il détermine le sommeil et parfois même, suivant les doses, une anesthésie complète.

Si l'on ne peut comparer son action à celle du chloroforme ou de l'éther comme agent anesthésique, il est impossible de nier cependant, qu'à une certaine dose, et surtout en injections, il n'arrive à produire une insensibilité totale.

Les injections intra-veineuses pratiquées par le D' Oré, de Bordeaux, et répétées avec succès en Belgique, bien qu'elles ne semblent pas être appelées à devenir d'un usage très répandu, auront au moins démontré les propriétés anesthésiques du chloral d'une façon incontestable.

Les propriétés sédatives et soporifiques du chloral l'ont rendu utilisable dans un trop grand nombre de cas pour que je songe à mentionner tous ceux où il a été employé : je me bornerai à résumer sommairement l'opinion des principaux praticiens qui les premiers se sont occupés de l'administration de ce médicament.

Le docteur Liebreich considère l'hydrate de chloral comme un anesthésique et un soporifique en se basant sur sa transformation partielle en chloroforme au contact des liquides alcalins de l'économie. Voici les conclusions de son travail : « Il ressort de mes expériences que l'effet du médicament survient avec une grande précision et ne s'accompagne d'aucun phénomène fâcheux, comme le fait la morphine. » (LIEBREICH.)

— « Le chloral a une action hypnotique bien marquée, surtout chez les individus faibles et débilités. Le sommeil qu'il provoque est généralement calme. Cet agent peut être donné à une dose assez élevée, puisqu'il ne détermine aucun accident à la dose de un à 5 grammes. » (DEMARQUAY.)

Suivant M. Demarquay, le chloral n'est pas un anesthésique.

D'après le D' Bouchut, l'hydrate de chloral est un puissant sédatif du système nerveux moteur et sensitif.

Il ne doit pas être donné à une dose qui dépasse 5 grammes chez l'adulte et un à 2 grammes chez l'enfant.

Comme agent thérapeutique, le chloral hydraté est le sédatif des violentes douleurs de goutte, des atroces souffrances de la colique néphrétique ou de la carie dentaire ; c'est, en un mot, le premier des anesthésiques administré par l'estomac.

Enfin c'est le remède le plus prompt et le plus efficace à employer dans la chorée intense, lorsque l'on veut faire cesser rapidement une agitation qui par elle-même menace les jours du malade.

M. Bouchut ajoute qu'on obtient avec le chloral une insensibilité presque absolue.

Voici le résumé d'un travail intéressant de M. Bricheteau.

— L'hydrate de chloral ne doit pas être donné à une dose qui dépasse 5 à 6 grammes en une fois chez l'adulte.

Si l'hydrate de chloral n'est pas cristallisé et bien pur, il est sans action et peut être dangereux.

Comparé avec l'opium, qui ôte l'appétit, qui stimule et échauffe, qui constipe, qui excite la transpiration, qui fait dormir lentement et lourdement, qui laisse après le réveil un malaise, une somnolence prolongée, l'hydrate de chloral ne fait pas vomir, ne constipe pas et donne de l'appétit ; il sèche la peau et la refroidit un peu ; il fait dormir vite et longtemps : enfin au réveil il ne laisse pas de lourdeur d'esprit ni de somnolence et peut être pris plusieurs jours de suite.

On peut réitérer une dose de 2 à 5 grammes de chloral deux ou trois fois dans un jour, sans inconvénient, et il en résulte deux ou trois fois plusieurs heures de sommeil séparées par un court instant de veille.

Suivant MM. Dieulafoy et Krisaber, le chloral excite la sensibilité à faible dose ; à dose élevée, il la diminue graduellement jusqu'à l'anesthésie complète.

M. le professeur Gubler a publié un travail très complet et très intéressant sur le chloral, dans le *Journal de Pharmacie* (juillet, août, septembre 1873).

Il y signale les services que ce médicament peut rendre en l'employant « contre les coliques hépatiques, néphrétiques, utérines, contre les douleurs du cancer, de la goutte, du rhumatisme, la pleurodynie, les crampes douloureuses, les toux spasmodiques et principalement les quintes de coqueluche. »

Voici l'opinion du savant thérapeutiste sur son dosage :

« Le chloral se donne à doses assez massives. En moyenne, il ne faut pas moins de 2 grammes, donnés en deux prises à une demi-heure ou une heure de distance, pour provoquer le sommeil. Cependant quelques personnes se contentent de la moitié de cette dose, et j'ai rencontré deux ou trois sujets adultes chez qui la dose faible de 50 centigrammes était suffisante. Il n'en faut pas davantage chez les enfants hypnotiques. » Enfin M. le professeur Gubler termine un de ses articles en disant : « Le chloral procure un sommeil de plusieurs heures calme, complet, et ne laissant à la suite guère plus de malaise que le sommeil naturel. Voilà précisément, ajoute-t-il, ce qui fait sa valeur et ce qui lui assure un rang distingué parmi les agents de la médication hypnotique. »

M. le professeur Verneuil l'a employé avec succès dans le tétanos traumatique. M. le Dr Labbé le conseille dans le *delirium tremens*. M. le Dr Bourdon le recommande pour le traitement de l'éclampsie puerpérale. MM. Constantin Paul, Josias et Bucquoy l'ont employé pour amener la sédation des phénomènes convulsifs chez les malades atteints par la rage. Le Dr Ferrand l'a utilisé contre la coqueluche et le Dr Mauriac, dans le traitement des algies vénériennes. M. Oré, de Bordeaux, qui l'emploie comme anesthésique chirurgical en injections intra-veineuses, a établi ses propriétés comme antagoniste de la strychnine dans les cas d'empoisonnement par cet alcaloïde.

Le Dr Giraldès longtemps après les docteurs O'Rorke et

Pritchard, a montré par une expérience personnelle le parti avantageux, qu'on peut en tirer pour prévenir le mal de mer (*Journal de Thérapeutique*, 1874, page 812).

En applications externes comme modificateur et antiseptique, il a été employé avec succès, en Italie d'abord par M. Francesco Accetalla et Carlo Pavesi, puis en France par M. Magnaud, Dujardin-Beaumetz et Hirne. — MM. Horand et Peuch ont établi son action anesthésique, en l'employant en applications locales, dans les névralgies et dans le traitement des plaies douloureuses et des cancers ulcéreux.

M. Martineau l'a conseillé en solution au dixième contre le pityriasis capitis ; M. Créquy, pour le traitement de la fissure à l'anus ; M. Féréol, contre le pemphigus sous forme de métachloral ; M. Cadet de Gassicourt le conseille pour panser les eschares produites par le décubitus prolongé, et M. Vidal, à l'hôpital Saint-Louis, l'a employé avec succès contre certaines dermatoses.

C'est, en grande partie, aux travaux intéressants de M. Personne, qui a constaté les propriétés antiseptiques du chloral, que sont dues les recherches et les expérimentations faites par les médecins, au point de vue de son utilisation à l'extérieur.

Formules pour l'usage interne.

Le chloral peut se donner par la bouche en solution, en sirop, en capsules ou en dragées.

On peut aussi l'administrer en injections hypodermiques, en lavements, ou sous forme de suppositoires ou de crayons.

Les injections hypodermiques produisant souvent des escharres, on a presque renoncé à ce mode d'administration.

Voici les formules les plus usitées pour l'emploi de ce médicament.

Potion au chloral hydraté.

℞ Hydrate de chloral cristallisé............... 5 gr.
Sirop simple ou de cerises................... 40
Eau distillée............................... 120

(Trousseau et Pidoux.)

A prendre par cuillerée d'heure en heure jusqu'à production du sommeil.

Sirop de chloral.

℞ Hydrate de chloral cristallisé dans le chloroforme. 5 gr.
Eau distillée.................................... q. s.
Sirop simple.................................... 95 gr.

Une cuillerée correspond à un gramme d'hydrate de chloral.

On a proposé, pour dissimuler le goût du chloral, le sirop de menthe (Follet), le sirop de citron, de groseilles, de cerises, de fleur d'oranger, etc., mais l'expérience m'a démontré que tous ces moyens sont insuffisants quand on prépare le sirop avec du chloral impur, et qu'ils sont inutiles quand on emploie de l'hydrate cristallisé.

Lavement au chloral.

℞ Décoction de guimauve ou eau tiède........... 500 gr.
Hydrate de chloral de...................... 2 à 5

11

A employer surtout chez les tétaniques, dans le délire des aliénés et dans l'éclampsie. — On peut aussi l'administrer dans une émulsion de jaune d'œuf faite avec du lait (Griffiths).

Suppositoires au chloral.

℞ Hydrate de chloral............................ 6 gr.
   Beurre de cacao............................ 11
   Cire blanche................................ 7

F. s. a. en 6 suppositoires.
(Constantin Paul).

Pour donner une dose plus élevée de chloral à la fois, on suivra la formule donnée par M. Mayet.

℞ Beurre de cacao............................. 2
   Blanc de baleine............................ 3
   Hydrate de chloral.......................... 3

Pour un suppositoire.

Injection sous-cutanée.

Voici la formule qui a servi à Liebreich, dans ses premières expériences qui ont été faites en employant les injections.

℞ Hydrate de chloral......................... 5
   Eau distillée pour compléter 10 cent. cubes....... q. s.

On injecte de un à quatre centimètres cubes sous la peau.

Chloral perlé ou Dragées de chloral.

℞ Hydrate de chloral cristallisé................. 25 gr.
   Gomme arabique............................ q. s.
(S. Limousin).

Pour faire 100 pilules contenant 0,25 centigrammes d'hydrate de chloral. Enrobez ces pilules et dragéifiez-les à la bassine.

A prendre de deux à huit avec une gorgée d'eau chaque fois.

On vend dans le commerce, sous le nom de *Perles de chloral* ou d'*Éthérolé de chloral*, des capsules gélatineuses renfermant une petite proportion d'hydrate de chloral dissous dans de l'éther ou de l'alcool.

Ces préparations, qui sont du reste de très mauvaise conservation, ont le grand inconvénient d'obliger le malade à absorber des doses considérables d'éther ou d'alcool pour prendre une quantité relativement très minime d'hydrate de chloral.

J'ai eu l'occasion d'examiner plusieurs fois des échantillons de ce produit et j'ai pu constater que ces capsules ne renfermaient souvent pas plus de 2 à 3 centigrammes de chloral hydraté.

Crème de chloral.

℞ Sucre blanc finement pulvérisé............... 100 gr.
    Hydrate de chloral........................... 5
    Eau... 15

Dissolvez l'hydrate de chloral dans l'eau et mêlez en triturant dans un mortier. — On aromatise à volonté, soit avec de l'essence d'ananas artificielle (butyrate d'oxyde d'éthyle), soit avec de l'essence de menthe.

Cette préparation contient environ 0,50 centigrammes d'hydrate de chloral par 12 grammes, soit à peu près une cuillerée à café.

C'est une sorte de saccharolé semi-fluide d'une belle couleur blanche. Il suffit, pour dissoudre le mélange de sucre et de chloral, d'ajouter une certaine quantité d'eau. On obtient ainsi à volonté une solution ou un sirop suivant la proportion du liquide employé.

Au bout de peu de temps le mélange laisse surnager une couche de liquide beaucoup plus chargée de chloral que la partie inférieure constituée par la poudre de sucre non fondue. La répartition du médicament n'est donc pas uniforme dans la masse du produit.

Formules pour l'usage externe.

Crayons de chloral.

En 1872, j'ai présenté à la Société de Thérapeutique des crayons de chloral préparés avec de l'hydrate de chloral, mélangé à une quantité suffisante de gomme arabique, et recouverts de paraffine. Malgré la couche isolante, les crayons n'étant pas d'une conservation assez longue par suite de la liquéfaction lente de l'hydrate de chloral, j'ai remplacé le chloral hydraté par du métachloral, qui a les mêmes propriétés et qui donne un produit de bien meilleure conservation.

Il suffit, pour les préparer, de malaxer le métachloral en poudre avec un peu d'eau et de gomme arabique pour obtenir une masse plastique. On la roule en cylindres qu'on immerge ensuite dans de la paraffine fondue. — Avant d'appliquer ces crayons, on enlève tout ou partie de la couche préservatrice.

Les Drs Constantin Paul et Dujardin-Baumetz, ont utilisé cette préparation comme modificatrice et antiseptique dans des plaies vénériennes cancéreuses ou de mauvaise nature.

Le métachloral s'emploie également en poudre, soit pur, soit mêlé à la poudre de lycopode d'après la formule du Dr Féréol, reproduite plus haut (page 155).

Solutions d'hydrate de chloral pour pansements.

On emploie généralement ces solutions, préparées dans des proportions qui varient de une à deux parties de chloral pour cent parties de véhicule.

Voici la formule proposée par MM. Martineau et Delpech.

℞ Eau chloralée au centième................. 1000 gr.
Alcoolé d'essence d'eucalyptus.............. 50

L'alcoolé se prépare ainsi :

℞ Huile essentielle d'eucalyptus...............   10 gr.
   Alcool à 80°.............................   1000

M. Dujardin-Baumetz l'associe à la glycérine pour lui donner moins de fluidité et il fait usage de la formule suivante :

℞ Chloral hydraté...........................   10 gr.
   Glycérine................................   50

Vésicatoire chloralé.

M. le Dr Peyraud de Libourne a proposé l'hydrate de chloral comme agent de vésication, mais cette préparation n'a pas paru donner les résultats avantageux signalés par l'auteur, c'est-à-dire vésication nette et suppression de la douleur par suite de l'action sédative du chloral. — Il conseille pour la préparation de ce vésicatoire, de mêler une quantité suffisante de gomme au chloral en déliquium, jusqu'à consistance pâteuse. — On étale ce mélange avec un rouleau de façon à l'amener à l'épaisseur d'une feuille de papier.

M. Yvon, utilisant la propriété que possède le camphre de ramollir l'hydrate de chloral, modifie la formule du Dr Peyraud de la manière suivante :

℞ Hydrate de chloral......................   5,00 grammes.
   Camphre..............................   0,10 centigr.

Mais il a constaté, en expérimentant sur lui-même, que le chloral appliqué sur la peau agit bien plutôt comme caustique que comme vésicant.

CROTON CHLORAL.

Je ne veux pas terminer le chapitre relatif au chloral sans dire quelques mots du croton chloral, bien qu'il ne paraisse pas devoir jamais acquérir en thérapeutique une importance comparable à celle de ce premier corps.

C'est également le professeur Liebreich, de Berlin, qui le proposa, et le présenta le premier au congrès des naturalistes de Rostock, en 1871. Voici comment notre savant collègue et ami Ferrand, dans une de ses intéressantes revues de chimie et de pharmacologie qu'il publie dans la *France médicale*, résume l'histoire du croton chloral dont la formule est C^4HCl^3O et dont la découverte a été faite, en 1871, par Kramer et Pinner.

Le nom qui lui a été donné rappelle son origine : de même que le chloral ordinaire est l'aldéhyde de l'acide acétique dans lequel trois équivalents d'hydrogène ont été remplacés par trois équivalents de chlore, le croton chloral est l'aldéhyde de l'acide crotonique dans lequel la même substitution a été effectuée. Les propriétés des deux corps sont, en effet, parallèles et obéissent aux mêmes lois. On l'obtient en faisant passer un courant de chlore dans l'aldéhyde, maintenu au début dans un mélange réfrigérant. L'action, d'abord très vive, devient ensuite moins intense et, vers la fin de l'opération, il faut élever la température à 100°. Il se dégage incessamment d'abondantes vapeurs d'acide chlorhydrique. L'opération terminée, le liquide est soumis à la distillation fractionnée ; on recueille le produit qui distille entre 163 et 165°, qui n'est autre que le croton chloral. La condition indispensable pour arriver à un bon résultat, c'est de faire agir le chlore en excès, jusqu'à ce que son action soit épuisée.

Le croton chloral anhydre est un liquide oléagineux, incolore, doué d'une odeur particulière qui rappelle celle du
chloral. Insoluble dans l'eau, il se combine avec elle pour
former un hydrate cristallisé en paillettes nacrées. Cet hydrate
est peu soluble dans l'eau à la température ordinaire ; il se
dissout assez bien dans l'eau chaude et dans la glycérine, et en
grande quantité dans l'alcool. On voit que ses propriétés sont
absolument calquées sur celles du chloral ; sa similitude va
plus loin, car si, d'une part, le chloral ordinaire en présence
de la potasse se dédouble en chloroforme et formiate de
potasse, le croton chloral, d'autre part, donne dans les mêmes
conditions de l'allyl-chloroforme et du formiate de potasse.

Ces détails, un peu abstraits, sont nécessaires pour comprendre le mode d'action du nouvel agent sur l'économie et
justifier les essais physiologiques dont il a été l'objet. Ils
sont nécessaires encore pour dissiper la confusion que peut
faire naître dans l'esprit de beaucoup de personnes ce nom
de croton chloral, qui, bien que fort légitime au point de
vue de la nomenclature, reporte immédiatement la pensée sur
un révulsif (l'huile de croton) qui n'a rien de commun avec les
anesthésiques.

Passons à l'action physiologique. Administré à l'intérieur le
croton chloral produit rapidement le sommeil, comme son
congénère, mais il a ce grand avantage, d'après M. Liebreich,
de ne jamais produire le ralentissement du pouls et de la respiration. Ce physiologiste explique ce mode d'action par des
considérations techniques très curieuses, mais qu'on nous
pardonnera de ne pas reproduire ici. En résumé, il admet que
le dernier produit de décomposition de cet agent au sein de
l'économie est un corps bichloré ; or il a observé que, tandis
que les substances trichlorées agissaient en même temps sur

le cerveau, la moelle et le cœur, les substances bichlorées portaient seulement leur action sur le cerveau et la moelle en respectant le cœur.

Le même auteur accorde encore au croton chloral une innocuité parfaite pour l'estomac et les autres organes ; il le considère comme un des médicaments les plus certains pour combattre les névralgies faciales, la douleur cessant bien souvent avant l'invasion du sommeil.

En France, le croton chloral n'a été étudié et expérimenté que par quelques médecins, MM. Vorms et Weill à l'hôpital israélite et M. Bouchut à l'hôpital des Enfants.

Les deux premiers ont constaté l'exactitude des faits avancés par M. O. Liebreich en ce qui concerne son action et le Dr Bouchut, après l'avoir expérimenté, conclut ainsi :

« Pour les personnes qui ne voudront que dormir, le croton chloral pourra être administré ; mais si l'on veut anesthésier, le croton chloral devra être mis de côté.

A doses égales, le croton chloral est inférieur au chloral et moins actif que lui.

Ce médicament a été pris sans dégoût, mais il a été désagréable à prendre et n'a provoqué ni vomissements ni diarrhée.

Le croton chloral n'a que les propriétés affaiblies du chloral. Il peut faire dormir et sera employé comme hypnotique dans les cas où l'on craindrait l'action irritante du chloral sur l'estomac. Mais, si l'on veut aller jusqu'à l'anesthésie, l'action du chloral est plus sûre, et c'est sur elle qu'il faut le plus compter. »

Le croton chloral peut s'administrer en potions, en pilules, ou lavements. En injections sous-cutanées il produit des escharres.

Voici la formule employée par le Dr O. Liebreich et qu'il

m'a communiquée lui-même à Bruxelles, à l'Exposition d'hygiène de 1876.

℞ Croton chloral hydraté.................... 10 gr.
    Alcool.................................. 10
    Glycérine............................... 20
    Eau distillée. 120

Une cuillerée de cette solution contient environ un gramme
de croton chloral. — On en administre une ou deux cuillerées
par jour contre les névralgies faciales. Suivant lui, toutes les
douleurs névralgiques dépendant de la cinquième paire sont
infailliblement supprimées par ce médicament.

NOTE SUR UN NOUVEAU MODE D'ADMINISTRATION DU CHLORAL.

Chloral perlé ou hydrate de chloral en capsules et dragées.

Chaque jour la thérapeutique moderne va chercher dans les découvertes de la chimie de nouveaux agents pour combattre la maladie. Elle expérimente, elle étudie à chaque instant l'action des composés organiques ou inorganiques qui sortent du laboratoire du chimiste, mais rarement elle a eu la bonne fortune de mettre la main sur un médicament aussi constant dans ses effets que celui qui fait l'objet de cette communication (1). Le chloral, signalé par Liebig en 1831, n'a été véritablement bien connu et étudié qu'en 1834 par une de nos grandes illustrations de la chimie française, M. Dumas, et le procédé qu'il a indiqué dans son *Traité de Chimie générale* est toujours, à peu près, celui qu'on emploie et qu'on met en pratique en Allemagne et en France pour obtenir ce produit.

Ce corps resta pendant longtemps sans recevoir d'application. C'est à Liebreich, de Berlin, que revient l'honneur d'avoir récemment appelé l'attention des savants sur ses curieuses propriétés et sur son action remarquable sur l'économie. MM. Demarquay, Worms, Labbé, Bouchut et Personne sont les premiers qui aient répété en France les expériences de Liebreich faites dans les hôpitaux de Berlin avec MM. Bardeleben et Langenbeck. Si, comme leurs travaux l'ont démontré, le chloral ne possède pas les propriétés anesthésiques que les assertions du physiologiste allemand lui avaient attribuées à l'origine, du moins paraît-il certain qu'on peut attendre beaucoup de cet agent comme soporifique et comme cal-

(1) Extrait des *Bulletins et mémoires de la Société de Thérapeutique* (séance du 4 mars 1870).

mant. L'opium trouvera vraisemblablement dans le chloral un concurrent redoutable (1).

Mais, sans vouloir autrement me prononcer sur une question encore à l'étude, j'ai pensé qu'il y avait opportunité à rechercher si le mode d'administration du chloral qui paraît jusqu'à ce jour avoir prévalu dans la pratique médicale, était bien le plus convenable pour rendre facile au malade l'ingestion de ce médicament, pour le doser rigoureusement et pour étudier sérieusement ses effets sur l'économie.

On a dû renoncer à l'administration du chloral anhydre liquide $(C^4HCl^3O^2)$. Sous cette forme, en effet, il est d'une conservation et d'un maniement difficiles, et, en outre, il n'est pas commode de contrôler rapidement la pureté du produit. On a donc eu recours à l'hydrate de chloral ou hydrure de trichloracétyle $(C^4HCl^3O^2,2HO)$ qui, grâce à sa forme solide et cristallisée, se prête plus facilement au dosage et aux manipulations pharmaceutiques. C'est avec l'hydrate de chloral, administré sous forme de solution, de potion ou de sirop, qu'ont été entreprises toutes les expériences faites jusqu'à ce jour.

Il est peu de praticiens qui n'aient été frappés des inconvénients que présente ce mode d'administration au double point de vue du dosage rigoureux du médicament et de la difficulté de le faire supporter au malade. En effet, l'hydrate de chloral, même chimiquement pur, a une réaction un peu acide. il est très volatil, il émet des vapeurs âcres et piquantes, et il communique son âcreté à sa solution, soit aqueuse, soit alcoolique.

La muqueuse buccale est très désagréablement impressionnée par le contact de l'hydrate en solution ou en sirop, et tous les malades auxquels on l'administre sont unanimes à décla-

(1) On trouvera, du reste, pour les indications et les contre-indications de l'emploi du chloral, de précieux renseignements dans l'intéressant article publié par le docteur Bricheteau dans le *Bulletin de Thérapeutique*, article reproduit dans l'*Annuaire* de Bouchardat, 1870.

rer qu'il produit une sensation de constriction du gosier très prononcée et même parfois insupportable chez quelques-uns. Le médecin est donc contraint de le donner noyé dans une masse considérable de véhicule pour en rendre l'ingestion possible. Ces considérations m'ont suggéré l'idée de chercher un mode d'administration de ce médicament exempt de ces inconvénients.

L'hydrate de chloral, quoique solide et cristallisé, est volatil et très hygrométrique; on ne pouvait donc, pour ces deux raisons, songer à lui donner la forme pilulaire. C'est alors que j'ai pensé à utiliser la propriété qu'il possède de devenir liquide vers 46 degrés pour l'introduire sous cette forme dans des capsules ou des dragées qu'on en remplit exactement, et dans lesquelles il ne tarde pas à se solidifier. La capsule étant préparée par le procédé ordinaire, on obtient ainsi le chloral à l'état pur, divisé en petites doses de 0,25. Ainsi préservé de l'influence atmosphérique, l'hydrate de chloral, quand il est bien pur et bien cristallisé, se conserve sans altération. Il peut être ingéré sans produire les inconvénients de la solution et dosé d'une façon tout à fait rigoureuse.

J'ai mis également l'hydrate de chloral en capsules d'après le procédé que M. Clertan a emprunté à l'ingénieux pharmacien de Tours, M. Viel, qui, le premier, a eu l'idée de construire un appareil pour enfermer les médicaments liquides et volatils dans des enveloppes gélatineuses. Grâce au concours obligeant de mon ami et confrère M. Vial, pharmacien à Paris, qui possède un de ces appareils, et qui a bien voulu le mettre à ma disposition, j'ai pu voir que ce procédé de capsulation était difficilement applicable à ce produit. En raison de l'état hygrométrique du chloral et de l'élévation de température nécessaire pour souder la gélatine, le produit obtenu laisse beaucoup à désirer.

Notre confrère de Dijon, M. Thévenot, a eu également l'obligeance de faire, sur ma demande, quelques essais de capsulation avec son procédé, en introduisant l'hydrate pulvérisé dans la gélatine, mais ce moyen n'a encore donné qu'un résultat imparfait.

Pensant que la dureté de l'enveloppe gélatineuse pourrait apporter un obstacle à la prompte dissolution du chloral dans le tube digestif et retarder l'action du médicament, j'ai fait des essais de capsulation avec la gélatine molle. M. Bourgeaud a complaisamment mis son matériel à ma disposition, et j'ai pu ainsi me convaincre que l'hydrate de chloral pouvait être facilement introduit dans des capsules molles, mais malheureusement il s'y conserve moins bien que dans la gélatine dure.

Les expériences comparatives faites à l'hôpital du Midi, avec les capsules molles et les capsules dures, par MM. Liégeois et Mauriac, prouvent, du reste, qu'il n'y a pas de différence sensible entre l'action des unes et des autres. Je pense donc que le moyen le plus rationnel est d'administrer l'hydrate de chloral en capsules dragéifiées, car, sous cette forme, il se conserve sans altération. C'est un moyen qui permet en outre de contrôler rapidement et facilement la pureté du produit ; il suffit en effet de briser l'enveloppe sucrée pour en retirer le médicament à l'état solide et cristallisé. J'ajouterai à ces considérations que ce mode d'administration offre une garantie réelle de la pureté du produit, et constitue une véritable pierre de touche qui peut fixer sur la valeur de l'hydrate de chloral employé. En effet, si ce dernier n'est pas bien pur, s'il n'a pas été redistillé, s'il contient de l'acide chlorhydrique libre ou s'il est trop humide, l'enveloppe est rapidement attaquée, elle se ramollit, et toutes les perles ou dragées se soudent les unes aux autres, formant un véritable magma, indice certain de l'impureté du produit.

Il restait à démontrer par des essais thérapeutiques la valeur de ce mode d'administration.

Le docteur Duhomme, le premier, a administré le chloral sous cette forme à une malade qui ne pouvait plus supporter le sirop, à cause de la sensation désagréable produite à la gorge par cette préparation. Le résultat a été net : six perles de 25 centigrammes, soit $1^{gr},50$, ont amené le sommeil et le calme sans constriction à la gorge.

Les docteurs Liégeois et Mauriac ont employé le chloral perlé dans leur service à l'hôpital du Midi. Les résultats ont été concluants, et dans tous les cas on a pu constater qu'à dose égale le chloral administré en solution ou en capsules agissait plus promptement sous cette dernière forme. Ces messieurs se réservent du reste de faire connaître ultérieurement le résultat de leur expérimentation à la Société de Thérapeutique.

En terminant cette communication, je dois dire quelques mots sur l'alcoolate de chroral ($C^4HCl^3O^2$, $C^4H^6O^2$), ce composé nouveau du chloral obtenu par M. Roussin, et sur la composition exacte duquel nous sommes maintenant fixés, grâce aux savantes recherches de M. Personne et de la commission nommée par la Société de Pharmacie (1). — M. Roussin, auquel j'adresse ici mes remercîments, a obligeamment mis à ma disposition une certaine quantité de son produit. Je l'ai mis en perles et en capsules, et je dois reconnaître qu'il se prête beaucoup mieux que l'hydrate aux manipulations pharmaceutiques, grâce à sa moins grande tendance à absorber l'humidité de l'air. Les expériences du Dr Duhomme ont été faites avec l'alcoolate de M. Roussin et, au point de vue phy-

(1) Cette Commission se composait de MM. Jungfleish, professeur agrégé à l'École de pharmacie ; Rouchet, pharmacien principal à l'hôpital militaire du Gros-Cailloux ; Lebaigue, chef du laboratoire d'analyse de la Pharmacie centrale de France.

siologique, il a produit à peu près les mêmes résultats que ceux qu'on obtient avec l'hydrate ordinairo (1).

J'ai préparé synthétiquement, avec le chloral liquide chimiquement pur, l'hydrate et l'alcoolate, et c'est avec les produits ainsi obtenus que j'ai frabriqué les capsules et les perles que j'ai l'honneur de soumettre à l'appréciation de la Société.

(Extrait du Bulletin général de Thérapeutique, 30 mars 1870.)

(1) Voir, à propos du mode d'action de l'alcoolate, page 152.

DE L'INNOCUITÉ DE L'HYDRATE DE CHLORAL SOLIDE ET DU CHLORAL PERLÉ SUR LA MUQUEUSE STOMACALE.

Je reproduis ici la lettre que j'ai adressée en 1871, à ce sujet, au docteur Kraus, rédacteur en chef de la *Gazette médicale de Vienne* (Autriche), et qui a été reproduite à cette époque par divers journaux de médecine.

Monsieur, en réponse aux objections faites par quelques médecins anglais et allemands à l'administration du chloral à l'état solide, je vous prie de vouloir bien publier cette lettre, qui établit, je crois, la parfaite innocuité de ce nouvel agent doué de propriétés soporifiques si remarquables qu'il fait déjà une concurrence redoutable aux préparations opiacées les plus efficaces.

Je ne suis nullement surpris qu'en Allemagne et en Angleterre, où le chloral n'a été jusqu'ici administré que sous forme de solution, certains médecins paraissent redouter l'action irritante de ce corps mis en contact direct avec la muqueuse de l'estomac, quand on le donne sous forme de capsules ou de dragées.

En France, quand j'ai songé à lui donner cette forme pharmaceutique, les mêmes objections m'ont été souvent faites, aussi me suis-je tout d'abord préoccupé de recueillir des faits afin d'être en mesure d'y répondre.

Par mon expérience personnelle, j'avais déjà acquis la conviction que l'on pouvait facilement supporter des doses élevées de chloral, introduit dans l'estomac à l'état solide. — Néanmoins avant de proposer l'adoption de ce moyen et de le soumettre à l'appréciation de deux sociétés compétentes de Paris : la *Société de Pharmacie* et la *Société de Thérapeutique*, je voulais avoir des preuves à fournir à l'appui de la valeur de ce médicament, et je priai plusieurs médecins de l'administrer sous cette forme dans leur service à l'hôpital, et dans leur clientèle en ville.

Dès le mois de janvier 1870, les docteurs Duhomme, Liégeois et Mauriac avaient déjà pu constater la parfaite innocuité de l'hydrate de chloral, administré sous cette forme ; aussi quand M. Mialhe fit des objections à l'emploi du chloral solide, le D' Liégeois, qui avait expérimenté ce produit à l'hôpital, dans son service, put-il lui donner une réponse catégorique.

Voici, du reste, le passage que j'extrais du compte rendu des séances de la *Société de Thérapeutique* (1) : « M. Mialhe, revenant sur la communication de M. Limousin, pose la question suivante : Le chloral en capsules ne peut-il pas avoir une action dangereuse sur la muqueuse de l'estomac ? En tout cas il serait bon, comme prophylaxie, de faire ingérer à la suite des capsules une assez forte proportion de liquide pour diminuer l'action topique du médicament.

« M. Liégeois : Je n'ai constaté aucun inconvénient sous ce rapport chez mes malades, après l'administration du chloral en capsules. »

A cette opinion j'ajouterai celle du D' Mauriac, médecin des hôpitaux, qui occupe avec distinction à l'hôpital du Midi le service où, pendant de longues années, le D' Ricord a su attirer par ses savantes leçons toutes les célébrités médicales de l'Europe. Le D' Mauriac a publié un très intéressant travail sur l'*Emploi du chloral dans le traitement des algies de nature vénérienne.* Il a administré ce médicament sous toutes les formes et particulièrement sous forme de capsules et de dragées. Dans les trois ou quatre premières observations

(1) *Gazette médicale de Paris,* n° 27. Juillet 1870, p. 356.

relatées dans son ouvrage, il constate qu'il a recouru avec succès au chloral solide (1). Toujours il a été très bien toléré par l'estomac, et jamais il n'a produit chez les malades aucun trouble du côté des intestins.

Voici, du reste, quelques lignes que j'extrais de son travail : « Quand on veut administrer le chloral à doses petites et fractionnées, les capsules de M. Limousin sont d'une grande commodité. Elles peuvent se donner dans toutes les conditions morbides et à tous les âges, parce que la quantité du chloral qu'elles contiennent est absolument faible (0^{gr},25 par dragée) et ne doit inspirer aucune inquiétude. L'hydrate de chloral enfermé dans les capsules ou dans les dragées est à l'état solide ; or, comme il possède des propriétés un peu caustiques, il était à craindre que son contact avec la muqueuse de l'estomac ne causât de la douleur et des troubles gastriques. Je n'ai pas observé qu'il en fût ainsi, même dans les cas où je donnais les capsules coup sur coup. J'en ai pris quatre (de 0^{gr},50) en moins d'un quart d'heure, et je n'ai éprouvé aucune sensation désagréable de l'estomac. »

A Paris, les médecins qui trouvent chez leurs malades une répugnance trop grande à prendre le chloral sous forme de solution le prescrivent en dragées ou en capsules, et tous ceux que j'ai eu l'occasion de voir m'ont assuré que ce mode d'administration leur avait rendu de grands services dans bien des cas.

Il n'est pas inutile, du reste, de faire remarquer que le chloral enrobé d'une couche de gélatine ou de sucre ne se trouve jamais en contact direct avec la muqueuse de l'estomac. La couche assez épaisse de sucre ou de gélatine indispensable pour la conservation du produit, nécessite, pour se dissoudre, l'intervention d'une certaine quantité de liquide emprunté aux

(1) *Gazette des Hôpitaux*, 1870, n° 80, p. 318 ; — n° 84, p. 382.

sécrétions naturelles de l'estomac ou à l'eau ingérée en même temps que les dragées ou les capsules, pour faciliter leur introduction.

Alors même que le contact direct de l'hydrate de chloral avec la muqueuse stomacale se produirait, il n'y aurait, je crois, aucun inconvénient à en redouter, car j'ai eu l'occasion de constater souvent que l'action piquante et irritante du chloral hydraté se fait sentir beaucoup plus vivement sur l'épiderme sec, que sur les muqueuses humides.

L'hydrate de chloral, étant très hygrométrique, irrite l'épiderme, parce qu'il absorbe avec avidité les éléments de l'eau qu'il y trouve en très petite quantité, tandis qu'il se dissout dans les liquides que les muqueuses sécrètent avec excès à son contact.

La preuve du fait que j'avance est qu'il suffit d'un simple lavage à l'eau froide pour faire disparaître immédiatement la sensation de cuisson très vive et très persistante qu'on ressent sur le visage, quand on y porte les doigts imprégnés d'hydrate de chloral.

Les malades éprouvent de la répugnance pour ce médicament administré en solution, non parce qu'il produit de l'irritation sur la muqueuse buccale, mais parce qu'il a un goût particulier qui fatigue vite, et que son usage souvent répété amène de la constriction à la gorge.

La tolérance de l'estomac pour le chloral hydraté à l'état solide est telle qu'il peut être ingéré en cristaux sans provoquer d'irritation.

Le D' O'Rorke, ancien médecin sanitaire en Orient, qui a été attaché à plusieurs expéditions scientifiques, m'a affirmé que pendant la traversée, à son retour d'Alexandrie, il avait administré à doses élevées l'hydrate de chloral en cristaux, enrobés simplement dans du pain azyme. Grâce à ce moyen, il a souvent combattu le mal de mer avec efficacité, et aucun des nombreux passagers soumis à ce traitement n'a éprouvé la moindre irritation du côté de l'estomac.

En 1876, M. Léo Testut publia dans la *Gazette médicale de Bordeaux*, n° 3, un article intitulé : « Action topique sur la muqueuse stomacale des perles de chloral et du sirop de chloral. »

L'auteur y attaque vivement le mode d'administration du chloral que j'ai proposé et même l'emploi des solutions qui, suivant lui, produisent *toujours* de l'irritation sur la muqueuse de l'estomac.

Voici la réponse que j'ai cru devoir faire à cet article dans le même journal (n° 9, 5 mai 1876).

« Contrairement aux conclusions de M. Léo Testut, qui n'a expérimenté l'action du chloral que sur des chiens placés dans des conditions tout à fait défavorables, je crois pouvoir démontrer la complète innocuité du *chloral perlé* en capsules ou en dragées, en m'appuyant sur les observations d'un certain nombre de médecins qui l'ont expérimenté sur eux-mêmes et qui ont publié sur ce sujet des observations très concluantes (1).

J'ajouterai qu'il est au moins surprenant que l'auteur se soit cru autorisé à se prononcer d'une façon aussi affirmative sur les propriétés d'un produit qu'il avoue *n'avoir pas expérimenté*, à cause *de la difficulté de faire avaler des dragées à un chien, et parce qu'il pouvait prévoir les résultats* (Page 43, ligne 8).

Cette préparation n'a été introduite dans la pratique médicale qu'après avoir été expérimentalement essayée sur moi-même et sur un grand nombre de malades, en ville et dans les hôpitaux de Paris.

Après avoir rappelé les observations des docteurs Duhomme, Liégeois, Mauriac, O'Rorke, mentionnées plus haut, je terminais en ajoutant que, dans la séance du 28 janvier 1874 de la

(1) Voir, plus haut pages 176 et suivantes.

Société thérapeutique, le Dr Moutard Martin, à propos des craintes exprimées par le Dr Isambert relativement à l'action irritante du chloral sur la muqueuse stomacale ou intestinale, répondit qu'il avait pris lui-même, pendant plusieurs jours, jusqu'à huit dragées de chloral perlé de M. Limousin (soit 2 gr. d'hydrate) sans ressentir d'irritation (1).

Malgré l'autorité de tous les noms que je viens de citer, je ne prétends pas, d'une façon absolue, que le chloral ne puisse jamais avoir une action topique sur l'estomac, et que certaines idiosyncrasies ne constituent pas une contre-indication à son emploi ; mais il est étonnant que l'auteur de l'article auquel je réponds, en ce qui me concerne, après des expériences entreprises sur des chiens *à jeun, liés sur une planchette, et auxquels il avait pratiqué une fistule œsophagienne*, se soit cru autorisé à conclure que l'hydrate de chloral en solution concentrée, en capsules ou en dragées, détermine toujours de la *congestion, des ecchymoses, des hémorrhagies, des escharres et des ulcérations*.

Cette opinion sur un médicament dont l'usage, on pourrait presque dire l'abus, est devenu aussi répandu, n'a pas besoin d'être réfutée. En terminant, je ferai remarquer qu'on a lieu d'être surpris de voir une semblable attaque partir d'un des élèves de l'École de Bordeaux, où le professeur Oró, par ses remarquables expériences, a su montrer les grandes ressources qu'on peut tirer de l'emploi de l'hydrate de chloral administré en injections intra-veineuses. Il est vrai qu'à la fin de l'article l'élève cherche à expliquer la contradiction de ses expériences avec la pratique du maître. Mais cette contradiction n'en persistera pas moins pour tous les praticiens qui jugeront et apprécieront scientifiquement les procédés d'expérimentation et les conclusions de l'auteur de ce travail.

(1) *Répertoire de Pharmacie*, n° 3, 10 février 1874, p. 83.

DES COMPTE-GOUTTES

ET DE LEURS APPLICATIONS

L'intéressant travail de M. Lebaigue *sur les compte-gouttes et sur les conditions d'écoulement des liquides par gouttes* remonte déjà à dix ans, et cependant un grand nombre de médecins et même de pharmaciens ignorent encore les conditions que doit réaliser un instrument pour donner des gouttes égales et du poids exact de 5 centigrammes avec l'eau distillée ainsi que le recommande le Codex de 1866.

Beaucoup de praticiens croient encore que 20 gouttes de laudanum, par exemple, pèsent environ un gramme, sinon plus; et, pour un grand nombre, il est indifférent de formuler dans une potion ou dans un lavement 20 gouttes ou un gramme de ce médicament, qui en réalité donne de 34 à 38 gouttes par gramme suivant la richesse alcoolique du vin de Malaga qui a servi à sa préparation.

Pour les teintures alcooliques l'écart est encore plus considérable puisqu'elles donnent de 52 à 58 gouttes par gramme.

Je crois devoir insister sur ces faits, car le médecin et le pharmacien qui n'en tiennent pas compte, peuvent être amenés, le premier en prescrivant indifféremment par gouttes ou par grammes, et le second en exécutant la formule tantôt avec la balance tantôt en comptant les gouttes, à donner des quantités qui varient parfois du double ou du triple. Il est du reste facile de se convaincre de l'importance de cette question, au point de vue de la posologie, en jetant un coup d'œil sur le tableau que j'ai dressé après des expériences répétées avec des compte-gouttes rigoureusement titrés.

**Tableau indiquant le rapport du poids à la goutte
pour les principaux médicaments.**

1 gramme.	Eau distillée	20	gouttes.
—	Liqueur de PEARSON	20	—
—	— de FOWLER	23	—
—	Acide sulfurique	28	—
—	Laudanum de SYDENHAM	38	—
—	Gouttes noires anglaises	40	—
—	Huile de croton	48	—
—	Chloroforme	54	—
—	Eau de Rabel	56	—
—	Teinture de noix vomique	58	—
—	— d'aconit	58	—
—	— d'arnica	58	—
—	— de belladone	58	—
—	— de colchique	58	—
—	Alcoolature d'aconit	60	—
—	Gouttes amères de Baumé	60	—
—	Liqueur anodine d'Hoffmann	70	—
—	Teinture éthérée de digitale	96	—
—	Éther sulfurique	98	—

Pour les raisons ci-dessus, avant de décrire divers instruments employés pour compter les gouttes, je crois utile de rappeler ici les conclusions du travail intéressant qui a été publié sur ce sujet par mon collègue et ami Lebaigue.

« 1° La nature de la substance dont est fait le tube d'écoulement est sans influence sur le poids des gouttes, à la condition que cette substance puisse être mouillée par le liquide, et que par suite l'action capillaire puisse s'exercer sans obstacle, à la condition aussi que le liquide en expérience sera sans action chimique sur la substance dont est fait le tube.

« 2° Le diamètre de l'orifice du tube d'écoulement est également sans influence sur le poids des gouttes ; il peut indifféremment être capillaire ou de plusieurs millimètres ; la vitesse d'écoulement est seule modifiée dans ces conditions. Quand le tube est plein, c'est-à-dire sans orifice, les gouttes qui s'écoulent en baignant les parois extérieures sont du même poids que celles qui s'écouleraient du même tube s'il était perforé.

« 3° L'épaisseur des parois du tube d'écoulement, si minces qu'on les suppose, sont aussi sans influence sur le poids des gouttes. C'est là, du reste, la conséquence de la proposition qui précède.

« 4° Le *diamètre total* de la circonférence du tube d'écoulement (orifice et parois compris) fait seul varier le poids des gouttes, et cela d'une manière régulière. »

Comme on le voit, M. Lebaigue est en opposition complète avec les indications du *Codex* qui prescrit de régler convenablement *le diamètre intérieur* de la tubulure des compte-gouttes, et avec Reveil, qui admet que la capacité plus ou moins grande du flacon peut faire varier le poids des gouttes. Ses expériences ne lui ont pas permis de confirmer cette manière de voir. Ordinairement à un grand flacon correspond un grand goulot à rebord épais, qui peut donner de grosses gouttes. Mais un flacon de petite capacité à large ouverture donne des gouttes plus pesantes qu'un flacon d'une capacité supérieure dont le goulot est plus étroit. Aussi, suivant M. Lebaigue le diamètre de la partie du goulot où adhère la goutte avant de se détacher a seule une influence sur son volume et son poids, mais non la contenance plus ou moins grande du vase.

Dans son travail M. Lebaigue, après avoir établi expérimentalement que, suivant que le bec d'écoulement avait une section de 1 ou de 9 millimètres, on obtenait des gouttes pesant 0,025 seulement dans le premier cas et 0,129 dans le second, a constaté que le diamètre convenable pour obtenir des gouttes de 0,05 avec l'eau distillée devait être de 3 millimètres, à une très petite fraction près.

Pour se renfermer dans les conditions prescrites par le *Codex*, à savoir : que les compte-gouttes doivent donner des gouttes d'eau distillée du poids de 0,050 à + 15°, il suffira de s'assurer que le diamètre total du tube qui donne naissance à la goutte est de $0^m,003$, quel que soit d'ailleurs le diamètre intérieur de l'orifice. Cependant, il est préférable d'employer un tube d'écoulement d'un orifice assez petit pour ne pas permettre au liquide de s'écouler en jet, mais goutte à goutte. Il est indispensable que l'extrémité du tube soit toujours assez propre pour être parfaitement mouillée par le liquide à doser, afin que l'action capillaire puisse s'exercer régulièrement.

COMPTE-GOUTTES LEBAIGUE.

Partant de ces principes, M. Lebaigue a établi un compte-gouttes de précision réunissant toutes les conditions qui lui ont paru indispensables pour en faire un instrument pratique et commode.

Suivant lui, les conditions que cet instrument doit remplir sont les suivantes :

1° Être exact ;

2° Être d'une matière inattaquable aux agents ordinaires ;

3° Être d'une seule pièce et d'une seule matière ;

4° S'amorcer de lui-même, quelle que soit la quantité de liquide ;

5° Laisser tomber les gouttes une à une sans pression, ou plutôt à la pression ordinaire de l'atmosphère ;

6° Pouvoir être employé isolément ou s'adapter aux différentes formes de flacons ;

7° Pouvoir être mis entre les mains du public pour les cas particuliers, ou servir dans la pratique journalière de l'officine entre les mains du pharmacien.

Voici la description de l'instrument ainsi que le dessin qui le représente et que je dois à l'obligeance de l'auteur.

Il est constitué comme partie principale par un compte-gouttes (fig. 1) uniquement formé d'un

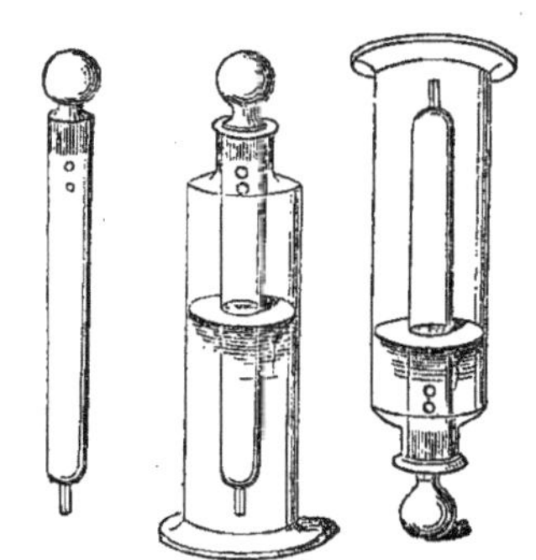

Fig. F1.   ig. 2.   Fig. 3.

tube en verre d'une seule pièce dont la partie supérieure est renflée en forme de boule et dont la partie inférieure est terminée par un ajutage à trou capillaire et calibré pour donner exactement des gouttes dont le poids soit conforme aux indications du Codex.

Ce tube porte en outre au-dessous de la boule supérieure un renflement destiné à former bouchon et à être ajusté à l'émeri sur les différentes formes de flacons. Au-dessous de ce renflement se trouvent deux petites ouvertures destinées : 1° à la sortie de l'air quand, l'instrument étant plongé droit dans un liquide, ce dernier pénètre dans le tube par la partie inférieure ; 2° à l'introduction du liquide et à la sortie de l'air quand, le niveau étant trop bas pour que le liquide pénètre directement dans le tube; il est nécessaire de renverser le flacon pour amorcer le compte-gouttes. La figure 2 représente le compte-gouttes bouchant un flacon qui contient assez de liquide pour que l'amorcement se fasse d'une façon directe. La figure 3 indique la position à donner au flacon lorsque le niveau du liquide est trop bas pour pénétrer dans la position normale.

Pour l'usage, il suffit, une fois le compte-gouttes amorcé, soit directement, soit par renversement, de le sortir du flacon ; les gouttes s'échappent alors, grâce à l'orifice capillaire inférieur, avec une lenteur suffisante pour qu'on puisse en compter facilement le nombre voulu. La figure 2 donne le modèle que les pharmaciens peuvent mettre entre les mains du public. Je pense que les flacons de 15 grammes et de 30 grammes conviendront pour cet usage.

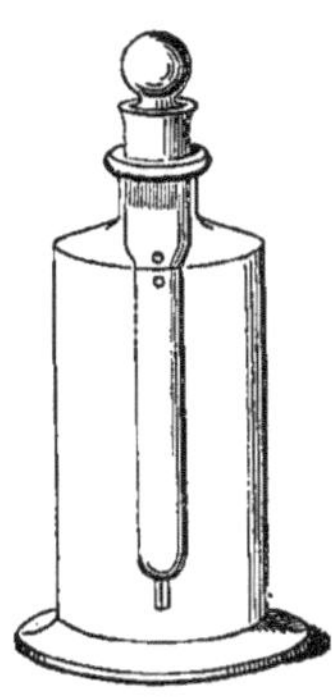

Fig. 4.

La figure 4 représente un flacon compte-gouttes destiné surtout à l'usage intérieur des officines. Il ne diffère du précédent que par un point, le principe restant d'ailleurs le même. Le tube compte-gouttes, au lieu d'être fermé à sa partie supérieure, est ouvert et porte un bouchon. Cette disposition remplit un double but. Veut-on compter des gouttes ? on sort le tube après l'avoir amorcé et l'ajutage inférieur laisse tomber les gouttes une à une. Veut-on compter les grammes ? on les pèse par l'orifice supérieur, après avoir enlevé le bouchon et tout en maintenant, à l'aide du doigt, le tube fixé au flacon ; le liquide s'écoule alors en jet, si l'inclinaison est suffisante.

La figure 5 donne le modèle d'un flacon destiné, comme le précédent, à l'usage intérieur d'une pharmacie. Il présente deux ouvertures, l'une centrale munie du bouchon compte-gouttes, dont j'ai expliqué le maniement; l'au-

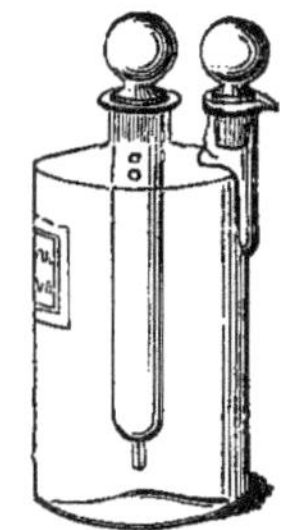

Fig. 5.

tre latérale bouchée à la manière ordinaire d'un flacon à l'émeri, et permettant par conséquent de laisser passer le liquide par quantité.

M. Lebaigue a disposé avec des séries de flacons à deux tubulures munies de ces compte-gouttes, des boîtes à réactifs qui peuvent rendre des services dans les laboratoires de chimie.

COMPTE-GOUTTES LIMOUSIN.

Malgré les avantages incontestables que présente dans certains cas l'instrument imaginé par M. Lebaigue, j'ai cru utile, tout en me conformant aux principes qu'il a établis plus haut, de disposer un compte-gouttes d'un maniement plus commode s'amorçant par aspiration et pouvant en même temps détacher les gouttes une à une ou permettre facilement la sortie du liquide par jet.

Ces conditions ne sont pas réalisées par l'instrument de M. Lebaigue, car, par suite de sa disposition, il n'est pas possible de régler la sortie du liquide. Il sort souvent trop rapidement quand le tube est rempli jusqu'en haut, ou il s'écoule trop lentement quand il n'est plus qu'en petite quantité.

L'impossibilité de maintenir dans l'intérieur du tube la colonne liquide à une hauteur fixe pendant un certain temps empêche également d'y introduire une quantité déterminée de liqueur et ne permet pas de le faire fonctionner comme pipette.

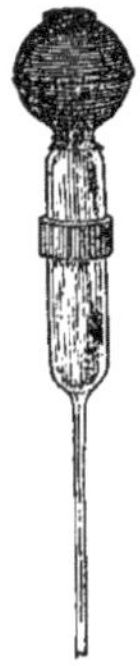

Le compte-gouttes que j'ai construit et dont je donne le dessin ci contre est formé par un tube capillaire dont la section du tube d'écoulement, à son extrémité inférieure, est exactement de 3 millimètres. A sa partie supérieure il est soudé à une ampoule de verre de forme cylindrique, dont la capacité doit toujours être plus grande que celle de la poire en caoutchouc qui complète l'instrument, afin d'empêcher la pénétration du liquide pendant l'aspiration.

Fig. 6.

Cette poire est adaptée à l'ampoule en verre et mise en communication avec elle par un petit renflement troué latéralement. Elle y est fixée solidement par un fil métallique qui rend la fermeture hermétique.

Pour faire fonctionner l'instrument, rien de plus simple : on comprime légèrement entre le pouce et l'index la poire en caoutchouc après avoir plongé le bec du compte-gouttes dans le liquide. En décomprimant graduellement, on voit ce dernier monter dans le réservoir en verre. Dès que la quantité introduite est jugée suffisante on porte l'instrument au-dessus du vase où l'on veut compter les gouttes, et il suffit de comprimer très légèrement le caoutchouc pour faire sortir le liquide goutte à goutte (fig. 7).

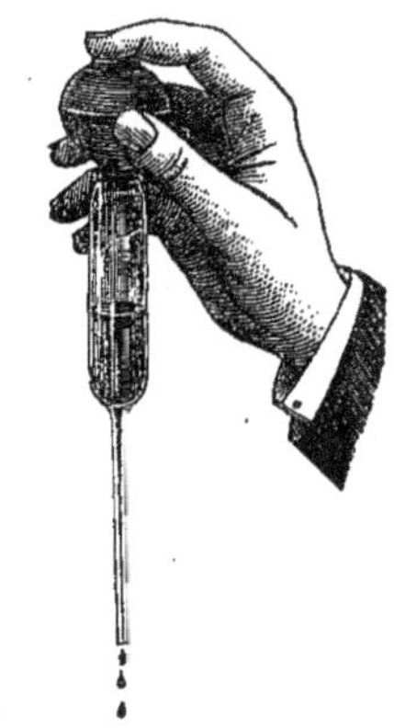

Fig. 7.

Ainsi que j'ai pu m'en assurer par des expériences comparatives, la pression qui s'exerce sur le liquide n'a aucune influence sur le poids de la goutte, qui est exactement le même, soit qu'elle tombe spontanément à l'air libre, soit qu'elle se détache sous l'influence de la poussée de l'air contenu dans le réservoir élastique.

On comprend qu'avec cette disposition de l'instrument on peut à volonté, suivant qu'on exerce une pression plus ou moins forte sur la poire, faire sortir le liquide en jet ou par gouttes, de même qu'on peut suspendre l'écoulement en cessant momentanément la compression.

La facilité avec laquelle on peut alternativement faire entrer et sortir de l'eau dans ce compte-gouttes a le grand avantage de permettre de le nettoyer après chaque opération.

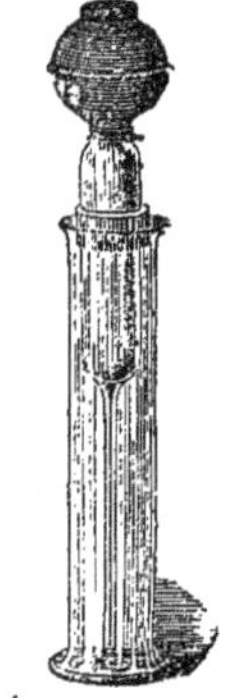

Fig. 8.

En entourant la partie supérieure de l'ampoule cylindrique, un peu au-dessous de la poire, d'un anneau en caoutchouc ou d'un bouchon percé, on peut le fixer aisément sur une éprouvette ou sur le goulot d'un flacon (fig. 8).

FILTRE-GOUTTES DE LIMOUSIN.

Dans certains cas il peut être utile d'employer un instrument qui puisse en même temps permettre de compter les gouttes et de filtrer le liquide contenu dans le flacon.

C'est dans ce but que j'ai imaginé un petit instrument qui par sa disposition particulière donne des gouttes toutes filtrées au moment même de la sortie du liquide du flacon sur lequel on peut l'adapter (fig. 9).

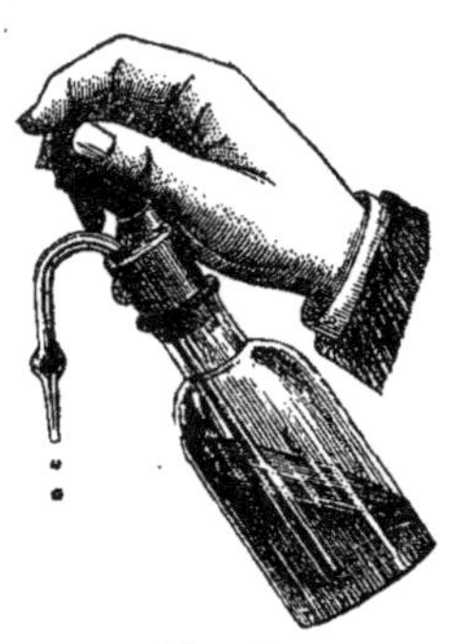

Fig. 9.

Il a sur les appareils analogues deux grands avantages :

1° Par la disposition particulière de la poire il évite tout contact direct du liquide avec le caoutchouc ce qui peut, dans bien des cas déterminer des altérations dans la composition des solutions surtout avec certains agents tels que l'alcool, le chloroforme, l'acide phénique, le nitrate d'argent, les alcaloïdes, etc.

2° Par la composition de la matière filtrante contenue dans l'ampoule du tube recourbé, il permet de compter et de filtrer des gouttes de solutions concentrées d'acides ou d'alcalis caustiques. En effet, ce filtre étant constitué non par du coton végétal, mais par du verre filé ou coton verre (*Glaswolle*), dont nous parlons plus loin, il peut résister à l'action destructive des agents chimiques les plus corrosifs.

Le tube de sortie du liquide a une section de 3 millimètres de diamètre en sorte qu'il donne des gouttes toujours égales et du poids de 5 centigrammes avec l'eau distillée.

Les deux parties qui constituent cet instrument, poire en caoutchouc et tube plongeur recourbé à sa partie supérieure, sont fixées dans un bouchon percé de deux trous et de forme assez conique pour permettre de l'adapter en toute espèce de flacon.

Pour le faire fonctionner il suffit de presser légèrement sur la poire. Par suite de la compression de l'air sur la surface du liquide, ce dernier monte dans le tube plongeur et les gouttes se détachent une à une après avoir été filtrées dans le coton de verre.

Dès qu'on cesse la compression le liquide rentre dans le tube et dans le flacon, avec une certaine quantité d'air qui rétablit l'équilibre de la pression.

On peut ainsi le faire fonctionner sans avoir besoin de déboucher le flacon jusqu'à épuisement complet du liquide qu'il contient.

L'absorption produite pour la décompression de la poire a l'avantage d'empêcher le bec de l'instrument de rester mouillé après qu'on le fait fonctionner en même temps qu'elle a pour effet de nettoyer le filtre du dépôt qui se forme à sa surface.

Le pharmacien devra toujours délivrer cet instrument avec un flacon de profondeur et d'ouverture calculée de telle sorte qu'il puisse fonctionner facilement.

Le malade ne devra le fixer sur le flacon que lorsque le médicament sera arrivé chez lui, car il est de toute nécessité que la bouteille soit maintenue dans la position verticale pour éviter l'introduction possible du liquide dans la poire en caoutchouc si on renversait l'instrument.

Ce petit appareil est surtout commode pour les oculistes qui peuvent instiller dans l'œil des gouttes de collyre parfaitement limpide et d'un volume toujours égal.

Il est utile pour filtrer instantanément les solutions hypodermiques qui s'altèrent quelquefois dans les flacons en, vidange, ou qui laissent déposer des cristaux quand elles sont trop concentrées.

Dans tous les cas on devra toujours avoir soin de le faire fonctionner avec de l'eau simple avant de l'employer afin d'enlever les petits fragments de fils de verre qui pourraient adhérer à l'intérieur du bec du tube.

APPLICATION DU COMPTE-GOUTTES A L'ANALYSE.

On comprend que chaque goutte qui s'écoule d'un compte-gouttes bien calibré correspondant à un même volume de liquide, on puisse utiliser cet instrument pour remplacer les burettes graduées, dans les analyses volumétriques avec les liqueurs titrées.

C'est cette considération qui a donné au Dr Duhomme l'idée de l'employer pour le dosage du sucre dans l'urine des diabétiques au moyen de la liqueur cupro-sodique.

Mais, comme l'urine, ainsi que tous les liquides de l'économie, a une composition variable qui fait changer le nombre des gouttes pour le même volume de chaque échantillon en expérience, il a songé à faire jauger l'instrument.

On peut donc, avec cette disposition, en opérant sur une quantité déterminée de liquide, un centimètre cube par exemple, savoir exactement le nombre de gouttes qu'il contient et par suite en déduire la fraction de centimètre cube représentée par chacune des gouttes.

Le résultat des recherches du Dr Duhomme a été communiqué à la Société de Thérapeutique dans la séance du 22 avril 1874.

Je crois devoir reproduire ici la partie de cet intéressant travail où il décrit son procédé de dosage du sucre au moyen de cet instrument, car cette méthode économique et rapide peut être mise à profit par les médecins ou les pharmaciens qui n'ont pas à leur disposition l'outillage coûteux et encombrant d'un laboratoire de chimiste.

Voici la description du procédé d'après le texte même de l'auteur (1) :

(1) Voir *Répertoire de pharmacie*, 10 février 1874, p. 67 ; et, pour plus de détails, *Bulletin de Thérapeutique*, 1er semestre 1875, pages 163, 214 et 261.

PROCÉDÉ DU Dʳ DUHOMME POUR LE DOSAGE DU SUCRE AVEC LE COMPTE-GOUTTES.

La lecture du Mémoire si intéressant et si consciencieux de Lebaigue sur les conditions d'écoulement des liquides par gouttes nous avait laissé entrevoir la possibilité de substituer un simple compte-gouttes aux burettes graduées si fragiles, si dispendieuses, si souvent inexactes. Bien que ce travail ait démontré que le poids d'une goutte et par suite le volume (même pour des densités égales) varie considérablement, suivant le compte-gouttes qui le fournit et suivant le liquide employé à l'obtenir ; comme il établissait en même temps la parfaite équivalence des gouttes pour le même liquide s'écoulant d'un même compte-gouttes, nous ne désespérions pas d'arriver à un résultat ; mais rien n'exigeant alors la réalisation immédiate de cette idée, notre désir était resté à l'état platonique. Cette fois, sous l'impulsion d'une nécessité pressante, nous avons repris l'étude du problème, et nous croyons en avoir trouvé la solution pratique.

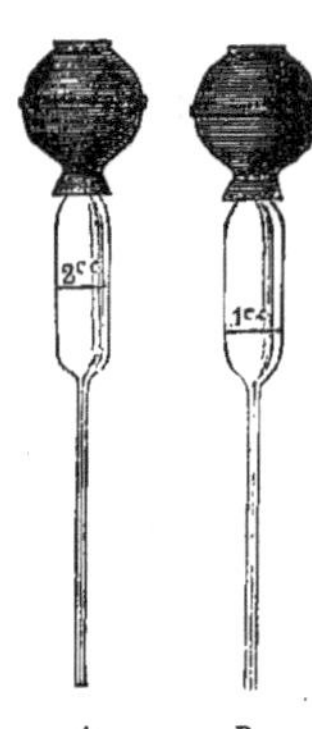

A   B
Fig. 10.

De tous les compte-gouttes que l'on trouve dans le commerce, celui qui nous a paru le mieux approprié à nos recherches est le *Compte-gouttes titré de Limousin ;* il est fidèlement représenté dans les deux figures ci-dessus (fig. 10), ce qui nous dispensera d'en donner la description. La poire en caoutchouc qui le surmonte le rend excessivement docile à la volonté de l'expérimentateur, soit pour l'aspiration du liquide, soit pour son expulsion par gouttes ou par jet continu

dans le cas où le dénombrement des gouttes n'est pas nécessaire.

Sur le renflement cylindrique de deux de ces compte-gouttes, nous avons, en nous servant des procédés habituels de
graduation, tracé, à l'aide d'un crayon de diamant, un trait
parfaitement horizontal, qui sur l'un, A, réservé à la liqueur
de Fehling, répond à une capacité de 2 centimètres cubes, et
sur l'autre, B, destiné à l'urine, à une capacité de 1 centimètre cube. Cette simple modification nous mettait à même de
résoudre le problème que nous nous étions posé. En effet,
l'instrument B nous permet de déterminer extemporanément
la fraction de centimètre cube représentée par une goutte
d'une urine quelconque s'écoulant de son intérieur ; et ainsi
disparaissent les difficultés inhérentes à l'extrême variabilité
des gouttes, suivant le liquide et suivant le compte-gouttes.

L'exposé rapide de notre moyen de procéder nous fera
mieux comprendre.

Au moyen du compte-gouttes A, nous puisons dans le
flacon de liqueur de Fehling 2 centimètres cubes de réactif,
ce qui nous est facile au moyen du trait de graduation. Par la
pression de la poire et par un jet continu, nous transvasons
cette quantité de liquide dans un tube à examen d'urine, nous
l'étendons alors avec volume égal d'une solution de soude
caustique dans l'eau distillée.

Le compte-gouttes B servant toujours à l'urine, il semble-
rait au premier abord qu'on pourrait le titrer une fois pour
toutes ; mais l'expérience nous a démontré que l'urine, dont
la composition est si complexe, donne d'un jour à l'autre avec
le même compte-gouttes un nombre de gouttes différent pour
le même volume ; il est donc indispensable de déterminer
chaque fois le volume d'une goutte de l'urine soumise actuellement à l'examen.

Pour cela il nous suffira de puiser une certaine quantité d'urine en ayant soin de la faire parvenir un peu au-dessus du trait de graduation (qui indique un centimètre cube), de faire écouler la quantité de liquide nécessaire pour obtenir un affleurement très exact (il faut que le trait de graduation soit tangent à la courbe inférieure du ménisque concave), puis, à partir de ce moment, de compter le nombre de gout-tes qui tombent jusqu'à l'expulsion complète du liquide ; nous saurons ainsi d'une façon exacte la fraction de centimètre cube représentée par chaque goutte d'urine en expérience. Pour préciser, supposons que 1 centimètre cube nous ait fourni 24 gouttes ; chaque goutte du liquide actuellement en expérience représentera 1/24 de centimètre cube et nous pourrons remplir de nouveau l'instrument sans nous préoccuper cette fois de la graduation, l'essai préliminaire nous ayant permis de déterminer pour toute la durée de l'expérience le volume exact d'une goutte.

Cela fait nous portons à l'ébullition la liqueur de Fehling, puis nous y versons quelques gouttes d'urine et nous atten-dons quelques instants pour apprécier la modification dans la coloration de la liqueur (1) ; après les précautions d'usage, nous ajoutons de nouveau et s'il est nécessaire l'urine goutte par goutte, en ayant soin de chauffer après l'addition de cha-que goutte. Lorsque la coloration a disparu, l'expérience est terminée. Si, pour obtenir ce résultat, il nous a fallu employer 8 gouttes d'urine, comme les 2 centimètres cubes de la liqueur de Fehling correspondent à 1 centigramme de glucose, nous en conclurons que 8/24 de centimètre cube de l'urine sou-

______

(1) Nous ne saurions trop recommander une manière de procéder qui rend cette appréciation facile et qui familiarise vite l'œil avec les diverses nuances de la réaction : c'est d'opérer simultanément sur trois ou quatre tubes dans lesquels la quantité de réactif restant constante, celle de l'urine varie seulement d'une, deux ou trois gouttes d'un tube à l'autre.

mise à notre examen contiennent 1 centigramme de glucose.

Les fractions de centimètre cube changeant avec chaque
urine, on pourrait craindre qu'il n'en résultât une grande complication dans les calculs ; non seulement il n'en est rien, mais
c'est précisément le contraire qui a lieu. L'expérience nous a,
en effet, révélé l'existence d'une formule d'une simplicité excessive, que nous sommes heureux d'offrir à ceux de nos
confrères pour qui les calculs compliqués sont parfois un em-
barras et souvent un ennui. Cette formule, applicable aux
cas où on emploie 2 centimètres cubes de liqueur de Fehling
normalement titrée, est la suivante :

Multiplier par 10 le nombre de gouttes représentant 1 centimètre cube de l'urine en expérience, diviser le produit par le
nombre de gouttes qui sont nécessaires pour décolorer 2 centimètres cubes de liqueur de Fehling (représentant 1 centigramme de glucose) et on obtiendra immédiatement en grammes et centigrammes la quantité de sucre contenu dans 1 litre
d'urine.

Reprenons les chiffres de l'expérience ci-dessus :

24 représente le nombre de gouttes de 1 centimètre cube
de l'urine ; 8, le nombre de gouttes qui ont été nécessaires
pour décolorer 2 centimètres cubes du réactif cupro-sodique.
24 multiplié par 10 donne 240, qui, divisé par 8, donne 30.

Un litre de cette urine contenait donc 30 grammes de
sucre.

Tel est le procédé que nous employons chaque jour. Il est
commode, rapide et exact.

Le Dr Duhomme a dressé un tableau, que je reproduis ci-
contre, qui permet de trouver rapidement et sans calcul la
quantité de sucre contenu dans un litre d'urine examinée par
sans procédé.

Tableau donnant immédiatement le résultat de l'analyse du sucre par le procédé du Dr Duhomme avec le compte-gouttes gradué de Limousin.

NOMBRE DE GOUTTES EMPLOYÉES.

Nombre de gouttes contenues dans cent. cube de l'urine à examiner.	1	2	3	4	5	6	7	8	9	10	11	12	13	14	15	16	17	18	19	20	21	22	23	24
XVIII.	180	90	60.00	45.00	36.00	30.00	25.71	22.50	20.00	18.00	16.36	15.00	13.85	12.85	12.00	11.25	10.59	10.00	9.47	9.00	8.57	8.18	7.83	7.50
XIX..	190	95	63.33	47.50	38.00	31.67	27.14	23.75	21.11	19.00	17.27	15.83	14.61	13.57	12.67	11.87	11.18	10.55	10.00	9.50	9.05	8.64	8.26	7.92
XX...	200	100	66.67	50.00	40.00	33.33	28.57	25.00	22.22	20.00	18.18	16.67	15.38	14.28	13.33	12.50	11.76	11.11	10.53	10.00	9.52	9.09	8.69	8.33
XXI..	210	105	70.00	52.50	42.00	35.00	30.00	26.25	23.33	21.00	19.00	17.50	16.15	15.00	14.00	13.12	12.35	11.67	11.05	10.50	10.00	9.55	9.13	8.75
XXII.	220	110	73.33	55.00	44.00	36.67	31.43	27.50	24.44	22.00	20.00	18.33	16.92	15.71	14.67	13.75	12.94	12.22	11.58	11.00	10.48	10.00	9.56	9.17
XXIII.	230	115	76.67	57.50	46.00	38.33	32.86	28.75	25.55	23.00	20.91	19.17	17.69	16.43	15.33	14.37	13.53	12.78	12.10	11.50	10.95	10.45	10.00	9.58
XXIV,	240	120	80.00	60.00	48.00	40.00	34.28	30.00	26.66	24.00	21.82	20.00	18.40	17.14	16.00	15.00	14.12	13.33	12.63	12.00	11.43	10.91	10.48	10.00

CHIFFRES INDIQUANT EN GRAMMES LA QUANTITÉ DE SUCRE CONTENU PAR LITRE.

Explication : les chiffres de la première ligne horizontale correspondent au nombre de gouttes employées. Les chiffres romains de la première colonne verticale correspondent au nombre de gouttes contenues dans le centimètre cube de l'urine en expérience. Cette table se lit comme celle de Pythagore. — Exemple : l'urine à examiner donne 22 gouttes au centimètre cube et 11 gouttes ont suffi pour amener la décoloration de la liqueur cupro-sodique. — On prend dans la première ligne horizontale du tableau le chiffre 11 correspondant au nombre de gouttes employées et on descend dans la colonne verticale au-dessous jusqu'au point d'intersection de la ligne horizontale qui commence par le chiffre romain XXII et on trouve le nombre 20 qui indique que l'urine examinée contient 20 grammes de sucre de glucose par litre.

Pour obvier à l'inconvénient que présente parfois le diamètre relativement grand du compte-gouttes décrit plus haut, et qui empêche d'apercevoir nettement le niveau du liquide auprès du trait de graduation le Dr Duhomme a proposé de donner à cet instrument des dispositions particulières.

1° *Compte-gouttes à soupape.* — La partie originale de cet instrument (fig. 11) est constituée par un ajutage métallique B, en argent. Il est percé d'un petit trou fermé par une soupape E d'une forme et d'un maniement analogues à la clef d'un instrument à vent. Cette soupape permet ou interrompt à volonté la communication de la partie supérieure du compte-gouttes avec l'air extérieur. On peut donc, sans avoir à craindre la rentrée tumultueuse de l'air par l'extrémité inférieure et la séparation de la colonne liquide, arrêter l'ascension de celle-ci juste au trait de jauge FD, qui, portant sur un tube capillaire, permet une très grande précision dans l'évaluation du volume. D'autre part, on peut faire plusieurs fois le vide par des pressions successives de la poire A sans déterminer la dépression du liquide déjà introduit (la soupape étant ouverte pendant la pression de la poire et fermée pendant que l'ascension du liquide est déterminée par l'élasticité du caoutchouc). On peut, par ce moyen, remplir, avec une poire de petit calibre, une pipette d'une grande capacité. La réunion de la pipette de verre G à l'ajutage métallique étant des plus faciles, on peut avoir un assortiment de pipettes de différentes dimensions. Cette réunion se fait au moyen d'un anneau de caoutchouc C plus ou moins épais, qui, entourant l'extrémité d'un des tubes de la pipette, est introduit à frottement

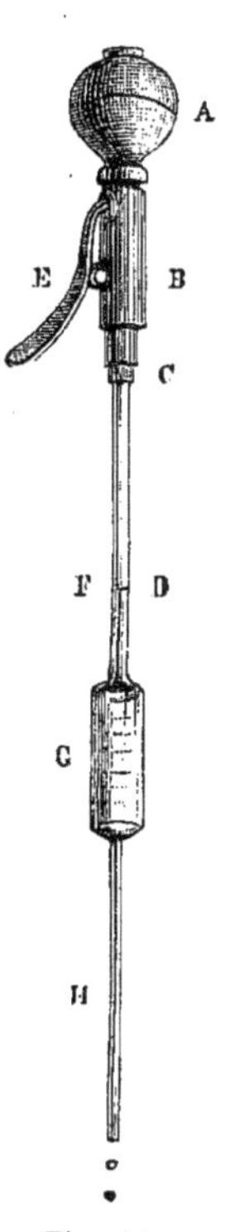

Fig. 11.

dans la douille de l'ajutage. Le tube FD ou le tube H peuvent être indifféremment choisis pour donner issue aux gouttes ou pour être introduits dans l'ajutage, et, comme ils n'ont pas le même diamètre extérieur, on peut ainsi obtenir des gouttes d'un volume différent. En comptant un certain nombre de gouttes avec cet instrument quand la soupape est fermée et un même nombre quand elle est ouverte, on peut constater facilement que la pression exercée par le caoutchouc n'exerce aucune influence sur leur volume qui reste le même dans les deux cas.

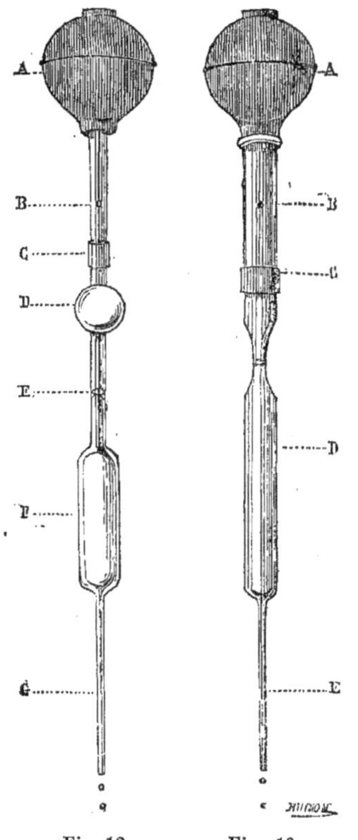

Fig. 12.   Fig. 13.

2° *Compte-gouttes à trou d'air.* — A cause du prix de revient assez élevé de l'ajutage de l'instrument qui constituait un obstacle sérieux à la vulgarisation, surtout pour les analyses cliniques, le Dr Duhomme a cherché un succédané qui, tout en étant d'une fabrication moins coûteuse, fût cependant susceptible de rendre à peu près les mêmes services.

Les figures ci-contre (fig. 12 et 13) représentent sous deux formes un peu différentes l'instrument simplifié par la suppression de l'ajutage métallique. Sous cette nouvelle forme, il est uniquement composé de verre et de caoutchouc. Un petit trou indiqué en B a été pratiqué dans le verre et peut permettre la rentrée de l'air. Quant à la soupape, c'est la face palmaire de la troisième phalange du médius de l'opérateur qui en remplit les fonctions, et qui, découvrant ou recouvrant le trou d'air, permet ou interrompt la communication de la partie supérieure de l'instrument avec l'extérieur. Cette communication n'est utile qu'à l'instant où l'on veut obtenir l'affleurement, à tout autre moment elle serait intempestive, puisque le liquide n'étant plus maintenu à l'intérieur s'échapperait au dehors indépendamment de la volonté de l'opérateur et le compte-gouttes à poire en caoutchouc perdrait ainsi un de ses principaux avantages.

Comme, d'autre part, on ne peut maintenir le doigt sur le trou d'air pendant toute la durée de l'analyse, il est indispensable de suppléer au mouvement automatique de la soupape métallique par une autre disposition. Tel est le but du cylindre en caoutchouc représenté en C. Lorsque le jeu de la soupape digitale est nécessaire, ce cylindre est maintenu dans la position qu'indique la figure et le trou d'air reste accessible au doigt ; dans le cas contraire, le cylindre glissant le long du tube est relevé de manière à couvrir le trou d'air et à le maintenir hermétiquement clos. Dans cette nouvelle position, l'instrument peut fonctionner à la manière du compte-gouttes ordinaire.

PIPETTES AUTOMATIQUES.

Dans le but de remplacer les pipettes ordinaires qui fonctionnent par une succion du liquide opérée avec la bouche, j'ai fait construire des instruments basés sur les principes décrits plus haut.

Dans bien des cas il est dangereux ou désagréable avec certains liquides, acide cyanhydrique, brôme, ammoniaque, etc., de pratiquer l'aspiration avec la bouche et de plus il est à peu près impossible à l'opérateur de suivre sur l'échelle graduée le mouvement ascensionnel du liquide, en même temps qu'il maintient l'extrémité supérieure de l'instrument avec ses lèvres.

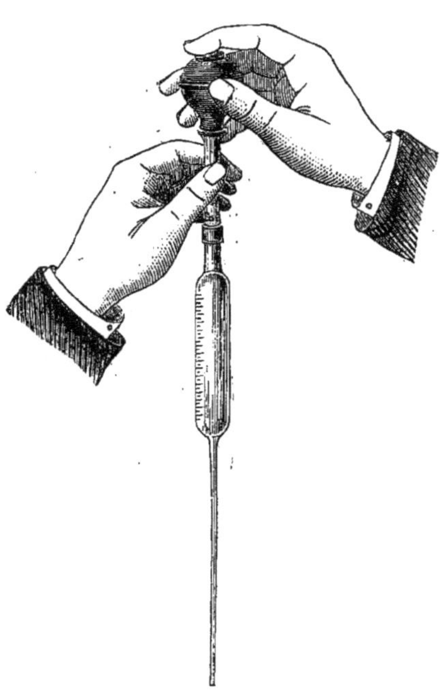
Fig. 14.

Voici la description des instruments que j'ai fait construire pour obvier à ces inconvénients.

La figure 14 représente une pipette ordinaire graduée surmontée d'une petite poire en caoutchouc et munie d'un trou d'air pratiqué dans la portion du tube que recouvre le pouce de la main gauche de l'opérateur.

Si avec la main droite on exerce une certaine compression sur la poire pendant que l'extrémité inférieure de l'instrument est plongée dans le liquide qu'on veut emmagasiner, on comprend que ce dernier s'introduira facilement dans le récipient de la pipette dès qu'on décomprimera la boule de caoutchouc.

On peut ainsi suivre commodément sa marche ascensionnelle sur l'échelle graduée de l'instrument.

Avec cette disposition on a de plus l'avantage de pouvoir faire une nouvelle prise de liquide quand l'action aspirante de la poire a cessé de se produire. Il suffit pour cela de laisser pénétrer l'air dans l'instrument en enlevant le pouce de la main gauche qui bouche le trou d'air, et de comprimer de nouveau la poire pour obtenir une seconde introduction du liquide dès qu'on a replacé le pouce sur l'orifice.

On peut réitérer cette manœuvre autant de fois qu'on le veut pour remplir complètement le ré-cipient de la pipette si on le juge né-cessaire.

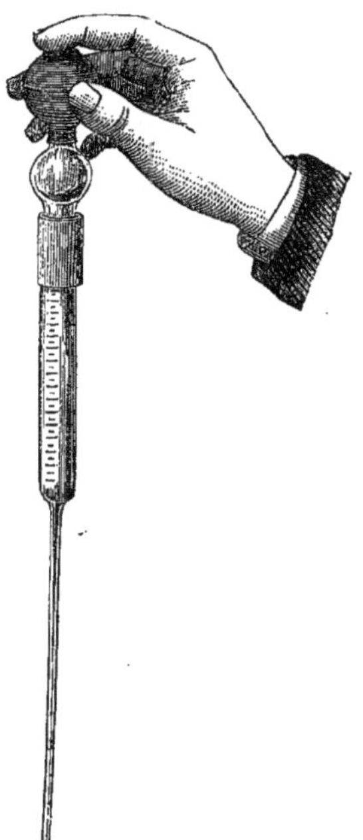

De même que dans l'instrument du Dr Duhomme, au moyen d'une petite bague en caoutchouc qui glisse le long du tube, on peut, quand on le désire, fermer le trou d'air, ce qui permet alors de faire fonctionner l'appareil comme un compte-gouttes ordinaire.

La pipette figurée ci-contre (fig. 15) est basée sur le même principe, mais le trou d'air, au lieu d'être pratiqué sur le tube de l'instrument, est établi dans la partie supérieure de la poire en caoutchouc.

Il suffit donc d'appliquer l'index de

Fig. 15.

la main droite sur cet orifice pour le fermer et de l'enlever pour établir la communication avec l'air intérieur.

De cette façon avec une seule main on peut pratiquer successivement plusieurs prises de liquide jusqu'au point où on veut le faire monter.

Ces instruments étant terminés à la partie inférieure par des tubes capillaires du diamètre de 3 millimètres on comprend qu'on peut en même temps les faire fonctionner comme compte-gouttes et par conséquent les utiliser pour les analyses chimiques avec les liqueurs titrées, puisque chaque goutte correspond rigoureusement à 5 centigrammes d'eau distillée.

COMPTE-GOUTTES A ÉCOULEMENT LATÉRAL DE GUICHARD

S'appuyant sur le principe établi par M. Lebaigue que le diamètre intérieur d'un tube n'exerce aucune influence sur le poids des gouttes qui s'en détachent et que les tubes non perforés donnent des gouttes du même poids que lorsqu'ils sont creux, M. Guichard a construit des compte-gouttes particuliers qu'il désigne sous le nom de *compte-gouttes à écoulement latéral*.

Ainsi qu'on peut le voir par la figure 16, le premier modèle de M. Guichard ne diffère de celui de M. Lebaigue que par cette particularité que la tige C, calibrée à 3 millimètres de diamètre, qui termine l'instrument, est pleine.

Le compte-gouttes T, porte en outre à sa partie inférieure un petit trou *t* par lequel le liquide s'écoulant le long de la tige pleine C, se détache en donnant des gouttes de 5 centigrammes avec de l'eau distillée.

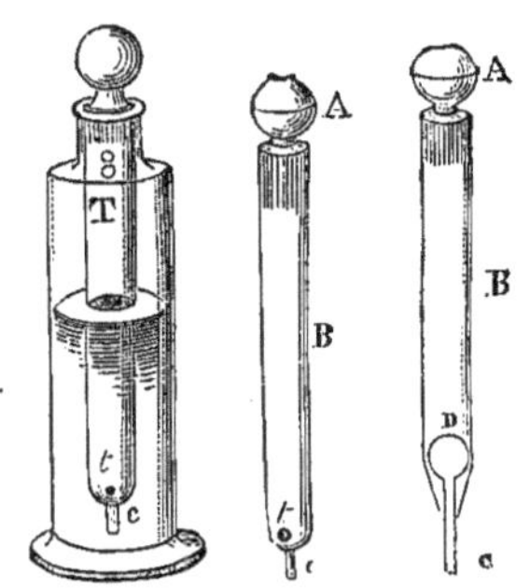

Fig. 16.   Fig. 17.   Fig. 18.

Le second modèle (fig. 17) fonctionne de la même manière, mais il est muni d'une poire en caoutchouc A, comme le compte-gouttes que j'ai décrit plus haut, ce qui permet de régler à volonté l'introduction et la sortie du liquide.

Enfin le troisième modèle (fig. 18), plus original, diffère du second en ce que la tige pleine C est mobile dans le compte-gouttes. Grâce à cette disposition on peut puiser au fond d'un vase ou d'un flacon la plus petite quantité de liquide.

Le tube B du compte-gouttes est complètement ouvert à sa partie inférieure et la tige mobile C est munie à sa partie supérieure, d'une saillie en forme de palette D qui l'empêche de sortir de l'intérieur de l'instrument.

Quand on plonge l'appareil au fond d'un vase ou d'un flacon, la tige C D remonte dans l'intérieur du tube et en décomprimant la poire A, le liquide pénètre dans le tube B. Aussitôt qu'on enlève l'instrument le système C D redescend par son propre poids et ferme la partie inférieure du compte-gouttes.

Il suffit alors, pour faire écouler le liquide, par goutte de comprimer doucement la poire en caoutchouc A, qui le surmonte.

ALCOOMÈTRE ŒNOMÈTRE

INSTRUMENT DESTINÉ A DÉTERMINER LA RICHESSE ALCOOLIQUE DES VINS
ET DES LIQUIDES PEU CHARGÉS D'ALCOOL (1).

A la fin de l'année 1867, en répétant les expériences curieuses de M. Lebaigue sur les compte-gouttes, et en jetant
les yeux sur le tableau du Codex, qui montre les énormes différences de poids des gouttes de certains liquides suivant
qu'ils renferment une proportion d'alcool plus ou moins
élevée, nous avons eu l'idée de baser sur ces faits un moyen
pour déterminer la richesse alcoolique de certaines liqueurs.
sans recourir à la distillation.

Le compte-gouttes associé à une balance de précision offre
tout naturellement un moyen d'arriver à ce résultat, mais
c'est un procédé peu pratique, et bien qu'il ait été le point de
départ de notre travail, nous l'avons abandonné. Nous avons
pensé qu'au lieu de prendre la différence des poids comme
moyen de recherche, il était préférable de se baser sur la différence des volumes, et c'est là le principe fondamental de
notre appareil.

La construction de cet instrument repose donc sur les faits
suivants : quand un liquide alcoolique s'échappe par gouttes

(1) Ce travail a été fait en commun avec mon collègue et ami Berquier,
pharmacien à Provins.

d'un tube, les gouttes sont d'autant plus petites que le liquide est plus alcoolique, et d'autant plus grosses qu'il est plus aqueux.

Si l'on observe la marche du liquide dans un tube d'un petit diamètre intérieur, ouvert à ses deux extrémités, et rempli alternativement d'alcool et d'eau, on voit, lorsqu'on a fait tomber un même nombre de gouttes, que la colonne de liquide restant dans le tube est très haute quand on opère avec de l'alcool; qu'elle est au contraire très courte quand on opère avec de l'eau, et que, toujours pour le même nombre de gouttes, elle est plus ou moins étendue suivant que l'on répète l'expérience avec des liquides plus ou moins alcooliques.

Voici la description sommaire de l'instrument que nous avons construit en nous basant sur ces faits (fig. 19).

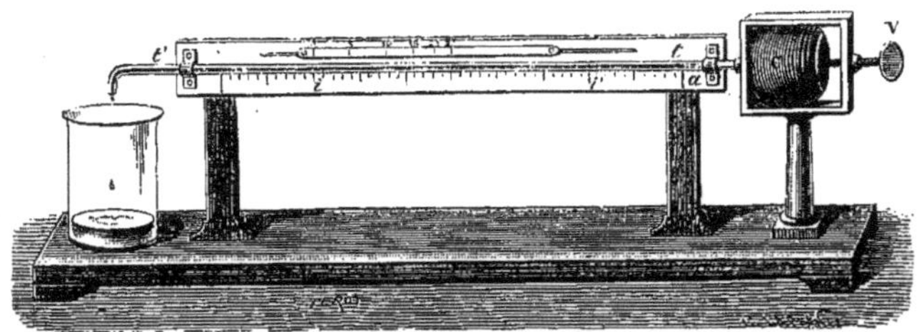

Fig. 19.

On prend un tube de verre *tt'* de 35 centimètres de longueur, d'un diamètre intérieur d'un millimètre environ. On étire et l'on courbe à angle droit, à la lampe, une de ses extrémités, de manière à faire un bec de 2 millimètres de diamètre en y ménageant un orifice capillaire.

A l'autre extrémité, on fixe une petite ampoule en caoutchouc C, analogue à celles dont sont munis les compte-gouttes ordinaires.

Sur une planchette horizontale on fixe le tube ainsi préparé et l'on emprisonne la boule de caoutchouc dans un cadre supporté comme l'indique la figure.

Au moyen d'une vis micrométrique V transmettant son action à une petite plaque mobile qui fait pression sur la boule de caoutchouc, on peut, suivant qu'on fait tourner la vis dans un sens ou dans l'autre, produire un mouvement d'aspiration ou de sortie qui fait avancer ou reculer le liquide dans le tube.

Si, après avoir comprimé la boule, on plonge le bec de l'instrument dans une petite éprouvette contenant de l'eau distillée et qu'on tourne la vis de manière à déterminer l'ascension du liquide dans le tube, on pourra faire monter l'eau jusqu'à un point fixe a indiqué sur la planchette.

Arrivé à ce point, si l'on tourne doucement la vis de manière à faire tomber dix gouttes, on voit que la colonne du liquide atteint à peine 2 centimètres de longueur dans le tube et s'arrête au point marqué i.

En répétant cette même expérience avec de l'alcool absolu, on voit que la longueur de la colonne atteint 19 à 20 centimètres et s'arrête au point marqué i', parce que les gouttes étant très petites ne déterminent qu'une très faible différence dans le volume primitif du liquide.

Si l'on opère avec des liqueurs alcooliques titrées, on voit que la longueur de la colonne liquide est en rapport constant avec leur richesse alcoolique.

On fixe à la planchette une règle sur laquelle les différents degrés de l'alcool ont été déterminés expérimentalement avec des liqueurs titrées. Cette règle graduée est mobile ; elle glisse le long du tube et dispense de recourir aux tables de correction, pour les variations de température. On doit, pour cela, à chaque opération, déterminer le point où s'arrête la colonne après la chute de dix gouttes d'eau en faisant fonctionner l'instrument avec de l'eau prise à la même température que l'alcool ou le vin qu'on veut examiner.

Il faut aussi prendre la précaution, avant de procéder à un essai, de laver l'instrument en faisant entrer et sortir à une ou deux reprises une certaine quantité de la liqueur à examiner. On empêche ainsi que l'eau qui reste adhérente aux parois intérieures du tube ne vienne, par son mélange, diminuer le titre alcoolique.

Une très faible proportion d'alcool suffit pour amener dans la longueur de la colonne une différence considérable. On trouve en effet sur la règle 3 centimètres d'écart entre l'eau et l'alcool à un degré.

Cet instrument pourrait facilement indiquer la présence d'une proportion d'alcool trois ou quatre fois moindre.

Il offre cette particularité remarquable, qui nous donne l'espoir d'en tirer un parti avantageux, au point de vue pratique, dans la recherche du degré alcoolique des vins, qu'il fournit des indications beaucoup plus précises pour les liqueurs peu alcooliques que pour celles qui le sont beaucoup : c'est le contraire de ce qui arrive pour l'alcoomètre centésimal dont les divisions sont très rapprochées pour les liqueurs faibles, et beaucoup plus écartées à mesure que le degré alcoolique augmente.

Il résulte des expériences que nous avons faites que la quantité de matière extractive contenue dans le vin n'exerce pas une influence sensible sur la marche de l'instrument. On obtient avec le vin les mêmes indications que celles que fournit l'eau alcoolisée au même titre.

Ce résultat concorde avec les faits observés par MM. Lebaigue et Salleron, qui ont déjà constaté que les matières salines et extractives dissoutes dans l'eau ou dans l'alcool ne modifient pour ainsi dire pas le poids des gouttes de ces mêmes liqueurs pures.

On peut donc, avec cet instrument, par une opération aussi simple et aussi rapide que celle qui consiste à déterminer le titre d'un mélange d'eau et d'alcool avec l'alcoomètre ordinaire, chercher la richesse alcoolique d'un vin sans le distiller.

Peut-être aussi pourra-t-on en tirer un bon parti pour vérifier instantanément si les teintures pharmaceutiques sont préparées avec de l'alcool marquant le degré prescrit par le Codex (1).

(1) Voir sur ce même sujet, *Manipulations de Physique*, de H. Buignet, p. 234 et suivantes (J. B. BAILLIÈRE).

COTON DE VERRE

OU GLASWOLLE (1).

Je crois utile d'attirer l'attention sur un produit peu connu en France, le *glaswolle*, qui me paraît devoir rendre des services sérieux aux pharmaciens et aux chimistes.

Le *glaswolle*, que l'on peut traduire assez exactement par *laine de verre* ou *soie de verre*, est un produit employé en Allemagne et surtout en Autriche pour filtrer les liquides dans les laboratoires.

Ce *glaswolle*, que je me suis procuré dans un récent voyage dans les provinces rhénanes, est constitué par du verre étiré en fils, qu'on ne peut comparer, comme aspect, qu'à la soie la plus fine et la plus souple.

D'après les renseignements que j'ai pu me procurer, ce coton de verre s'obtient en étirant en fils du verre en fusion qui vient s'enrouler sur des cylindres métalliques chauffés et mis en mouvement comme un rouet à filer le lin et le chanvre. Le verre de Bohême seul, paraît-il, se prête à cette fabrication qui demeure le monopole d'une ou deux verreries de cette contrée.

Examinés au microscope, les fils de cette substance sont

(1) Note lue à la Société de pharmacie, 2 août 1876.

aussi ténus que des fils de soie ou des fibrilles de coton. Ils sont résistants, se brisent plus facilement que les derniers par la traction, mais ils sont très remarquables par leur excessive souplesse. A première vue, il est impossible de croire à l'origine minérale de ce produit, tant il ressemble à du coton ou à de la soie frisée.

Dans les laboratoires de l'Autriche, pour s'en servir, on l'introduit en petite quantité dans un entonnoir spécial muni, à la partie supérieure de la douille, d'un petit renflement destiné à fixer la substance. Cette disposition spéciale de l'entonnoir est inutile, car, ainsi que j'ai pu m'en assurer, le glaswolle se maintient facilement dans la douille de l'entonnoir, en raison de sa densité très supérieure à celle du coton végétal.

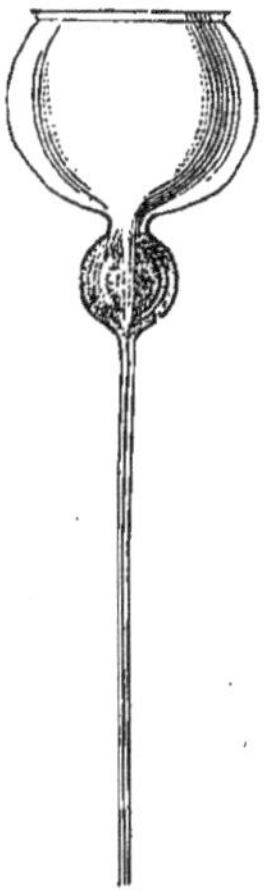

Pour faciliter la filtration des petites quantités de liquide avec cette substance j'ai cependant fait confectionner de petits entonnoirs (fig 20) munis d'une ampoule pour recevoir le coton de verre, d'après le système allemand.

Pour ces entonnoirs spéciaux j'ai fait remplacer la douille par un long tube capillaire qui contribue pour beaucoup à régulariser l'opération.

Par son inaltérabilité, qui ne le cède en rien au verre le plus pur, cette substance présente

Fig. 20.

de grands avantages au point de vue de l'utilisation pour filtrer les solutions acides ou alcalines, même concentrées, et diverses autres substances, telles que le nitrate d'argent, l'albumine, le collodion, la liqueur de Fehling, etc.

Les photographes pourraient, je crois, utiliser avec grand avantage ce nouveau mode de filtration.

Il faut aussi signaler l'excessive rapidité de l'écoulement au travers d'une substance où l'action capillaire n'est pas en-travée par un rapprochement trop grand des fils, qui sont assez résistants pour s'opposer à un tassement considérable.

Le glaswolle n'a pas l'inconvénient, comme les filtres en papier ou en tissu, de céder à la liqueur des matières organi-ques qui dénaturent souvent le produit ou lui communiquent un goût désagréable. — Il n'absorbe pas non plus les principes aromatiques des eaux distillées et des alcoolats. Il est de beaucoup préférable à l'amiante, qui, par la disposition de ses fibres parallèles, ne peut se mettre en boule flexible, et qui a l'inconvénient de laisser passer des fragments qui flottent dans le liquide.

Pour les analyses, le coton de verre peut rendre de grands services, car, en l'étalant, après l'avoir mouillé, sur un cône solide et en le laissant sécher, on obtient de petits filtres sur lesquels on peut peser et doser après dessiccation les matières insolubles qui s'y sont déposées pendant la filtration. Par la calcination et la fusion du verre qui le constitue, on peut aussi retrouver les principes volatils fixés pendant le passage du liquide, et cela sans qu'ils soient souillés ou mélangés aux produits empyreumatiques qui résultent de la combustion du papier ou du coton végétal.

Comme dernier avantage, je signalerai son utilisation pour fabriquer des pinceaux de verre inaltérables pour les badigeon-nages avec l'acide chromique, le nitrate d'argent, les teintures d'iode, etc.

Le coton de verre est d'un prix assez élevé (40 centimes le gramme), mais son excessive légèreté permet de faire un nombre considérable de filtrations avec cette quantité, d'au-tant plus qu'il sert pour ainsi dire indéfiniment, si l'on a soin, après chaque opération, de le laver à grande eau et de le faire sécher à l'air.

PROTOXYDE D'AZOTE

EMPLOI DU PROTOXYDE D'AZOTE POUR L'ANESTHÉSIE.

Bien que ce gaz n'ait pas rencontré en France la même faveur qu'en Amérique et en Angleterre dans son application à l'anesthésie chirurgicale, je crois qu'il peut être utile d'en dire ici quelques mots.

Les propriétés anesthésiques de ce gaz signalées par Davy, vers 1800, restèrent pendant plus de quarante ans sans être employées.

C'est le dentiste américain Horace Wells d'Hartford qui songea en 1844 à l'appliquer à la chirurgie dentaire.

Ses expériences entreprises presque au moment où Jackson et Morton, ses compatriotes, découvraient les propriétés anesthésiques de l'éther, n'eurent à cette époque que peu de succès.

Le malheureux dentiste essaya de lutter, mais bientôt découragé, à la suite d'une expérience publique mal réussie, il se donna la mort en s'ouvrant les veines dans un bain, en même temps qu'il s'endormait en respirant des vapeurs d'éther, cet agent anesthésique dont la découverte venait de ruiner ses espérances.

Le succès obtenu avec l'éther, puis bientôt après avec le chloroforme dont l'administration est beaucoup moins compliquée, laissa longtemps dans l'oubli le protoxyde d'azote.

C'est cependant dans le pays où les premières tentatives furent faites par Horace Wells que la question devait être reprise une vingtaine d'années après la mort de l'inventeur.

Les expériences et les publications des docteurs Colton et Barker et du frère de M. Préterre, dentiste aux États-Unis, contribuèrent à généraliser rapidement l'emploi de ce gaz dans la chirurgie dentaire en Amérique.

M. Préterre de Paris et à sa suite un certain nombre de dentistes en introduisirent la pratique courante dans les opérations de la chirurgie dentaire vers 1867 et 1868 (1); mais si l'usage de cet agent anesthésique se généralisa promptement en Angleterre et en Amérique, pour les opérations chirurgicales de courte durée, il rencontra moins de faveur auprès des chirurgiens français.

Les phénomènes asphyxiques qui accompagnent souvent les inhalations de ce gaz respiré d'une façon continue, effrayèrent les premiers chirurgiens qui voulurent l'employer, et la publication des faits qu'ils avaient observés arrêta net l'élan donné aux expérimentateurs.

Un récent travail que le professeur Paul Bert a publié sur un moyen de produire sans danger l'anesthésie avec cet agent ne manquera pas, j'en suis convaincu, de faire reprendre ces expériences dans des conditions plus avantageuses, aussi je crois utile d'en dire ici quelques mots.

Si le protoxyde d'azote appliqué aux grandes opérations chirurgicales n'a donné jusqu'ici que de médiocres résultats, cela tient, suivant l'auteur que nous venons de citer, à ce que d'une part il ne peut être absorbé à haute dose sans qu'on ait à compter avec les phénomènes asphyxiques, et que, d'autre part, il est difficile d'obtenir cet agent exempt de gaz étrangers

___

(1) Voir aussi à ce sujet le travail du Dr Moreau-Marmont publié dans la *Gazette des Hôpitaux*, juillet et août 1876, et brochure chez Adrien Delahaye.

qui peuvent posséder par eux-mêmes des propriétés délétères.

L'insensibilité anesthésique marchant parallèlement avec le phénomène d'asphyxie pulmonaire, il a été impossible jusqu'ici de faire absorber le protoxyde d'une manière continue. M. Paul Bert s'est proposé de remédier à cet inconvénient et il est parvenu à obtenir une anesthésie indéfiniment prolongée, en se mettant à l'abri de toute menace d'asphyxie.

Le fait que le protoxyde d'azote doit être administré pur signifie que la tension de ce gaz doit, pour qu'il en pénètre une quantité suffisante dans l'organisme, être égale à une atmosphère sous la pression normale; il faut donc pour l'obtenir, que le gaz soit dans la proportion de 100 p. 100.

Mais, si on suppose le malade placé dans un appareil où la pression puisse être poussée à deux atmosphères, on le soumettra à la tension voulue en lui faisant respirer un mélange de 50 p. 100 de protoxyde d'azote et de 5 p. 100 d'air. On obtiendra de la sorte l'anesthésie, en maintenant dans le sang la quantité normale d'oxygène et en conservant les conditions normales de la respiration.

Le professeur P. Bert n'a jusqu'ici expérimenté que sur des animaux. Voici le dispositif de l'expérience telle qu'il la rapporte lui-même. « Il entre dans un cylindre à parois résistantes, et là, sous une augmentation de pression d'un cinquième d'atmosphère, il fait respirer à un chien un mélange de cinq sixièmes de protoxyde d'azote et d'un sixième d'oxygène, mélange dans lequel on voit que la tension du gaz dit hilarant est précisément égale à une atmosphère. Dans ces conditions, en une ou deux minutes, après une phase d'agitation très courte, l'animal est anesthésié complètement : on peut toucher la cornée ou la conjonctive sans faire cligner l'œil dont la pupille est dilatée, pincer un nerf de sensibilité mis à nu, amputer un membre, sans provoquer le moindre mouvement ; la résolution musculaire est vraiment extraordinaire et l'animal, n'étaient les mouvements respiratoires qui continuent à s'exécuter avec une régularité parfaite, semble frappé de mort.

Cet état peut durer une demi-heure, une heure, sans nul changement. Pendant tout ce temps, le sang conserve sa couleur rouge et sa richesse en oxygène ; le cœur, sa force et ses battements réguliers ; la température, son degré normal. A ce moment, une excitation portée sur un nerf centripète provoque sur la respiration ou la circulation tous les phénomènes d'ordre réflexe qui se produisent chez l'animal sain. En un mot, tous les phénomènes dits de la vie négative demeurent intacts, tandis que tous ceux de la vie animale sont absolument abolis.

Lorsque, au bout d'un temps quelconque, on enlève le sac contenant le mélange gazeux, on voit l'animal, à la troisième et quatrième respiration à l'air libre, recouvrer tout à coup la sensibilité, la volonté, l'intelligence, comme le prouve le désir de mordre que parfois il manifeste aussitôt. Détaché, il s'enfuit, marche librement, et reprend immédiatement sa gaieté et sa vivacité. Cé rapide retour à l'état normal, si différent de ce qu'on observe avec le chloroforme, tient à ce que le protoxyde d'azote ne contracte pas comme le chloroforme de combinaison chimique dans l'organisme, mais est simplement déposé dans le sang ; il s'échappe rapidement par le poumon, comme l'ont montré les analyses du gaz du sang exécutées par le savant physiologiste. »

L'innocuité d'action du protoxyde d'azote ressort du récit de ces expériences et il est à désirer qu'elles soient reprises par les chirurgiens, car rien n'est plus facile, au moins pour certaines opérations spéciales, de se placer dans les mêmes conditions que le professeur Paul Bert.

Les cloches à air comprimé installées par le docteur Fontaine rue de Châteaudun permettent d'opérer dans des conditions absolument identiques et avec toute sécurité pour le malade, pour l'opérateur et pour ses aides (1).

Avant de reproduire un travail déjà ancien sur certaines propriétés du protoxyde d'azote, je crois devoir terminer ces considérations générales sur son emploi comme anesthésique par quelques mots sur sa préparation, d'autant plus qu'elle offre quelque difficultés et qu'elle n'est pas sans danger pour les personnes qui veulent préparer ce gaz en grande quantité et à l'état complètement pur.

(1) Depuis que j'ai écrit ces lignes trois opérations ont été exécutées en avril, par le Dr Péan, en suivant cette méthode. Les résultats obtenus ont été très satisfaisants.

Le mélange anesthésique employé et que j'ai préparé d'après les indications du professeur Paul Bert était ainsi composé : 85 volumes de protoxyde d'azote pour 15 volumes de gaz oxygène. La pression intérieure de la cloche a été élevée à 17 centimètres de mercure soit environ 1/4 d'atmosphère, ce qui n'a nullement gêné ni incommodé les opérateurs. Ces opérations ont été exécutées dans l'établissement du Dr Fontaine.

Dans le mois de mars, le Dr Léon Labbé avait pratiqué avec un égal succès une avulsion d'ongle incarné, avec le même moyen anesthésique.

Voir, pour plus de détails à la fin de ce livre, la note que j'ai lue à ce sujet à la séance du 18 avril 1879, à l'Union scientifique des pharmaciens de France.

PRÉPARATION DU PROTOXYDE D'AZOTE.

Bien que diverses réactions chimiques puissent donner naissance au protoxyde d'azote, le moyen le plus pratique et le plus économique pour le produire est jusqu'ici la décomposition du nitrate d'ammoniaque par la chaleur.

Le nitrate d'ammoniaque AzH^4O, AzO^5 se décompose entièrement en eau et en protoxyde d'azote à une température qui peut varier entre 200 à 250 degrés

$$AzH^4O, AzO^3 = 4HO + 2AzO.$$

Il faut veiller à ne jamais trop dépasser la température de 230°, car au-dessus le dégagement devient tumultueux et amène souvent la rupture des vases dans lesquels on opère.

Il faut aussi ne jamais pousser la décomposition du sel à son extrême limite, car, lorsqu'il ne reste plus qu'une petite quantité de matière, une élévation brusque de température peut se produire, et dans ce cas toute la masse gazeuse et liquide se décompose en même temps qu'elle s'enflamme en déterminant un mélange explosif.

Voici la description et le dessin (fig. 21) de l'appareil que j'ai installé dans le laboratoire de ma pharmacie, où il fonctionne depuis 1868.

Il se compose d'un ballon en verre A, d'une capacité au moins quatre à cinq fois supérieure à celle du volume du nitrate d'ammoniaque à décomposer.

La partie supérieure de ce ballon est fermée par un bouchon en caoutchouc dans lequel on fixe le tube de dégagement et un thermomètre pour surveiller la température pendant l'opération,

On dispose ce récipient au-dessus de la couronne d'un fourneau à gaz, en le maintenant à une certaine distance de la flamme avec un support ou une pince en bois.

Pour éviter la rupture du vase sous l'influence des courants d'air et aussi pour préserver l'opérateur en cas d'accident, on entoure l'appareil d'un cylindre en toile métallique B.

Le tube du ballon communique avec un grand flacon C con-

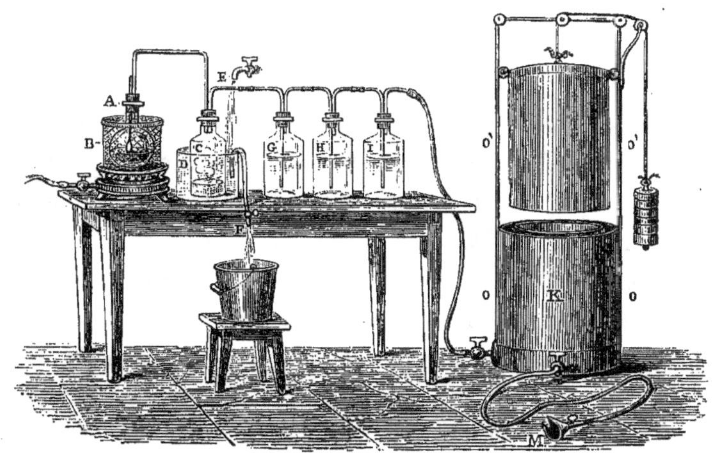

Fig. 21.

tenant une mince couche d'eau qui sert à condenser la vapeur aqueuse provenant de la décomposition du sel. Ce flacon fonctionne en même temps comme appareil de sûreté en cas d'absorption.

Un système de réfrigérant figuré en E D F maintient ce flacon à une basse température.

Le flacon suivant G contient une solution de sulfate ferreux, le troisième H une dissolution de potasse caustique et le dernier I renferme de l'eau distillée simple.

Après avoir traversé cette série de laveurs, le gaz est dépouillé de l'eau, du bioxyde d'azote, des vapeurs hypoazotiques qui se produisent pendant l'opération et des gaz qui peuvent résulter de l'impureté du nitrate d'ammoniaque.

Il se rend alors dans le gazomètre OO.

Au commencement de l'opération, on descend la cloche O'O' dans le réservoir K rempli d'eau ordinaire jusqu'aux 4/5 de sa hauteur.

Un robinet fixé à la partie inférieure de l'appareil permet d'y adapter un tube en caoutchouc terminé par une embouchure M qui sert à faire respirer le gaz.

Un kilogramme de sel donne avec cet appareil 250 à 280 litres de gaz, mais, comme il faut tenir compte du pouvoir dissolvant considérable de l'eau pour le protoxyde d'azote, il n'en reste plus qu'une très petite quantité dans la cloche après la première opération.

La majeure partie reste en dissolution dans l'eau de la cuve, mais cette eau une fois saturée permet de recueillir dans la cloche la totalité du gaz produit dans les opérations suivantes.

Il est prudent toutefois, quand le gaz est emmagasiné dans l'appareil et qu'on ne veut pas l'utiliser promptement, de charger convenablement le contrepoids de la cloche, sans cela le protoxyde d'azote disparaîtrait en grande partie.

L'eau contenue dans l'espace annulaire de la cuve se trouvant en contact direct avec l'air atmosphérique abandonne peu à peu une partie du gaz retenu en dissolution, et si la pression exercée par la cloche était trop considérable, cette eau dépouillée de protoxyde d'azote en reprendrait une nouvelle quantité qu'elle abandonnerait ensuite de la même manière.

En enlevant complètement le contre-poids, on verrait au bout de peu de temps tout le gaz disparaître.

Quand l'instrument est bien équilibré, on peut, au contraire, conserver le gaz pendant plusieurs mois sans déperdition sensible.

En règle générale, pour l'usage médical, il vaut mieux avoir le gaz préparé d'avance depuis quelque temps, car son contact prolongé avec la grande masse d'eau contenue dans le gazomètre contribue pour une large part à lui donner plus de pureté.

Le nitrate d'ammoniaque employé pour la préparation du protoxyde d'azote doit être pur, bien blanc et autant que possible desséché par une fusion préalable.

En prenant cette dernière précaution, on empêche la production considérable de vapeur d'eau qui se dégage au début, et qui, par ses alternatives de vaporisation et de condensation, amène dans le fonctionnement de l'appareil une irrégularité qui entrave la marche de l'opération.

Il est utile de faire usage de tubes d'un assez large diamètre et de les raccorder ensemble avec du caoutchouc de très bonne qualité, tout en rapprochant les deux extrémités des tubes en verre de manière à éviter autant que possible le contact direct du gaz avec le caoutchouc. Autrement, ce dernier est rapidement désorganisé et il se produit des fuites difficiles à arrêter au milieu de l'opération.

Pour transporter le gaz à domicile on fait parfois usage de sacs en caoutchouc pur ou en toile caoutchoutée. Il faut, dans ce cas, éviter de le laisser séjourner longtemps dans ces récipients. Le protoxyde d'azote y contracte une odeur et une saveur désagréables, et il ne tarde pas, en raison de sa grande différence de densité avec l'air, à s'échapper à travers le tissu et, au bout de peu temps, il ne reste dans le sac qu'un mélange d'air atmosphérique avec une faible quantité de gaz.

M. le professeur Jeannel a proposé, pour la fabrication du protoxyde d'azote, de faire usage d'une cornue ou d'un ballon en fonte, mais si ce moyen peut être mis en pratique sans inconvénient par un chimiste habitué aux manipulations comme l'auteur en question, il ne peut être recommandé d'une façon générale.

L'impossibilité de suivre facilement l'opération dans un ballon en fonte, la difficulté de régler convenablement la température dans de telles conditions rend l'opération très difficile à conduire.

Du reste, les appréhensions que M. le professeur Regnauld formulait dans son Traité de Pharmacie (1) quand il disait : « malgré les nombreux essais de M. Jeannel, nous avouons que le récipient en fonte ne nous semble pas exempt de quelques dangers », viennent malheureusement d'être justifiées par un terrible accident arrivé dans le laboratoire d'un dentiste du boulevard Magenta.

L'explosion du ballon en métal dans lequel on préparait du protoxyde d'azote a été si terrible qu'elle a coûté la vie au préparateur atteint par les éclats du vase.

(1) *Traité de Pharmacie* de Soubeyran, nouvelle édition remaniée par le professeur Regnault, 1870, page 698.

PROTOXYDE D'AZOTE LIQUÉFIÉ.

Le protoxyde d'azote est un des nombreux corps gazeux qui aient été soumis à la liquéfaction par Faraday.

Il suffit d'une pression de 30 atmosphères à 0° pour le rendre liquide et on a tout naturellement songé à utiliser cette propriété pour faciliter son administration et son transport.

Dès 1868 je m'étais mis en relation avec M. Bianchi, l'habile constructeur des appareils Natterer, pour chercher un moyen pratique de rendre le protoxyde d'azote liquéfié facilement transportable et administrable ; malheureusement je fus bientôt convaincu de l'impossibilité d'organiser des appareils économiques et offrant une sécurité suffisante pour les opérateurs, et je dus abandonner cette entreprise.

Plusieurs années après un industriel anglais mit la chose à exécution en enfermant le protoxyde d'azote liquide dans des bouteilles en fer ayant à peu près la physionomie d'une petite potiche à mercure. La partie supérieure de ce récipient est fermée par un écrou formant robinet, et on détermine la sortie du liquide qui se vaporise à l'air en tournant le robinet au moyen d'une clef.

Il va sans dire que le gaz avant d'être employé doit être emmagasiné dans un gazomètre ou dans un sac en caoutchouc.

Toutes les complications que nécessite ce moyen d'administration — machine à comprimer, cylindres en fer forgé, appareil récepteur — ayant eu pour conséquence d'élever considérablement le prix de revient de cet agent anesthésique, l'entreprise ne prospéra pas.

Ajoutons, du reste, que la crainte de voir se produire des explosions avec un tel système, a été pour beaucoup dans l'insuccès de cette tentative qui fut accueillie assez froidement par les chirurgiens et les dentistes.

ÉTUDE SUR LE PROTOXYDE D'AZOTE EN SOLUTION (1).

Le protoxyde d'azote qui fait l'objet de cette communication est un des corps les plus intéressants au double point de vue de ses propriétés physiques et chimiques. Je n'ai pas la prétention de faire son histoire complète. Je me contenterai de rappeler que sa découverte remonte à la fin du siècle dernier, qu'elle suivit de près la grande découverte de l'oxygène (1774—1776), et que ce fut aussi Priestley qui en eut le mérite.

A cette époque si remarquable de transformation ou plutôt de création de la chimie, on conçut les plus belles espérances sur les applications des gaz à la thérapeutique, et l'on s'empressa d'expérimenter leur action sur l'économie. Les résultats, on le sait, ne répondirent pas aux espérances, et souvent l'expérience ne confirma pas les ingénieuses théories des médecins et des chimistes de cette époque. Mais ces essais arrivaient-ils à leur heure ? n'étaient-ils pas trop précipités ?

C'est à peine si l'on connaissait encore ces nouveaux agents ; on était ignorant de la plupart de leurs propriétés chimiques et physiques, on ne les obtenait purs qu'avec de grandes difficultés, en petites quantités, et immédiatement, on les présentait à la médecine pour les expérimenter.

Le résultat obtenu n'a donc rien qui puisse surprendre, et la diversité des effets produits en Angleterre et en France, notamment pour le protoxyde d'azote, prouve qu'on n'a pas toujours agi avec des gaz bien préparés et bien purifiés. — On peut, du reste, faire les mêmes réflexions relativement à l'emploi médical de l'oxygène, dont l'administration à cette

(1) Voir *Journal de pharmacie et de chimie*, juin 1869.

époque produisit de bons effets, entre les mains de certains expérimentateurs, tandis qu'elle amena des accidents entre les mains de quelques autres.

Le protoxyde d'azote n'a jamais été, du moins à cette époque, proposé d'une manière sérieuse comme agent médicamenteux.

L'inspiration de ce gaz mise à la mode en Angleterre par Davy, vers 1800, et introduite en France par Vauquelin et Thénard, n'eut jamais qu'un simple caractère de curiosité scientifique ; on ne songea même pas à tirer parti des propriétés anesthésiques de ce corps, bien que Davy les ait particulièrement signalées et ait attiré sur ce point l'attention des médecins de son époque.

On ne saurait, du reste, raisonnablement du moins, à l'état gazeux, proposer l'emploi d'un agent dont l'administration est immédiatement suivie d'une anesthésie plus ou moins complète.

J'ai pensé cependant qu'un corps qui joint à des propriétés anesthésiques remarquables un pouvoir oxydant considérable pouvait, à l'état de solution, rendre de véritables services à la médecine.

Déjà en 1866, en préparant du protoxyde d'azote, j'avais été frappé de la grande solubilité de ce gaz. Ayant rempli, un jour, un flacon à moitié avec de l'eau froide à 4° ou 5° environ, et à moitié avec du protoxyde d'azote gazeux, et ayant agité vivement, je fus surpris de voir le bouchon qui fermait la bouteille se précipiter avec détonation dans l'intérieur du flacon. Je répétai l'expérience avec un flacon aux trois quarts rempli d'eau ; je mis sa partie supérieure en communication avec un gazomètre au moyen d'un tube en caoutchouc, j'agitai pour faciliter la dissolution et je constatai que la solubilité de ce gaz dans l'eau ne se faisait pas à demi-volume comme l'in-

diquent la plupart des ouvrages de chimie, mais bien à volume
égal ; c'est-à-dire que sa solubilité était pour ainsi dire égale
à celle de l'acide carbonique.

On peut donc obtenir en solution, sous la pression atmosphérique ordinaire, un volume de gaz dans un volume d'eau,
c'est-à-dire un tiers de volume d'oxygène, ou plutôt quatre
neuvièmes si l'on tient compte de la composition du protoxyde
d'azote qui renferme deux volumes d'azote et un volume
d'oxygène condensés en deux volumes.

Cette solution a une saveur douce, un peu fade, légèrement
sucrée, qui rend l'eau plus agréable à boire que quand elle
est pure. Elle communique ce goût particulier au vin et aux
liquides avec lesquels on la mêle. Quand la solution est faite
sous pression et qu'on dissout plusieurs volumes de ce gaz dans
l'eau, cette saveur sucrée devient alors très manifeste.

Il reste à démontrer qu'on peut considérer la dissolution de
protoxyde d'azote comme un composé oxygénant et susceptible d'agir comme tel quand il est introduit dans l'économie.

Évidemment je ne prétends pas prouver l'analogie complète
de ce composé chimique défini avec l'oxygène ou avec l'air
atmosphérique qui n'est qu'un simple mélange d'azote avec
ce premier gaz ; cependant qu'il me soit permis d'insister sur
le peu de stabilité du protoxyde d'azote, sous l'influence de
certains agents chimiques et de certaines conditions physiologiques, pour faire comprendre que la médecine pourrait peut-
être en tirer parti autrement que comme agent anesthésique.

Le protoxyde d'azote est, en effet, un corps peu stable ; il se
décompose sous de très faibles influences en azote et en oxygène ; tout le monde sait qu'une allumette présentant quelques
points en ignition suffit, malgré le peu d'élévation de la température pour décomposer le gaz et mettre en liberté son
oxygène dans lequel elle brûle avec énergie.

Afin de mettre en évidence le peu de résistance offert à la décomposition par le protoxyde d'azote, j'entrepris les expériences suivantes :

1° Je mis comparativement dans trois ballons d'égale capacité, une solution aqueuse de protoxyde d'azote, une solution d'acide carbonique et de l'eau ordinaire. Après avoir rempli l'espace vide du premier ballon avec du gaz protoxyde d'azote, celui du second avec du gaz acide carbonique laissant le troisième rempli d'air, j'introduisis dans chacun d'eux $0^{gr},35$ de carbonate de soude et $0^{gr},30$ de sulfate de protoxyde de fer.

J'agitai vivement pendant quelque temps de façon à faciliter la réaction, et quand elle fut terminée je constatai qu'au bout de quelques heures le protocarbonate de fer formé qui s'était dissous complètement dans la solution d'acide carbonique s'était déposé au fond des deux autres ballons, mais en prenant à la surface une teinte rouge qui annonçait un commencement de suroxydation. Le phénomène se manifesta dans le ballon qui contenait le protoxyde avec moins d'énergie que dans celui qui contenait l'air, mais la teinte rougeâtre alla tous les jours en augmentant et quand j'introduisis, au bout de dix jours, une allumette en ignition dans le gaz restant, elle ne se ralluma pas.

2° Dans deux éprouvettes contenant, l'une du protoxyde d'azote, l'autre de l'air, j'introduisis deux fragments égaux de phosphore.

Les deux éprouvettes avaient été renversées sur le mercure. Après deux jours de contact je vis que le niveau du métal avait atteint environ le cinquième de l'espace occupé par l'air dans la première éprouvette. Le mercure n'avait pas sensiblement changé de niveau dans l'éprouvette contenant le protoxyde d'azote ; mais dans les deux appareils le phosphore avait

pris une teinte d'un blanc rougeâtre qui prouvait que le phénomène d'oxydation avait eu lieu.

Dans les deux cas il y avait eu absorption de l'oxygène par
le phosphore. Le niveau du mercure ne s'était pas élevé dans
l'éprouvette contenant le protoxyde d'azote parce que l'azote
mis en liberté ne se trouvant plus sous l'état de condensation
où il existe dans ce gaz avait repris son volume primitif.

Je constatai, du reste, la disparition d'une notable partie de
l'oxygène en introduisant dans cette éprouvette une allumette
en ignition qui au lieu de se rallumer s'éteignit au bout de
quelques instants.

Il me reste à parler de quelques expériences physiologiques qui, suivant moi, montrent qu'au moins dans une certaine limite, le protoxyde d'azote peut se décomposer dans
l'économie et agir comme corps oxydant :

1° J'ai agité du sang défibriné et saturé d'acide carbonique
avec du protoxyde d'azote, avec de l'air et avec de l'oxygène
pur. Dans cette expérience comparative j'ai vérifié ce fait
connu que le sang noirci reprenait sa couleur rutilante sous
l'action de ces trois gaz ; et je vis que le phénomène se passait
avec le protoxyde d'azote avec plus d'énergie que dans l'air
ordinaire, mais que la coloration n'était pas aussi intense, à
beaucoup près, que dans l'oxygène pur.

Je répétai cette expérience de l'oxygénation du sang noir
avec de l'eau saturée successivement d'air, d'oxygène et de protoxyde d'azote. Cette fois je constatai la réapparition de la
couleur rouge sous l'influence des trois solutions, mais avec
un peu plus d'énergie pour les deux dernières que pour la
première. La solution de protoxyde d'azote et la solution de
gaz oxygène avaient agi à peu près de la même manière ; l'intensité de la coloration était presque égale et cela se comprend si on réfléchit que l'eau oxygénée par dissolution ne

prend à ce gaz qu'un vingtième environ de son volume.

2° Bien qu'il soit généralement admis que, dans la digestion artificielle, le suc gastrique exerce sur la fibrine son pouvoir dissolvant, avec la même énergie, quelle que soit la composition de l'atmosphère dans laquelle on opère, j'ai voulu examiner comparativement l'influence de différents gaz sur l'action de la pepsine et je dois dire que les résultats que j'ai obtenus n'ont pas été conformes à cette manière de voir.

J'ai mis en contact dans trois ballons d'égale capacité 6 grammes de fibrine humide avec un gramme de pepsine acidifiée. Dans le premier ballon la fibrine et la pepsine furent divisées dans 40 grammes d'eau ordinaire; l'espace libre du ballon restant rempli d'air. Dans le second l'eau ordinaire fut remplacée par de l'eau chargée d'acide carbonique et l'air par de l'acide carbonique gazeux. Dans le troisième je mis de l'eau saturée à volume égal de protoxyde d'azote et je remplis l'espace libre avec ce corps gazeux. Les ballons étant bien fermés par des bouchons maintenus par une ficelle, je soumis le tout à une température de 30 à 35° pendant environ dix-huit heures.

Au bout de ce temps je constatai que la dissolution de la fibrine était complète dans l'eau ordinaire, aux deux tiers achevée dans l'eau chargée de protoxyde d'azote, et seulement à peine à moitié faite dans l'acide carbonique.

Si l'on ne savait combien il faut se mettre en garde contre la tendance dangereuse à assimiler trop complètement les expériences en vases clos avec les phénomènes physiologiques qui se passent dans un organe vivant, on pourrait tirer de ces faits la conclusion que les eaux gazeuses entravent plutôt le travail de la digestion stomacale qu'elles ne le facilitent.

Ces expériences n'apportent du reste aucun argument à l'appui de la thèse que je cherche à développer; mais j'ai cru néanmoins utile de les mentionner, à cause de ce résultat singulier et je dois le dire contraire à mon attente.

3° En 1866, j'entrepris avec le docteur G. Sée, à Beaujou, dans un petit laboratoire qu'il avait fait organiser dans les jardins de l'hôpital, une série d'expériences sur l'action anesthésique du protoxyde d'azote gazeux sur les animaux. A cette époque nous avons mis en expérience successivement un chat et un cochon d'Inde renfermés dans une cloche remplie de protoxyde d'azote préparé chez moi et transporté à l'hôpital dans une vessie de caoutchouc. Nous avons constaté que ces animaux pouvaient séjourner dans ce milieu au delà d'une heure sans être sensiblement incommodés. Le chat seul qui fut mis en expérience peu de temps après avoir mangé eut des vomissements au bout de douze à quinze minutes, mais il ne fut pas anesthésié. La sensibilité chez ces deux animaux ne disparut nullement pendant tout le temps de l'expérience. Chaque fois qu'on les piquait ou qu'on les pinçait en introduisant un instrument sous l'eau ils criaient et s'agitaient vivement. L'air de la cloche renfermait cependant, à la fin de la première expérience, assez de protoxyde d'azote pour qu'une allumette pût continuer à brûler.

L'épidémie de choléra qui fit une réapparition à Paris au moment où nous nous livrions à ces expériences nous empêcha de les continuer.

L'année suivante, en 1867, je les repris seul et je fus étonné de ne pas obtenir le même résultat. Le 1er décembre 1867 j'introduisis à sept heures quinze minutes du soir un jeune rat blanc âgé de quatre mois dans une cloche contenant environ trois litres et demi de protoxyde d'azote récemment préparé et je constatai très rapidement la perte de la sensibilité chez cet animal. Il se laissait pincer et piquer les pattes sans crier et sans chercher à retirer sa queue qui était engagée sous la cloche. Au début de l'expérience il avait 148 respirations par minute, une heure après il n'en avait plus que 120, à neuf heures 72, et à neuf heures quarante minutes 36 seulement.

J'avais mis un second rat de la même portée dans une autre cloche, afin d'étudier comparativement l'action du protoxyde d'azote avec l'action de l'air confiné. Chez ce second rat les mouvements respiratoires devinrent plus fréquents à mesure que la proportion d'acide carbonique exhalé augmentait. Mais à neuf heures quarante minutes, au moment où le premier rat n'avait plus que trente-six respirations par minute et était dans un état de prostration complète, le dernier était encore très vif et conservait son attitude ordinaire.

Vers dix heures, le premier rat était tout à fait abattu, le bout du museau et les pattes étaient violacés. Si l'on eût continué l'expérience plus longtemps, l'animal eût sans aucun doute succombé ; mais à ce moment, ayant rempli la cloche avec du gaz oxygène pur, les symptômes d'asphyxie disparurent comme par enchantement, il respira à pleins poumons, se redressa sur ses pattes, et à dix heures dix minutes il était tout à fait revenu à son état normal.

· La différence des résultats obtenus dans les expériences entreprises à ces deux époques diverses s'explique par les conditions dans lesquelles elles ont été faites. Dans les expériences faites à Beaujon, le protoxyde d'azote préparé chez moi la veille avait été transporté à l'hôpital dans des vessies de caoutchouc ; or j'ai constaté depuis que ce gaz, d'une densité énorme relativement à celle de l'air (1), traversait facilement cette substance. Une vessie de caoutchouc remplie avec 30 litres de protoxyde d'azote dans la soirée n'en contient plus guère que 20 litres le lendemain matin, et quelques jours après

____

(1) 1 litre d'air pur 1,125.
   1 litre de protoxyde d'azote, 1,974.

le gaz est mêlé d'une proportion d'air assez considérable pour qu'il ne puisse plus rallumer une allumette en ignition. Le peu de solubilité du gaz après son séjour prolongé dans ces réservoirs fournit également la preuve qu'il est mêlé à une forte proportion d'air atmosphérique. On ne pourrait donc pas faire usage de ballons en caoutchouc comme moyen de conservation et de transport pour administrer ce gaz comme agent anesthésique. Il ne se conserve bien que dans des gazomètres métalliques vernis ou dans des récipients en verre.

Quoi qu'il en soit, il résulte des expériences ci-dessus que les animaux peuvent séjourner un temps relativement considérable dans une atmosphère de protoxyde d'azote sans succomber. Or, pour que les phénomènes d'asphyxie ne se manifestent pas plus rapidement, il faut forcément supposer que le gaz est au moins en partie décomposé dans les poumons. C'est du moins l'opinion émise par le docteur Demarquay, dans son *Essai de pneumatologie*, quand il dit en parlant du mode d'action du protoxyde d'azote : « Ce gaz est probablement décom-« posé en partie ; il se produit de l'oxygène qui peut agir « comme agent curatif; et de l'azote qui est rejeté par les « voies respiratoires ; c'est à la partie du gaz non décomposé « que sont dus les phénomènes d'excitation nerveuse et d'a-« nesthésie. »

Berzélius, dans son *Traité de chimie*, admet que les animaux ne meurent, dans le protoxyde d'azote, que par les effets prolongés de l'ivresse.

4° Voici une autre expérience qui prouve encore la facilité avec laquelle ce gaz peut être décomposé sous l'influence de certaines forces organiques.

Au mois d'avril 1867, je mis sous trois cloches trois pots remplis de terre dans laquelle je semai de la graine de lin. Je maintins dans la première cloche une atmosphère d'acide car-

bonique, dans la deuxième une atmosphère de protoxyde d'a-
zote, laissant la troisième remplie par de l'air ordinaire. La
germination se manifesta dès le second jour dans l'air ordi-
dinaire, vers le quatrième dans le protoxyde d'azote. Quant aux
semences mises dans l'acide carbonique, elles ne se dévelop-
pèrent pas.

Dans les deux cloches où les jeunes plantes apparurent elles
avaient la même couleur verte, mais le développement dans
l'air se fit avec beaucoup plus de rapidité que dans le protoxyde
d'azote.

Évidemment, là encore il y a eu fixation de l'oxygène du
protoxyde d'azote par le végétal qui a dû puiser dans la terre
et dans sa propre substance le carbone nécessaire à son développement.

En résumé, en examinant l'action de certains agents chimiques sur le protoxyde d'azote, on voit que le charbon incan-
descent lui enlève son oxygène, que les protosels de fer en
solution se suroxydent en le décomposant partiellement et que
le phosphore à froid lui enlève également de l'oxygène.

D'un autre côté, nous voyons que ce corps est décomposé en
partie par certains organes dont la fonction consiste à absorber l'oxygène nécessaire à l'entretien de la vie. Le sang veineux agité avec le protoxyde d'azote gazeux ou dissous dans
l'eau redevient rouge ; les animaux vivent pendant un temps
relativement considérable dans ce milieu, et la germination des
graines peut se produire dans une atmosphère de ce gaz.

Ne peut-on pas conclure de tout ceci que le protoxyde
d'azote en dissolution doit constituer un médicament agissant
tout à la fois par ses propriétés anesthésiques et excitantes, et
par son pouvoir oxydant?

Afin de me rendre compte de l'innocuité de la solution de
protoxyde d'azote j'en ai bu moi-même jusqu'à la dose de

deux bouteilles par jour, tantôt pure, tantôt coupée avec du vin. Cette boisson ne m'a produit qu'une légère excitation et une sensation de chaleur à la tête assez prononcée ayant une certaine analogie avec les phénomènes de l'ébriété alcoolique.

Le docteur Demarquay a étudié sur lui-même les effets de cette solution. Il s'est soumis pendant quelques jours à ce régime et il a constaté que le protoxyde d'azote en dissolution dans l'eau produisait sur ses fonctions digestives une action stimulante et apéritive très marquée.

Je ne veux pas terminer cette communication sans appeler l'attention sur les propriétés curieuses que semble acquérir l'éther sulfurique quand on le sature de protoxyde d'azote.

J'ai fait absorber par un volume d'éther sulfurique huit fois son volume de ce gaz en maintenant l'éther dans un mélange réfrigérant qui abaissait sa température à — 12°. Dans ces conditions l'éther sursaturé de protoxyde d'azote acquiert des propriétés remarquables. Il se volatilise avec une bien plus grande rapidité que quand il est pur et produit un abaissement de température qui permet de supposer que dans l'anesthésie locale il produirait une action plus énergique que dans son état ordinaire.

Un mélange d'alcool à 90° et d'éther saturé de protoxyde d'azote introduit sur du coton dans une dent cariée produit momentanément une disparition instantanée de la douleur.

La vapeur d'éther sulfurique rectifié et saturé de protoxyde d'azote possède une saveur douce légèrement sucrée. Introduite dans les poumons elle procure une sensation particulière très agréable et perd le goût piquant et irritant qui fait que chez certaines personnes les inhalations d'éther augmentent les phénomènes d'excitation nerveuse au lieu de les calmer.

Je soumets ce travail sur la solubilité du protoxyde d'azote et ces observations sur l'action curieuse de certaines forces organiques sur ce gaz, dans l'espoir que la médecine pourra peut-être tirer quelque profit de ces recherches ; mais je n'ai nullement la prétention de préjuger une question sur laquelle l'expérimentation médicale peut seule se prononcer en dernier ressort.

SULFOVINATE DE SOUDE

DE SA PRÉPARATION ET DE SES PROPRIÉTÉS PURGATIVES

Dans le courant de l'année 1870, les propriétés purgatives et les avantages présentés par le sulfovinate de soude sur les autres purgatifs salins habituellement employés en thérapeutique, furent signalés par le docteur Rabuteau dans un travail communiqué à l'Académie de médecine et reproduit par la *Gazette hebdomadaire* (10 juin 1870).

A cette époque, le docteur René Blache, désireux de vérifier les assertions de l'auteur de cette communication, me pria de lui préparer une certaine quantité de ce sel. Frappé des avantages que pouvait présenter ce nouveau purgatif, je me mis à la recherche d'un moyen pratique pour obtenir facilement le sulfovinate de soude à l'état de pureté.

Le 21 juillet 1870, je présentai à la Société de médecine pratique un échantillon du produit que j'avais obtenu et je décrivis le procédé opératoire que j'avais suivi. Ce procédé était, du reste, à peu de chose près, celui qu'on trouve indiqué dans la plupart des traités de chimie. Ce sulfovinate était très pur et bien cristallisé, mais son prix de revient très élevé (45 à 50 francs le kilogramme) était un obstacle sérieux à son introduction dans la thérapeutique usuelle.

Depuis cette époque, après de nombreux essais, je suis ar-

rivé à l'obtenir dans des conditions beaucoup plus économiques. Voici en quoi consiste le procédé auquel j'ai eu recours :
Je prends 1 kilogramme d'acide sulfurique pur à 66 degrés et 1 kilogramme d'alcool très concentré à 98 degrés environ. Au moyen de deux entonnoirs contenant l'un l'acide, l'autre l'alcool, j'introduis avec précaution les deux liquides dans un troisième entonnoir disposé sur un flacon plongé dans un mélange réfrigérant ou maintenu dans un courant d'eau froide. Au moyen de quelques fragments de verre et d'amiante disposés dans la douille des deux entonnoirs supérieurs, je règle l'écoulement des liquides de façon à laisser un excès d'alcool par rapport à la proportion d'acide. Le mélange étant opéré, je laisse en contact pendant quatre à cinq jours à une température de 25 à 30 degrés. J'étends alors le produit avec 5 à 6 litres d'eau distillée et je le sature avec environ 1,500 grammes de carbonate de baryte pur délayé dans une quantité suffisante d'eau distillée. Quand le point de saturation est atteint, je laisse déposer le sulfate de baryte et je filtre le liquide.

La dissolution de sulfovinate de baryte ainsi obtenue est alors décomposée par 850 à 900 grammes de carbonate de soude pur dissous dans 3 litres d'eau distillée. Quand la liqueur ne précipite plus par l'addition de la dissolution alcaline et qu'elle est sans action sur le papier de tournesol, la transformation du sulfovinate de baryte en sulfovinate de soude est complète.

La liqueur décantée et filtrée est mise à évaporer au bain-marie jusqu'à ce qu'elle marque 36 à 38 degrés au pèse-sels. A ce moment, on laisse cristalliser. Les cristaux égouttés sont séchés à l'étuve et le sel ainsi obtenu est d'une grande pureté et se conserve sans altération.

Avec les proportions indiquées ci-dessus, on obtient environ 1 kilogramme de produit.

Afin de constater que le sulfovinate de soude ne contient ni sulfate de soude ni sulfovinate de baryte, on l'essaye avec le chlorure de baryum et l'acide sulfurique, qui ne doivent pas donner de précipité dans la dissolution faite avec de l'eau distillée.

Contrairement à ce qui a été avancé sur l'instabilité du sulfovinate de soude et des sulfovinates en général, j'ai constaté que ce sel, quand il est bien cristallisé et bien sec, peut rester à l'air sans se décomposer, sans absorber l'humidité et sans s'effleurir (1). A l'état de dissolution, j'en ai également conservé pendant plus d'une année sans qu'il se soit transformé en alcool et en sulfate de soude, comme il arrive quand on le soumet à une température de 120 à 130 degrés.

Il faut toujours employer le carbonate de baryte pur des laboratoires pour préparer ce sel, car, outre que le carbonate de baryte naturel (withérite) contient presque toujours de l'arsenic et des sels étrangers, comme l'a dernièrement signalé M. Menière, d'Angers, il a l'inconvénient de se laisser attaquer beaucoup plus difficilement par l'acide sulfovinique. On remarquera du reste que le prix relativement élevé du carbonate de baryte se trouve considérablement réduit dans une fabrication régulière et suivie, puisqu'on peut conserver pour une opération subséquente le carbonate régénéré par la décomposition du sulfovinate de baryte.

L'emploi du carbonate de chaux pour saturer la liqueur donne un mauvais résultat. Il est impossible de débarrasser la solution de la chaux qu'elle retient et qui gêne la cristallisation.

J'emploie une partie seulement d'acide sulfurique pour une partie d'alcool, au lieu de deux parties, proportion indiquée dans la plupart des traités de chimie, pour obtenir l'acide sul-

(1) J'ai dans mon laboratoire un échantillon de sulfovinate de soude cristallisé préparé en 1870, c'est-à-dire depuis huit ans, qui a fait le voyage de Vienne et de Philadelphie dans une conserve simplement fermée avec un couvercle en verre et qui n'a pas subi la plus petite altération.

fovinique. Cette quantité est suffisante pour la transformation de l'alcool, en suivant le procédé opératoire que je viens de décrire. On évite ainsi l'emploi d'une proportion double de carbonate de baryte qui serait nécessaire pour saturer le grand excès d'acide sulfurique qui resterait dans la liqueur si on opérait avec deux parties d'acide.

Il est très important de n'employer pour cette préparation que de l'alcool de vin ou de l'alcool du Nord bien pur, car le sulfovinate préparé avec des alcools mal rectifiés conserve une odeur désagréable dont on ne peut jamais le débarrasser complètement.

Le sulfovinate de soude ou éthylsulfate de soude a pour formule C^4H^5O,NaO,S^2O^6+2HO ou $C^2H^5NaSO^4,H^2O$. C'est un sel qui cristallise en tables hexagonales contenant 10 pour 100 d'eau de cristallisation. Il est soluble en grande proportion dans l'eau, l'alcool faible et la glycérine, peu soluble dans l'alcool concentré et insoluble dans l'éther. Sa solubilité est beaucoup plus grande que celle du sulfate de soude. Tandis que l'eau à + 18 degrés ne dissout que 17 pour 100 de ce dernier sel, elle dissout environ son poids de sulfovinate à la même température. On pourrait utiliser cette différence de solubilité pour obtenir le sulfovinate de soude en saturant directement le mélange d'acide sulfurique et d'acide sulfovinique par le carbonate de soude. Le sulfate de soude, moins soluble, cristalliserait probablement le premier, et le sulfovinate resterait dans les eaux mères, d'où on le retirerait en concentrant et faisant cristalliser une seconde fois (1).

(1) C'est probablement cette remarque qui a donné à M. Dubois l'idée du mode de préparation du sulfovinate de soude qu'il a communiqué à la Société de pharmacie, en 1872, à la séance du 6 novembre, par l'intermédiaire de M. Poggiale.

Le procédé de M. Dubois consiste, en effet, à saturer directement par du carbonate de soude la solution alcoolique d'acide sulfovinique.

L'acide carbonique se dégageant en même temps que le sulfovinate de

La dissolution du sulfovinate de soude dans l'eau produit un abaissement considérable de température et presque double de celui qui est déterminé par le sulfate (— 13 degrés pour le sulfovinate et — 7°,50 seulement pour le sulfate). Ce sel ne présente pas non plus les anomalies de solubilité qui ont été signalées pour le sulfate de soude.

Le sulfovinate de soude, mis dans une petite capsule sur la flamme d'une lampe, fond d'abord, puis se boursouffle en laissant dégager vers 120 degrés l'alcool qu'il retenait en combinaison et qu'on peut facilement allumer à la surface. L'alcool brûle ainsi complètement, et par ce moyen on voit si le sel a été préparé avec un produit bien rectifié ou contenant encore des composés empyreumatiques, car le résidu constitué par du bisulfate de soude est blanc dans le premier cas et plus ou moins coloré dans le second.

Le sulfovinate de soude a la saveur fraîche particulière à tous les sels de soude. Il est à peu près dépourvu d'amertume et a même un arrière-goût sucré qui le rend plus agréable à supporter que le sulfate de soude et même que le citrate de magnésie. Son action laxative paraît être triple de celle de ce dernier, et elle se manifeste beaucoup plus promptement. D'après les nombreuses observations prises à la Charité dans le service de M. le professeur Sée, observations consignées

soude prend naissance, on comprend qu'on puisse obtenir facilement ce produit en distillant l'alcool et en concentrant le résidu au bain-marie après avoir séparé le sulfate de soude insoluble dans la liqueur alcoolique.

J'ai essayé le procédé de M. Dubois et je dois declarer que je l'ai trouvé peu économique.

Il est surtout fort peu pratique à cause de la difficulté qu'on éprouve à débarrasser complètement les cristaux de sulfovinate du sulfate de soude qui se forme en même temps que lui et qui modifie totalement la saveur du sel même quand il ne s'y trouve qu'en très minime proportion.

Ce procédé ne serait véritablement pratique qu'à la condition d'employer l'acide sulfovinique pur, mais on comprend que cette nécessité élèverait considérablement le prix de revient du produit.

dans le travail du docteur Rabuteau, la dose moyenne nécessaire pour un adulte serait de 20 à 25 grammes. Le docteur
René Blache, qui a surtout étudié l'action purgative de ce sel
sur les enfants, a constaté que la dose de 10 à 15 grammes
suffisait habituellement, et que quand on l'administrait en
solution édulcorée avec un peu de sirop de cerise ou de framboises, il était très facilement toléré.

Enfin, si les assertions émises à l'endroit de ce sel sont
confirmées par l'expérience, il aurait sur les autres purgatifs
salins le grand avantage de ne jamais amener de constipation
après la purgation. Il faut aussi signaler l'avantage qu'il possède de ne pouvoir donner lieu à la formation de calculs vé-
sicaux de phosphate ammoniaco-magnésiens, comme il peut
arriver à la suite de l'emploi des sels de magnésie.

Il peut être administré en nature, dissous dans un verre d'eau
sucrée, ou en potion édulcorée avec du sirop de cerises ou de
framboises, ou en dissolution dans de l'eau chargée d'acide
carbonique.

On obtient, par ce dernier moyen, une limonade gazeuse
au sulfovinate de soude d'un goût plus agréable que la limonade au citrate de magnésie, et qui a sur cette dernière le
grand avantage de pouvoir se conserver sans altération pendant fort longtemps. Voici la formule que j'emploie habituellement pour préparer une limonade purgative avec le sulfovinate :

> ℞ Sulfovinate de soude..............   20 à 30 gr.
> Sirop de framboises..............   50

Introduisez le sirop et le sel dans une demi-bouteille, ache-
vez de remplir avec le contenu d'un siphon d'eau de seltz et
bouchez vivement.

Le goût de cette purgation est agréable et son effet est
bien plus rapide que celui qu'on obtient avec une limonade

au citrate de magnésie contenant 50 ou ·60 grammes de sel.

Comme complément de cette note, je crois intéressant, au point de vue thérapeutique, de reproduire textuellement les conclusions du travail du docteur Rabuteau (1) :

« 1° A cause de sa saveur très faible d'abord, puis sucrée, le sulfovinate de soude est pris sans répugnance par les personnes difficiles et par les enfants (obs. XII);

« 2° Le sulfovinate de soude est le plus doux de tous les purgatifs salins. Il fait même disparaître les coliques qui peuvent exister, dans certains cas, avant son administration;

« 3° Ce médicament, ne produisant aucune douleur, aucune contraction intestinale anomale, agissant, en un mot, comme type des purgatifs exclusivement dialytiques, peut être prescrit même pendant la menstruation (obs. XV) et pendant la grossesse;

« 4° Le sulfovinate de soude doit être préféré au citrate de magnésie. Il est plus agréable à prendre que ce dernier sel et il ne peut déterminer la formation d'aucun calcul. On sait, au contraire, qu'il est dangereux de recourir trop longtemps à l'usage des sels magnésiens ; aucun médecin judicieux ne prescrira ces sels, même le citrate aux vieillards et surtout à ceux qui sont atteints d'un catarrhe de la vessie, afin de ne pas déterminer la formation de calculs de phosphate ammoniaco-magnésiens;

« 5° Ce médicament purge à des doses relativement faibles : 25 grammes dissous dans trois verres d'eau ordinaire, ou mieux d'eau de Seltz, suffisent toujours chez l'adulte et peuvent produire, en moyenne, cinq à six selles. La dose de 10 grammes est toujours suffisante chez les enfants ; elle produit même des effets très appréciables chez les adultes (exp. III, V, VI);

(1) Voir *Gazette hebdomadaire de médecine et de chirurgie*, page 356 et suiv., n° 23, 10 juin 1870.

« 6° Il ne paraît pas produire de *constipation consécutive*, si fréquente après l'administration des autres purgatifs salins. Ce résultat intéressant tient à l'élimination rapide du sulfovinate qui a pu être absorbé. »

En résumé, la plupart des faits énoncés ci-dessus sont maintenant confirmés par l'expérience, et bien qu'on puisse faire des objections sérieuses à certaines explications physiologiques données par M. Rabuteau sur la cause de l'élimination du sulfovinate de soude et sur l'instabilité de ce sel et de ses dissolutions, il n'en reste pas moins à ce dernier le mérite d'avoir attiré l'attention sur un nouveau purgatif très intéressant et dont les médecins pourront tirer un parti avantageux dans bien des cas.

ACÉTATE DE BARYTE ADMINISTRÉ AU LIEU DE SULFOVINATE DE SOUDE.

Il s'est produit à Verdun, dans le courant du mois de juillet 1872, un accident malheureux qui a déterminé la mort d'un malade qui a été victime d'une déplorable erreur.

Je désire porter la lumière sur ce fait mal interprété par des personnes insuffisamment renseignées sur la cause réelle de cet accident, et qui l'ont attribué à une préparation défectueuse du sulfovinate de soude employé (1).

La préparation de ce produit, dont je me suis occupé le premier aussitôt après la communication du docteur Rabuteau à l'Académie de médecine, est une opération délicate, il est vrai; j'en ai fait l'objet d'une communication à la Société de médecine pratique, en 1870, et dans un travail qui a été publié dans le *Bulletin de Thérapeutique* (2), j'ai insisté sur les précautions à prendre pour obtenir ce sel à l'état de pureté.

A la suite de cet accident un honorable et savant collègue, M. Duquesnel, a publié une note intéressante sur ce sujet, mais il a eu le tort de laisser supposer que l'accident arrivé à Verdun avait été occasionné par l'emploi d'un sel mal préparé.

Voici la narration exacte des faits :

Dans le courant du mois de juillet de cette année, M. le docteur L***, médecin de cette ville, prescrivit une purgation avec 30 grammes de sulfovinate de soude dissous dans Q. S. d'eau, à un de ses clients atteint d'une affection légère (arthrite du pied droit). Cette purgation devait être prise en trois fois, à une demi-heure d'intervalle.

(1) Voir, à ce sujet, *Traité de Thérapeutique*, de Trousseau et Pidoux, édition de 1875, 1er vol., p. 938.
(2) Numéro du 30 mars 1872.

A peine le premier verre fut-il absorbé, qu'il détermina chez le malade des vomissements abondants suivis d'une résolution musculaire surprenante.

Le médecin qui avait prescrit le purgatif et le pharmacien qui l'avait préparé furent immédiatement appelés près du malade, et dans la certitude où ils étaient tous les deux de l'innocuité complète du sulfovinate de soude, devant lui, afin de le rassurer, ils burent une certaine quantité de la potion dont un tiers seulement avait été consommé. Le pharmacien, qui venait de déjeuner, eut presque immédiatement des vomissements qui déterminèrent l'expulsion de la plus grande partie du liquide ingéré, et il dut à cette circonstance de n'éprouver que des symptômes légers d'intoxication.

Le médecin, bien qu'il n'eût pris que 8 à 10 grammes du liquide, éprouva les effets d'un véritable empoisonnement et resta pendant un mois sous l'influence des accidents produits par le soi-disant purgatif.

Quant au malade, il succomba vers sept heures du soir, environ douze heures après l'ingestion de la substance toxique.

Le liquide incriminé, ainsi que le flacon du sel qui avait servi à le préparer, furent saisis par l'autorité judiciaire, envoyés à Paris et soumis à l'examen des professeurs de l'École de pharmacie.

Là on reconnut que le sel employé était de l'*acétate de baryte* et non du *sulfovinate de soude*.

Chez le droguiste qui avait expédié au pharmacien le sel incriminé, par une déplorable erreur, on avait mis sur un flacon à *sulfovinate de soude* une étiquette à *acétate de baryte*, et réciproquement sur un flacon à *acétate de baryte*, l'étiquette destinée au *sulfovinate de soude*.

J'ai tenu à rappeler ce fait d'abord, parce qu'il est intéressant, au point de vue de l'action toxique de l'acétate de baryte, et probablement aussi des autres sels de cette base qu'on aurait pu supposer moins vénéneuse à la dose qui a suffi pour amener la mort. — J'ai voulu aussi attirer l'attention sur les phénomènes de résolution musculaire et de paralysie consécutive à l'ingestion de ce sel, phénomènes qui ont été très bien décrits (1) par le médecin qui a failli être victime de sa confiance bien naturelle dans l'innocuité du purgatif qu'il avait prescrit.

En dernier lieu, j'ai cru utile de montrer que cet empoisonnement a été déterminé par de l'*acétate de baryte* complètement pur et non par du *sulfovinate de soude*. Il serait fâcheux qu'à cette occasion on incriminât un sel qui, par ses propriétés particulières et par certains avantages qu'il possède sur les autres purgatifs salins, est maintenant employé sur une assez large échelle.

(1) *Union médicale*, 5 septembre 1872, p. 537.

SULFOVINATE DE QUININE

SON EMPLOI EN INJECTIONS HYPODERMIQUES.

A la fin de l'année 1872 (1), pour répondre au désir du D\\\\r Constantin Paul, qui cherchait un sel de quinine facile à administrer à dose élevée en injections sous-cutanées, j'ai mis à profit les conclusions de l'intéressant travail de M. Schlagdenhauffen, professeur à l'École supérieure de pharmacie de Nancy.

M. Schlagdenhauffen a étudié les courbes de solubilité des différents sels de quinine, et il résulte de son travail que le sulfovinate est celui qui se dissout dans les plus fortes proportions.

Ce sel est tellement soluble qu'il devient déliquescent quand on l'expose à l'air libre dans une atmosphère humide. Il a donc le grand avantage de pouvoir se dissoudre sans qu'il soit nécessaire de recourir à l'intervention d'un acide.

Or on sait que c'est à l'acidité des solutions de sulfate de quinine qu'on a attribué les accidents inflammatoires locaux qui se produisent souvent dans le traitement du rhumatisme articulaire ou des accès de fièvre intermittente par les injections hypodermiques de sulfate de quinine.

(1) *Bulletins et mémoires de la Société de Thérapeutique.* 1873, séance du 22 janvier.

M. le Dʳ Bourdon a employé avec succès le sulfate de quinine acidulé avec moitié de son poids d'acide tartrique en
injections sous-cutanées :

Eau.............................	20 gr.
Sulfate de quinine.....................	1
Acide tartrique.......................	0, 50 cent.

Le sulfovinate peut être donné à dose beaucoup plus élevée relativement à la proportion d'eau employée, et il a l'avantage de donner une solution neutre.

La dissolution de ce sel faite d'après la formule donnée
par M. Adrian, c'est-à-dire avec addition d'une petite quantité d'alcool et de glycérine, se conserve très bien sans se
décomposer et sans donner naissance à des cristaux dont la
présence suffit pour provoquer des accidents à la suite de
l'emploi des injections sous-cutanées.

Je l'ai obtenu sous forme d'écailles, en décomposant le
sulfovinate de baryte par le sulfate de quinine. En traitant
une solution alcoolique de sulfate de quinine par une solution
alcoolique de sulfovinate de soude, j'ai eu un sel très blanc
et bien cristallisé. Ce dernier procédé, qui donne un très
beau produit, a le grand avantage de ne pas faire intervenir dans la préparation un sel de baryte. On sait, en effet,
que les propriétés toxiques de la baryte sont surtout à redouter dans les injections hypodermiques.

PRÉPARATION DES SULFOVINATES DE QUININE.

Sulfovinate basique de quinine (1). — Ce sulfovinate correspond au sulfate de quinine des pharmacies. Il renferme un équivalent d'acide sulfovinique pour deux équivalents de base.

Sa formule est $C^{40}H^{24}Az^2O^4$; $C^4H^5O\ 2SO^3$.

Pour le préparer on prend, d'une part, 10 grammes de sulfate de quinine ordinaire qu'on délaye dans un mortier avec une petite quantité d'eau pour bien le diviser dans le liquide.

D'autre part, on fait à chaud une dissolution de 5 grammes de sulfovinate de baryte dans 150 grammes d'eau environ.

On verse la bouillie de sulfate de quinine dans la solution du sel de baryte par portion et en agitant.

Après un certain temps de contact on filtre pour séparer le dépôt de sulfate de baryte qui résulte de la double décomposition et où commence l'évaporation de la liqueur au bain-marie, après avoir constaté qu'il n'y reste plus de traces du sel de baryte.

On achève la dessiccation sous une cloche en présence du chlorure de calcium desséché.

Par ce procédé j'obtiens environ 8 grammes d'un sel qui se présente sous l'aspect d'une masse blanche et cristalline.

Ce sel contient à peu près la même proportion d'alcaloïde que le sulfate basique des pharmacies, c'est-à-dire environ 72 p. 100 de quinine.

Sulfovinate de quinine neutre. — Ce tel s'obtient en préci-

(1) Suivant l'observation judicieuse de M. Latour les sels basiques de quinine sont ceux dans lesquels la base n'est pas saturée et les sels neutres sont ceux qui sont saturés, c'est-à-dire qui renferment deux équivalents d'acide pour un équivalent d'alcaloïde.

pitant le bisulfate de quinine ou sulfate de quinine ordinaire des pharmacies, acidulé par quantité suffisante d'acide sulfurique, par une dissolution de sulfovinate de baryte et en opérant de la même manière que ci-dessus.

Ce sel a pour formule $C^{40}H^{24}Az^2O^4, 2C^4H^5O, 2SO^3HO$. — Il est très soluble et facilement déliquescent à l'air humide. Il contient moins de quinine que le sel précédent puisqu'il est constitué par deux équivalents d'acide sulfovinique pour un seul d'alcaloïde.

D'après l'analyse exécutée par M. Lebaigue dans son laboratoire (1), il contient 56,25 pour 100 d'alcaloïde.

On peut également préparer le sulfovinate de quinine en mêlant ensemble, une solution alcoolique de sulfate de quinine avec une solution alcoolique de sulfovinate de soude.

Il va sans dire que, dans ce cas, il faut employer de l'alcool fort à 90° ou 95° pour faciliter la séparation du sulfate de soude.

On distille pour retirer l'alcool avant de faire cristalliser.

Voici la formule la plus ordinairement employée pour les injections hypodermiques :

> ℞ Sulfovinate de quinine.................. 1 gr.
> Eau distillée........................... 9
>
> (CONSTANTIN PAUL).

Un gramme de cette solution représente 0,10 centigrammes de sulfovinate de quinine.

Ces injections ont été employées pour la première fois par le D'' Constantin Paul qui a constaté leur efficacité et leur supériorité sur les injections de sulfate de quinine (2).

Peu de temps après ma communication faite à ce sujet, à la Société de Thérapeutique, M. Jaillard, pharmacien militaire,

---

(1) Voir *Répertoire de Pharmacie*, n° 21, juin 1873, p. 357.
(2) Voir *Traité de Thérapeutique*, édition 1877 — 2° vol. p. 625 et 626.

professeur à l'École de médecine d'Alger, vulgarisa l'emploi de ces injections en Algérie (1), où elles rendent de grands services pour le traitement des fièvres paludéennes, si pernicieuses et si tenaces dans cette contrée qu'elles résistent souvent à l'administration de sulfate de quinine pris sous forme de pilules ou de solution.

(1) *Répertoire de Pharmacie*, 25 février 1875, p. 102.

BROMHYDRATE DE QUININE

SUR LA SOLUBILITÉ DES BROMHYDRATES DE QUININE (1)

A l'occasion d'une intéressante communication faite à la Société de Thérapeutique par M. le professeur Gubler sur l'emploi du bromhydrate de quinine en injections sous-cutanées, j'ai recherché le degré de solubilité des bromhydrates de quinine. Comme je l'avais pressenti, j'ai pu constater que le bromhydrate neutre correspondant à la formule

$$C^{40} H^{24} Az^2 O^4, 2H\,Br, 6H\,O$$

est d'une grande solubilité. En effet, une partie de sel se dissout dans neuf parties d'eau à $+$ 15 degrés, tandis que le bromhydrate basique, qui correspond au sulfate de quinine ordinaire des pharmacies et dont la formule est $C^{40}H^{24}Az^2O^4,HBr,2HO,$ est aussi peu soluble que son congénère.

Quand l'addition d'alcool est jugée nécessaire pour la préparation des injections hypodermiques avec le bromhydrate de quinine, cela tient incontestablement à ce qu'on emploie ce dernier bromhydrate.

Je dois à l'obligeance de M. Latour, pharmacien principal à l'hôpital Saint-Martin, des échantillons fort beaux de ce sel.

(1) *Répertoire de Pharmacie*, 25 février 1876, p. 113 et suiv.

Ils m'ont été remis par lui depuis longtemps, à l'époque où il a entretenu la Société de Pharmacie de son travail sur ce sujet au commencement de l'année 1870.

Le bromhydrate neutre se présente sous la forme de cristaux très nets et très volumineux, légèrement jaunâtres, tandis que le bromhydrate basique est constitué par des aiguilles fines très blanches offrant la plus grande analogie avec le sulfate basique des pharmacies.

MM. Boille et Baudrimont (1), qui se sont occupés de la préparation de ces sels et de leur analyse, désignent sous le nom de *bromhydrate neutre* celui qui ne contient que un équivalent de base et un équivalent d'acide, et sous le nom de *bromhydrate acide*, celui qui renferme un équivalent de base pour 2 équivalents d'acide. Ils se sont conformés en cela à la dénomination usitée dans la pratique médicale et pharmaceutique pour les sulfates de quinine ; mais je crois que M. Latour (2), dans sa désignation, se conforme plus exactement à la composition chimique, car, bien que le sel qu'il appelle *neutre* ait une réaction acide, il n'en constitue pas moins un sel dont la base est complètement saturée par les deux équivalents d'acide que la quinine peut fixer.

A propos de l'emploi des sels de quinine en injections hypodermiques, je rappellerai qu'en 1873, à la séance du 22 janvier, j'ai présenté à la Société de Thérapeutique du sulfovinate de quinine, que je considérais comme très propre à ce mode d'administration, en raison de sa grande solubilité qui avait été constatée par M. Schlagdenhauffen.

Le sulfovinate s'obtient aussi sous les deux formes basique et neutre et il renferme à peu près la même proportion de quinine que le bromhydrate (75 à 76 p. 100 pour le sel basi-

(1) Voir *Journal de Pharmacie*, 1874 septembre, p. 181 et suiv.
(2) *Ibid.*, 1870 août, p. 91 et suiv.

que et 56 à 60 p. 100 pour le sel neutre). Sa solubilité est supérieure à celle de ce dernier sel. Toutefois je dois le reconnaître, ainsi que l'a fait judicieusement remarquer M. le professeur Gubler, le bromhydrate peut lui être préféré dans certains cas particuliers, à cause de l'action spéciale du brome qui vient s'ajouter à celle de l'alcaloïde.

Enfin j'ai constaté qu'il est inutile de faire intervenir l'alcool pour dissoudre le bromhydrate basique, si on lui donne la préférence. On peut facilement arriver à ce résultat par l'addition d'une petite quantité d'acide citrique ou tartrique, comme M. Bourdon l'a jadis conseillé pour la préparation des injections hypodermiques de sulfate de quinine.

COLORATION ARTIFICIELLE

DES SELS TOXIQUES

POUR ÉVITER LES ERREURS EN PHARMACIE

Je crois devoir reproduire ici la note suivante que j'ai publiée en 1872, en collaboration avec M. Lebaigue (1), parce que la mise en pratique du moyen qu'elle préconise pourrait éviter de nombreux accidents.

Cette idée a du reste été en partie mise à exécution, ainsi qu'on peut le constater par la lecture de la prescription ministérielle du 26 février 1875, à propos de la vente de l'acide arsénieux, destiné à l'usage interne, pour le traitement des animaux domestiques (2).

« La similitude d'aspect qu'offrent certains sels cristallisés et incolores, la ressemblance extérieure de certaines poudres blanches ont causé, par confusion, inattention ou ignorance, des accidents, heureusement assez rares, mais toujours regrettables, et dont la gravité a été en rapport avec l'énergie thérapeutique des produits confondus. Nous nous sommes demandé si l'on ne pourrait pas; afin d'éviter de nouvelles erreurs ou tout au moins en diminuer le nombre, donner aux sels

(1) *Répertoire de Pharmacie*, novembre 1872, p. 167.
(2) Voir *Répertoire de Pharmacie*, 1875, p. 255 et 256.

toxiques et à leurs poudres, sujets à être confondus, un aspect extérieur nettement défini et qui appelât tout d'abord l'attention sans toutefois modifier en rien les caractères chimiques et thérapeutiques de ces produits. Nous avons pensé qu'une coloration artificielle des sels et poudres toxiques sujets à confusion, dont le nombre est d'ailleurs assez restreint, pourrait prévenir le retour de ces accidents.

Nous avons pensé aussi que cette coloration devait être telle qu'elle ne fournît pas de ressemblance avec aucun autre produit thérapeutique. Il importait également que la matière colorante ne nuisît pas aux recherches analytiques ni à la limpidité des solutions.

Nos essais ont porté sur quatre sels cristallisés et sur deux poudres de sels, qui ont donné lieu à des confusions (*Arséniate de soude*, *Émétique*, *Sulfate de zinc*, *Acétate de plomb*, *Poudre d'acide arsénieux*, *Poudre de sublimé corrosif*).

Nous nous sommes arrêtés dans nos recherches à l'emploi de la *Fucshine*, matière colorante aujourd'hui bien définie et cristallisée. Cette substance offre des avantages à cause de sa grande puissance colorante et de la facilité avec laquelle on peut, même à froid, à l'aide du charbon, obtenir la décoloration complète des dissolutions. Enfin, elle donne aux sels une nuance particulière qui éloigne toute confusion.

Nous avons dû renoncer à l'emploi de diverses substances colorantes, telles que le safran, la cochenille, la garance, l'indigo, à cause de la précipitation ou de la transformation de ces substances sous l'influence de la concentration des liqueurs ou de la cristallisation des sels.

Nous pensons que les fabricants de produits chimiques pour la pharmacie et que les pharmaciens ont un égal intérêt à éviter le retour d'accidents qui leur sont préjudiciables à tous égards et qui intéressent surtout la santé publique.

La coloration de certains sels ne nécessiterait ni manipulations spéciales ni augmentation de prix. Nous ne méconnaissons pas l'importance et la gravité qu'il peut y avoir à modifier l'aspect naturel d'un sel ; mais nous laissons à la Société de Pharmacie le soin de juger si cette objection, et si la réglementation qui pourrait résulter de notre proposition, seraient compensées par les services qu'elle rendrait. Nous lui laissons également le soin d'apprécier si cette coloration artificielle doit s'appliquer à plusieurs sels, et à quels sels.

Pour nous, notre but aura été atteint si nous avons contribué à appeler l'attention sur les meilleurs moyens à employer pour éviter le retour d'accidents si graves et qui naguère ont causé un juste effroi dans le monde pharmaceutique et médical. »

CAPSULES TÆNIFUGES

A L'EXT RAIT ÉTHÉRÉ DE FOUGÈRE MALE ET CLOMEL

C'est le docteur Créquy qui a eu l'ingénieuse idée d'associer le purgatif au tænifuge dans des capsules pour faciliter l'administration de l'huile éthérée(1), qui est difficilement supportée en potion et en opiat.

En voici la formule :

> Huile éthérée de fougère mâle.............. 8 gr,
> Calomel à la vapeur...................... 0, 80 cent.

Divisez en seize capsules gélatineuses qu'on administrera à jeun, une à une, de cinq en cinq minutes.

Pour préparer ce médicament, je dispose l'huile éthérée de fougère mâle, obtenue avec des *Rhizômes frais et verts*, dans une pipette effilée fermée en haut par un bouchon et mise en communication avec une poire en caoutchouc au moyen d'un tube. En exerçant une légère pression sur la poire, j'introduis dans des capsules vides 50 centigrammes d'huile éthérée. J'ajoute ensuite les 5 centigrammes de calomel à la vapeur, au moyen d'un tout petit entonnoir en verre fixé à un support. Enfin je bouche la capsule par le procédé ordinaire avec de la gélatine fondue.

(1) M. le professeur Bouchardat a souvent insisté sur l'efficacité de cette préparation dans le *Répertoire* et dans les diverses éditions de son *Formulaire*.

Ces capsules se conservent très bien quand elles sont préparées avec de l'huile éthérée privée d'eau. Le calomel gagne la partie inférieure de la capsule et séjourne dans l'extrait sans jamais subir d'altération, ainsi que j'ai pu m'en assurer par l'analyse.

La dose conseillée par le docteur Créquy, auteur de cette formule, est habituellement de *seize* capsules qu'on prend le matin à jeun, de 5 en 5 minutes, avec un peu d'eau. La veille de l'administration du tænifuge il est bon de ne faire qu'un repas léger.

Le professeur Trousseau, qui a aussi préconisé l'association du calomel avec la fougère mâle, conseille d'administrer quelques perles d'éther ou une potion éthérée immédiatement après la dernière dose.

Le tænia est ordinairement expulsé avec la tête une ou deux heures au plus après l'administration de la seizième capsule. Si l'action est trop lente à se produire, on peut l'activer en donnant une ou deux cuillerées d'huile de ricin.

Cette préparation réussit très bien pour déterminer l'expulsion du *bothriocéphale*, du *tænia solium* ou *armé*, et surtout du *tænia mediocanellata* ou *inerme* cette dernière espèce, qui se rencontre si fréquemment, depuis quelque temps, chez les enfants et les personnes qui ont fait usage de viande de bœuf cru ou peu cuit.

Les docteurs Constantin Paul, Monod, Demarquay, Pératé, Léon Duchesne, Masson, Liébault, etc. (1), qui ont eu recours à la formule du docteur Créquy, dans des cas où le kousso, l'écorce de racine de grenadier, la semence de courge et le kamala avaient échoué, en ont presque toujours obtenu d'excellents résultats.

(1) Voir, à ce sujet, *Bulletin et mémoires de la Société de Thérapeutique*, 1874, p. 64, 72 ; 1875, p. 36 et 37 ; 1876, p. 42, 43, 44 ; 1877, p. 102 et 103.

COTON IODÉ

Dans le but de simplifier la fabrication du coton iodé qui a été préparé pour la première fois et introduit dans la thérapeutique par le docteur Méhu, pharmacien en chef de l'hôpital Necker, j'ai décrit en 1872, à la Société de Médecine pratique le procédé opératoire que je reproduis ici.

Pour préparer ce produit, j'utilise les propriétés éminemment absorbantes du coton pour y fixer une forte proportion d'ammoniaque gazeuse, en maintenant le coton bien séché et bien privé d'air sous une cloche en contact avec du carbonate d'ammoniaque. Porté dans une seconde cloche qui contient de l'iode en poudre mêlé à du sable, ce coton, ainsi saturé d'ammoniaque, absorbe à une température de 30 à 40° une proportion considérable de ce métalloïde.

Dans ces conditions, il se fait une véritable combinaison d'iodure d'ammonium, et le coton imprégné d'une petite quantité de ce sel devient apte à emmagasiner des proportions énormes d'iode.

Il y a dans ce fait une grande analogie avec ce qui se passe dans la dissolution de l'iode dans l'eau. En effet, dans les conditions ordinaires, l'eau ne dissout que de très petites proportions de ce corps, mais son pouvoir dissolvant devient considérable en présence d'une petite quantité d'iodure de potassium.

En opérant comme je viens de le dire, sans surveillance et sans qu'il soit nécessaire de faire intervenir une température élevée, on peut obtenir du coton iodé contenant 5, 10 ou 15 pour 100 de ce métalloïde sans que la contexture du coton soit altérée, comme il arrive toujours quand on le soumet pendant trop longtemps à l'action d'une température élevée.

Mon collègue et ami Thomas s'occupe depuis longtemps de la vulgarisation de ce produit qui a remplacé avantageusement dans bien des cas les applications de teinture d'iode. Il a régularisé sa préparation par des procédés industriels qui lui permettent de l'obtenir facilement à des doses toujours identiques.

Il le présente dans des flacons à large ouverture hermétiquement fermés avec un couvercle en verre, ce qui permet de le conserver pour ainsi dire indéfiniment avec toutes ses propriétés.

Le coton iodé agit d'une façon beaucoup plus régulière que la teinture d'iode, dont la composition est souvent variable et dont les applications sont suivies d'effets tantôt nuls, tantôt trop énergiques.

SUCRE-TISANE

NOUVEAU MOYEN DE PRÉPARER LES TISANES INSTANTANÉMENT (1).

Les tisanes sont de véritables médicaments magistraux, qui méritent à bien des titres de fixer l'attention des pharmacologistes et des médecins.

Sous l'apparence de préparations pharmaceutiques des plus simples, elles comportent au contraire une série d'opérations aussi diverses que compliquées.

Sans insister sur le choix et la qualité des nombreuses substances qui servent à leur confection, il nous suffira de rappeler que les tisanes se préparent avec les feuilles, les fleurs, les fruits, les écorces, les bois, les racines et les semences. Toute substance ou partie de substance qui doit servir à faire une tisane a besoin d'être mondée ou lavée, et privée des corps étrangers qui peuvent lui être mélangés.

Elle doit être divisée à l'aide du couteau, des ciseaux et même du mortier.

L'eau destinée à l'usage d'une tisane a besoin d'être bien choisie ; car, si elle est trop séléniteuse, elle durcira les substances par les sels calcaires qu'elle contiendra, et par suite ne les pénétrera pas ; inutile d'ajouter que le médicament

(1) Note lue à la Société de Thérapeutique, par M. Limousin, 14 avril 1875. Ce travail a été fait en collaboration avec MM. Delpech et Lebaigue.

prendra une saveur désagréable. Enfin, il faut également déterminer si la tisane doit être préparée par solution, macération, digestion ou décoction.

Comme on le voit, ces médicaments qui semblent d'une préparation si facile, exigent une connaissance exacte de la matière médicale, des manipulations pharmaceutiques et des modifications que l'eau peut faire subir aux substances suivant sa qualité, le degré de son calorique, et le temps du contact.

Si, dans l'antiquité, Hippocrate a composé un livre sous le titre (Περὶ Πτισάνης), de la *Ptisane*, c'est qu'il attachait une véritable importance à cette boisson des malades, à ce remède contre la soif dans toutes les maladies fébriles ; remède et boisson qui constituent quelquefois un véritable aliment et viennent ainsi revendiquer une part sérieuse dans le traitement des maladies.

L'usage et la variété des tisanes se sont beaucoup augmentés de nos jours ; mais, il faut le dire, leur préparation est souvent défectueuse, à cause des nombreuses difficultés qu'elle présente.

Nous citerons les suivantes :

1° Les matières premières sont de conservation difficile : les fleurs, les feuilles, les bois, les écorces, les racines, perdent rapidement couleur, odeur, saveur, et deviennent souvent la proie des insectes. Pour ces causes, on n'en peut faire provision à l'avance, ou, du moins, faut-il les renouveler fréquemment.

2° Les proportions relatives de substance et d'eau à employer ne se trouvent jamais suffisamment indiquées, et lorsqu'elles le sont, c'est par verrées, pincées, poignées, etc., tous modes de dosage irréguliers et incertains.

3° Les conditions de température et de temps dans lesquelles doit se préparer une tisane sont variables. Elle peut se faire à froid, à chaud, par infusion, par digestion, par décoction, par macération, ce qui constitue autant de causes d'hésitation ou d'erreur.

4° Ajoutons enfin l'obligation où on se trouve généralement de préparer une quantité de tisane plus grande que celle qui est nécessaire à la consommation immédiate, ce qui force à perdre une partie du produit ou à consommer une préparation en partie altérée.

Pour toutes ces raisons, on peut dire que les tisanes préparées par les procédés ordinaires renferment presque toujours des proportions variables de principe actif, et souvent des substances inutiles ou désagréables.

Dans le but de remédier à cet état de choses, nous avons cherché à simplifier et à régulariser une préparation dont l'usage est si universellement répandu.

Le produit sur lequel nous appelons aujourd'hui l'attention remédie complètement aux nombreux inconvénients que nous venons d'énumérer; nous le désignons sous le nom de *sucre-tisane*.

Voici succinctement notre mode opératoire :

Avec les diverses substances, bien choisies, disposées et dosées suivant les indications du Codex, nous préparons des liqueurs concentrées dans le vide ou à basse température, afin de conserver intégralement la couleur, le parfum et les principes actifs des plantes.

Ces liqueurs représentant exactement, sous un petit volume, toutes les propriétés des substances employées sont incorporées dans du sucre blanc raffiné, où elles se trouvent pour ainsi dire emprisonnées.

Pour les substances qui contiennent des principes volatils, nous avons recours à la distillation.

Par ce moyen, nous obtenons sous un petit volume la partie aromatique, qui est ensuite mêlée à la liqueur extractive et fixée dans un poids déterminé de sucre.

Nous n'avons pas la prétention de tenter une chose sans précédent et d'une invention tout à fait originale. C'est au contraire à des préparations analogues que nous nous sommes reportés ; et nous rappellerons entre autres :

1° Les sirops secs qui figuraient à l'Exposition universelle de 1867, sirops destinés à l'exportation pour remédier aux difficultés que présente l'expédition des sirops ordinaires, à cause de la fermentation.

2° Les différents saccharolés et saccharures indiqués dans les formulaires.

3° Les tisanes sèches préparées avec du sucre en poudre et des extraits, préparations peu répandues et d'un dosage souvent mal déterminé.

4° Certains bonbons préparés par les confiseurs.

Mais tous ces produits divers ne peuvent répondre qu'à quelques besoins particuliers.

Le *sucre-tisane*, au contraire, est la représentation exacte, simple et pratique de toute une série de préparations magistrales. Sous la forme et le volume d'un morceau de sucre ordinaire, il contient la proportion de substance active exactement calculée d'après le Codex pour une tasse à thé d'eau simple. Par suite, chaque tasse de tisane est composée et sucrée d'une manière toujours identique et convenable.

Ainsi que le sucre lui-même, qui en est la base, cette préparation n'est susceptible d'aucune altération. Sous cette forme, les substances conservent non seulement leur couleur, leur odeur, leur saveur, mais surtout leurs vertus médicinales.

On peut donc ainsi préparer (*illico*) instantanément une seule tasse de tisane limpide, sans dépôt, renouvelée au fur et à mesure du besoin, et l'on fournit aux personnes les plus inexpérimentées le moyen de faire avec facilité une tasse de tisane toujours identique dans sa composition.

On supprime ainsi l'attirail encombrant de pots, passoires, étamines, etc., nécessaires à la préparation d'une tisane qu'on obtient souvent trouble malgré toutes ces précautions.

Pour l'usage, il suffit de verser simplement sur une dose une tasse à thé d'eau froide ou bouillante suivant l'indication, puis de remuer avec une cuiller pour amener la dissolution du sucre-tisane.

CRAYONS A L'HUILE DE CROTON

Afin d'éviter la diffusion de l'huile de croton sur les surfaces où on l'applique à l'état liquide, j'ai préparé en 1876 pour le Dr Ladreit de la Charrière, des crayons qu'il a utilisés dans le traitement de la teigne tonsurante où il a conseillé l'emploi de ce médicament qui a toujours donné des résultats satisfaisants, ainsi qu'il résulte de son travail (1).

Ces crayons ont la forme d'un petit cylindre de 8 à 9 millimètres de diamètre. Pour empêcher la volatilisation des

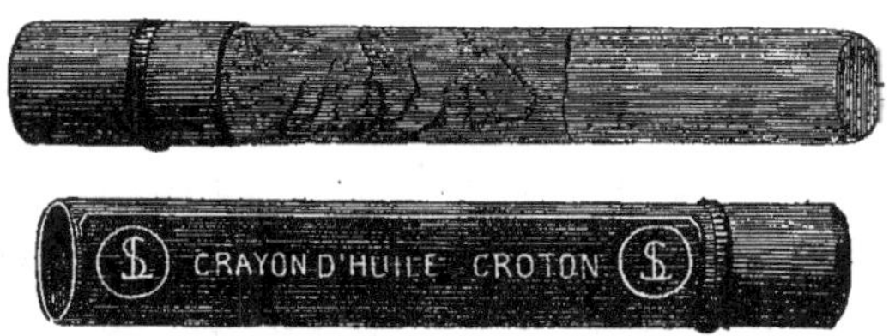

Fig. 22 et 23.

principes âcres de l'huile, on peut les recouvrir d'une feuille d'étain et les conserver à l'abri de l'air dans des étuis nickelés comme on le voit dans les figures 22 et 23. Je les prépare d'après la formule suivante :

    ℞ Beurre de cacao.................. 1 partie
      Cire blanche.................... 1 —
      Huile de croton tiglium.......... 2 —

(1) Voir *Bulletin de Thérapeutique*, 15 août 1876, page 97. Voir également sur le même sujet les observations des Drs Lailler et Cadet de Gassicourt.

Bulletins et *Mémoires* de la Société de Thérapeutique. Année 1877, pages 114, 115 et suivantes.

Fondre au bain-marie, dans un petit ballon en verre, le beurre de cacao et la cire blanche, puis ajouter l'huile en ayant soin de tenir le récipient convenablement fermé avec un bouchon de liège. Quand le mélange commence à se refroidir, on le coule dans des moules cylindriques où il ne tarde pas à se solidifier.

Ainsi que le fait remarquer le Dr Ladreit de la Charrière, ce mode d'application de l'huile de croton est appelé à rendre des services en dehors du traitement de la teigne, car il met cette substance à l'abri de toute erreur, et il permet de bien en limiter les effets. C'est, ajoute-t-il, dans le traitement des maladies des enfants qu'il sera particulièrement utilisé et que je le recommande à l'attention de mes confrères.

Le Dr Lailler a expérimenté à l'hôpital Saint-Louis ce nouveau traitement de la teigne tonsurante, et le Dr Jules Simon emploie avec succès à l'hôpital des Enfants malades, l'huile de croton sous cette nouvelle forme, pour produire une action révulsive et progressive chez les jeunes enfants.

Je crois qu'il n'est pas sans intérêt de faire remarquer que, dans ce mélange avec des corps gras solides, bien qu'elle ne s'y trouve que dans la proportion de 50 p. 100, l'huile de croton conserve une action révulsive plus énergique que lorsqu'on l'emploie en nature. En effet, sa fluidité et sa volatilité diminuent cette action dans une proportion notable quand on l'applique à l'état liquide.

Sous forme de crayons, on circonscrit d'une façon beaucoup plus nette la région où on veut utiliser son action irritante, et l'on évite pour la personne chargée de faire l'application du médicament, un contact trop direct qui n'est pas sans inconvénient et sans danger, surtout pour les aides inexpérimentés.

J'ai tenu à me rendre compte du degré de conservation des

propriétés de l'huile de croton présentée sous cette forme, et je puis dire que des crayons fabriqués depuis plus de sept mois ont produit, dans le service du D' Jules Simon à l'hôpital des Enfants, des effets aussi énergiques que ceux qui ont été obtenus avec des crayons récemment préparés.

PROTO-BROMURE DE FER

DE SA PRÉPARATION POUR LE SIROP ET LES PILULES (1).

Solution officinale de proto-bromure de fer pour le sirop.

Brome pur.......................... 20 gr.
Limaille de fer grossière............. 10
Eau distillée........................ 53

Pesez l'eau distillée dans un petit matras à fond plat. Introduisez au fond du liquide les 20 grammes de brome puisés avec un compte-gouttes à poire, dans lequel on aura préalablement introduit une certaine quantité d'eau pour éviter le contact des vapeurs de brome avec le caoutchouc. Placez le matras dans de l'eau froide et introduisez par fractions, en cinq ou six fois, la limaille de fer en ayant soin de fermer l'ouverture avec un bouchon et d'agiter à plusieurs reprises pour éviter la déperdition des vapeurs de brome.

Quand la réaction est achevée et que la liqueur a pris une belle teinte verte, filtrez dans un flacon taré et amenez, en lavant le filtre avec quantité suffisante d'eau distillée, au poids exact de 80 grammes. Ajoutez-y glycérine neutre, 40 grammes, de façon à obtenir 120 grammes de produit. Conservez

(1) *Répertoire de pharmacie*, 25 avril 1876.

à l'abri de la lumière dans un flacon noir contenant quelques
pointes de Paris.

Sirop de proto-bromure de fer.

    Solution officinale ci-dessus.............. 12 gr.
    Sirop simple.............................. 200
    Sirop de gomme......................... 200
    Sirop de fleurs d'oranger...............   10
        M. S. A.

Pour une demi-bouteille. Ce sirop contient exactement
20 centigrammes de proto-bromure de fer pour 30 grammes.

Pilules de proto-bromure de fer.

    Brome pur........................... 14^{gr},80
    Limaille de fer grossière.............. 10 gr.
    Eau distillée.......................... 40

Opérez comme ci-dessus avec les mêmes précautions, et
filtrez sur miel blanc 4 grammes et glycérine pure 2 grammes. Évaporez en présence d'un excès de fer et ramenez
par concentration au bain-marie au poids exact de 30 grammes.

Versez le liquide dans un mortier et incorporez-y un mélange à parties égales de poudre de réglisse et de poudre de
guimauve, environ 25 à 30 grammes. Faites une masse ho-
mogène, que vous diviserez en deux cents pilules qui con-
tiendront exactement 10 centigrammes de proto-bromure
de fer.

Roulez ces pilules dans de la limaille de fer porphyrisée,
laissez-les sécher, puis enrobez-les avec un vernis fait avec
une solution éthérée de résine de mastic et de Tolu, comme
le Codex le prescrit pour les pilules de Blancard.

On peut aussi préparer le proto-bromure de fer par double décomposition de la façon suivante :

1° Sulfate de fer cristallisé............ 10^{gr},30
    Eau distillée bouillie............... 20 gr.
2° Bromure de baryum.............. 10^{gr},80
    Eau distillée...................... 10 gr.

F. S. A. Deux solutions séparées que vous mêlerez. Filtrez, lavez le précipité de sulfate de baryte avec quantité suffisante d'eau glycérinée légèrement, de façon à obtenir 50 grammes de produit. Ajoutez-y 30 grammes de glycérine neutre et conservez à l'abri de la lumière dans un flacon noir contenant quelques pointes de Paris. Ces 80 grammes de solution renferment 8 grammes de proto-bromure de fer. Il en faut donc employer 7 grammes pour préparer 110 grammes de sirop dosé à 20 centigrammes par 30 grammes.

Cette dernière préparation se conserve moins bien que la première ; mais elle dispense de recourir à l'emploi direct du brome dont le maniement est toujours désagréable.

Je recommande particulièrement l'addition de la glycérine pour empêcher la peroxydation du proto-bromure ; ce moyen réussit très bien.

Le proto-bromure de fer ayant pris place à côté des nombreux composés bromés utilisés aujourd'hui en thérapeutique, j'ai cru devoir publier ces diverses formules pour deux raisons :

La première, c'est que cette préparation comporte quelques détails de manipulation qu'il est bon de signaler au pharmacien appelé à préparer ce produit dans son laboratoire.

La seconde, c'est que la formule donnée par M. Prince, et reproduite par la plupart des journaux de pharmacie, est d'une exécution difficile et ne fournit pas, pour le dosage, le chiffre annoncé par l'auteur. La solution obtenue en suivant sa formule ne contient que $28^{gr},35$ de sel au lieu de 36 grammes. Elle est donc loin de renfermer, comme il le prétend, un tiers de son poids de bromure de fer. En effet, voici cette formule :

```
Limaille de fer........................  10 gr.
Eau distillée..........................  80
Brome.................................  21
```

Soit un poids de $108^{gr},35$ au total, en ne tenant compte que de la proportion exacte de fer $(7^{gr},35)$, susceptible de se combiner aux 21 grammes de brome. Le tiers de 108 étant de 36, on voit que cette solution ne peut fournir que $28^{gr},35$ de proto-bromure de fer, c'est-à-dire près de 8 grammes de moins que la quantité indiquée par l'auteur de la formule.

Mon ami et collègue E. Ferrand, dans une des intéressantes revues de pharmacologie qu'il publie dans *la France médicale*, a reproduit la formule de M. Prince (1) et, à ce propos, il exprime le regret que ce dernier n'ait pas adopté pour le dosage du sirop de proto-bromure de fer le même titre que celui que le Codex prescrit pour le sirop de proto-iodure de fer : c'est-à-dire 15 centigrammes, au lieu de 20 centigrammes, pour 30 grammes de sirop.

Je ne crois pas à l'utilité d'identifier ces deux formules ; car les préparations à base de brome s'administrent ordinairement à doses plus élevées que celles à base d'iode, et il ne faut pas perdre de vue que la quantité relative de métalloïde contenu dans les deux sels est très différente.

En effet, il y a 350 grammes de fer pour 1000 grammes de brome dans le bromure, et 350 grammes de fer pour 1586 grammes d'iode dans l'iodure. Il résulte de l'examen comparatif de ces chiffres que, pour administrer la même

(1) Voir *Répertoire de pharmacie*, n° 13, 10 juillet 1875, p. 389.

quantité de métalloïde, il faut donner plus de bromure que d'iodure. Cette considération me semble justifier le dosage à 20 centigrammes au lieu de 15 centigrammes que je conserve avec M. Prince, qui n'avait fait du reste que l'emprunter à M. Stiles, auteur d'un travail sur ce sujet publié en 1874 dans le numéro 20 du *Pharmaceutical Journal.*

DES PRÉPARATIONS DE LITHINE

ET DE LEUR EMPLOI EN THÉRAPEUTIQUE (1).

Les expériences déjà anciennes de Lipowitz et les travaux de Garrod et de A. Ure, en Angleterre (1843), ont mis en évidence la puissante affinité de la lithine pour l'acide urique et la grande solubilité des urates de cette base.

Ils ont contribué à généraliser l'emploi médical des sels de lithine dans le traitement de la goutte et du rhumatisme en démontrant que les cartilages infiltrés d'urates de soude et les parties osseuses chargées de dépôts tophacés se dépouillaient de ces concrétions, en totalité ou en partie, suivant leur séjour plus ou moins prolongé dans des solutions de sels de lithine, résultat qu'ils n'ont pu obtenir en employant comparativement des liqueurs chargées de carbonate de soude ou de potasse.

Depuis cette époque, l'analyse spectrale a permis de déceler la présence de la lithine dans un grand nombre d'eaux minérales naturelles, où l'on n'avait pas soupçonné son existence, avant de recourir à ce nouveau mode d'investigation. C'est ainsi qu'on a pu la découvrir dans les eaux de Kreuznach, de Baden-Baden, de Vichy, de Vals et de Plom-

(1) *Journal de thérapeutique,* n° 4, 25 février 1877, p. 129, et *Répertoire de pharmacie,* 25 mars 1877.

bières. Récemment, M. Truchot, professeur de chimie à la Faculté des sciences de Clermont, a pu doser par ce moyen la lithine dans les eaux du Mont-Dore, de la Bourboule, de Saint-Nectaire, de Châtel-Guyon, de Châteauneuf et de Royat. Malheureusement, la faible proportion de cette base ne permet guère au médecin de compter sur une action bien efficace et bien rapide de cet agent pour déterminer la dissolution des concrétions tophacées.

En effet, de toutes les eaux analysées par M. Truchot, celle de Royat, qui en contient le plus, n'a donné que 35 milligrammes par litre.

Il était donc naturel de chercher dans l'emploi des préparations de lithine un moyen d'action plus prompt et plus énergique ; aussi croyons-nous qu'il peut être d'un certain intérêt de donner ici les principales formules qui permettent d'administrer cet agent médicamenteux avec commodité et à doses relativement élevées.

C'est sous forme de solution que le carbonate de lithine s'administre le plus habituellement. Son emploi dans la diathèse urique a été surtout conseillé par les docteurs Bouchardat, Charcot, Davaine, etc.

Le docteur Davaine prescrit habituellement la préparation suivante :

> ℞ Carbonate de lithine (cristallisé)..... 50 cent.
> Eau gazeuse....................... 500 gr.

On peut, à la rigueur, préparer cette solution en versant, avec un siphon rempli d'eau de Seltz, la quantité voulue sur le carbonate de lithine en fermant vivement la bouteille ; mais la précipitation rapide des sels calcaires contenus dans l'eau de Seltz ordinaire donne un produit trouble, surtout quand l'excès de gaz acide carbonique s'est échappé du flacon en vidange.

Pour obtenir un produit limpide et de bonne conservation, je dissous le carbonate de lithine cristallisé dans de l'eau distillée ou de l'eau de pluie chargée de 1 à 5 volumes d'acide carbonique. Ainsi que l'a déjà fait observer M. Duquesnel (1), il est très important de n'employer dans les préparations pharmaceutiques que du carbonate de lithine cristallisé, car c'est jusqu'ici le meilleur moyen pour constater la pureté de ce sel qui, lorsqu'il est livré par le commerce sous la forme amorphe, contient fréquemment des carbonates de soude, de potasse et quelquefois de chaux.

L'eau ainsi préparée se prend pure ou mêlée au vin, à la dose de 2 à 4 verres par jour, suivant l'indication du médecin.

Pour les malades qui ne peuvent supporter la saveur alcaline très prononcée de la lithine, on peut l'administrer sous forme de citrate ou de carbonate dans des cachets médicamenteux à la dose de 10, 15, 20 centigrammes et plus. Il suffit de faire absorber à la suite 1 ou 2 verres d'eau de Seltz pour faciliter la dissolution du sel dans l'estomac.

Ce mode d'administration a sur les sels effervescents, dont on a proposé l'emploi en Angleterre, le grand avantage de permettre la constatation facile de la pureté du produit employé, en même temps qu'il supprime la saveur urineuse particulière à la lithine.

Les docteurs Schutzemberger et Ritter ont conseillé l'usage de l'eau oxyazotique lithinée dans le traitement de la goutte ou de la gravelle ; on prépare cette eau de la même manière que l'eau lithinée gazeuse à l'acide carbonique en dissolvant ce sel dans une dissolution de protoxyde d'azote ou *gaz hilarant* ; mais, dans ce cas, il vaut mieux recourir au citrate de lithine, car le carbonate se dissout mal dans l'eau chargée

(1) Voir le *Répertoire de pharmacie*, nouvelle série, t. I, p. 141.

de protoxyde d'azote, surtout quand on a employé l'eau ordinaire.

Nous ne savons si les préparations de lithine employées à l'extérieur peuvent présenter de grands avantages; cependant Garrod a conseillé l'usage des solutions aqueuses de carbonate et de citrate en applications sous forme de compresses.

La formule suivante, proposée par M. Duquesnel :

℞ Oléostéarate de lithine.............. 4 gr.
　　Axonge......................... 30

nous paraît plus rationnelle pour faciliter la pénétration du médicament à travers la peau ; mais cependant nous lui préférons, à cause de la difficulté de se procurer l'oléostéarate de lithine, le glycérolé suivant que nous avons eu plusieurs fois l'occasion de préparer d'après les formules qui suivent :

℞ 1° Glycérine......................... 30 gr.
　　Carbonate ou citrate de lithine...... 4
　　M. S. A. et agitez avant l'emploi.

℞ 2° Glycérolé d'amidon................ 30
　　Carbonate de lithine............... 4
　　M. S. A.

Ces préparations s'emploient en onctions douces sur les articulations envahies par les nodosités déterminées par l'accumulation de l'urate de soude, chez les goutteux et les rhumatisants.

POUDRE DE GOA

OU POUDRE DE BAHIA, D'AROBA, D'ARAROBA, CHRYSAROBINE.

Une quantité relativement considérable d'une substance
particulière inconnue me fut remise en 1874 par un de mes
clients, M. Alexandre Saint-Martin, qui me pria d'en déterminer la nature, pensant qu'elle devait avoir un emploi
médical.

Cette substance faisait partie d'un envoi fait par la maison
Jappenbeeck et Cie, et l'on désirait savoir si elle pouvait être
vendue en France comme médicament.

Elle avait été expédiée, sans désignation aucune, des côtes
de Mozambique, à la maison qui désirait être fixée sur sa
nature.

Ce produit se présentait sous l'aspect de masses agglomé-
rées, plates, ressemblant à des fragments d'écorces ou à des
débris d'une substance végétale ayant subi une modification
particulière sous l'action de l'humidité ou de toute autre
influence atmosphérique.

Le frottement des doigts en détachait facilement une
poudre onctueuse, d'un brun jaunâtre, qui ne tardait pas à se
colorer à l'air en rouge violacé. Au contact de cette substance
l'épiderme s'irritait facilement et prenait une coloration rouge
vif sous l'action alcaline du savon. Soupçonnant dans cette

matière la présence de l'acide chrysophanique à cause de cette réaction particulière à la rhubarbe, j'en traitai une certaine quantité par l'éther, la benzine et le sulfure de carbone, et j'obtins des quantités considérables de cet acide.

Je pensai alors qu'elle pouvait être la substance même de laquelle les Indiens retirent la poudre de Goa qui jouit depuis longtemps dans leur pays de propriétés merveilleuses pour la guérison de certaines dermatoses (1), et j'en apportai à la Société de thérapeutique quelques échantillons avec les cristaux d'acide chrysophanique que j'en avais retirés.

Depuis longtemps déjà le professeur Attfield avait constaté dans la poudre de *Goa* ou d'*Araroba* la présence de cet acide en proportion considérable, c'est-à-dire de 70 à 80 p. 100. M. Gubler, après avoir examiné ce produit, fut également porté à croire qu'il devait être la substance qui fournit la poudre de Goa. Il le compara avec la poudre qu'il tenait directement du Dr Henry Blanc, qui l'avait rapportée du lieu d'origine, et il trouva une analogie complète entre les deux échantillons.

Voici du reste ce qu'il a dit à ce propos à la Société de thérapeutique :

« J'ai eu l'occasion d'examiner la substance qui m'a été remise par M. Limousin, et de constater son identité parfaite avec la poudre dite *de Goa*. Au microscope elle offre les mêmes caractères ; et quand on la traite par divers réactifs, potasse, ammoniaque, elle se conduit comme la poudre de Goa.

« Je désire revenir sur ce sujet intéressant, et compléter les renseignements que j'ai déjà donnés ; tel est le but de ma nouvelle communication.

« Quand on étudie la poudre de Goa, on voit, tout d'abord,

(1) Voir *Journal de Thérapeutique* du professeur Gubler, note du Dr Henry Blanc, 25 mai 1875, pages 373 et suiv.

qu'elle est formée de deux parties bien distinctes, une matière pulvérulente et des fragments de bois.

« *Les fragments de bois* se présentent encroûtés de poudre ou bien recouverts de concrétions mamelonnées, épaisses d'un demi-centimètre environ, qui, lorsqu'on les brise, offrent une surface d'acpect spécial, rappelant la brisure des substances résinoïdes, à éclat métallique à la périphérie, et de couleur jaune au centre. Sur deux esquilles, j'ai pu voir une poussière d'un jaune tendre, rappelant la couleur du beurre de montagne (sulfate de protoxyde de fer cristallisé), formée de cristaux ténus prismatiques ou en tables rhomboïdales et parfois allongés en faisceaux, comme les cristaux bacillaires des minéralogistes. C'est de l'acide chrysophanique cristallisé, qui s'est probablement sublimé sous l'influence de la chaleur vive du pays, puis condensé quand la température a baissé brusquement.

« Une coupe d'un fragment de bois montre des clostres colorés en jaune brunâtre par ce même acide chrysophanique, qui se volatilise dès qu'on vient à chauffer légèrement les petits copeaux ligneux.

« *La matière pulvérulente* est fusible à une température élevée ; elle prend l'aspect du goudron, laisse dégager des bulles de gaz, et reste alors encore soluble dans le chloroforme. Cette solution constitue une teinture d'un vert admirable. On sait que la poudre de Goa ordinaire est bien dissoute par le chloroforme et l'éther. A une température peu élevée, chauffée doucement dans un tube de verre, la poudre laisse dégager une substance qui se dépose à la partie supérieure du tube, et qui n'est autre chose que de l'acide chrysophanique.

« En résumé, la poudre de Goa n'est pas un lichen ; ce n'est pas non plus la moelle d'un arbre, car on ne trouve à l'examen au microscope aucune trace de tissu cellulaire ou utriculaire ;

c'est plutôt une substance tirée d'un arbre ou d'une plante ligneuse, renfermant une grande quantité d'acide chrysophanique.

« Cet acide exsude à travers le bois mort, se concrète à sa surface, cristallise lentement si la température extérieure n'est pas considérable, ou bien se solidifie très vite sans cristalliser, lorsque la chaleur est plus élevée. Les variations de la température sont, dans l'Inde, ainsi qu'on le sait, très considérables, puisqu'on constate souvent entre le jour et la nuit une différence de 40 degrés centigrades (1). »

Désireux d'être fixé sur la détermination et sur l'origine de cette substance, j'en ai remis des échantillons à mes collègues de la Société de pharmacie, MM. Planchon et Stanislas Martin, et j'espère que le résultat de leurs recherches pourra contribuer à éclaircir ce point encore obscur de la matière médicale.

Depuis quelques années, la poudre de Goa a été employée avec succès par un certain nombre de médecins. MM. E. Besnier et Vidal, de l'hôpital Saint-Louis, l'emploient pour le traitement de certaines maladies de la peau (*Psoriasis*, *Eczéma*, *Herpès circiné*, *Teigne tonsurante ou faveuse* et, dans bien des cas, elle leur a donné des résultats satisfaisants (2).

On la prescrit sous forme de pommade ou de liniment dans la proportion de 4 à 8 grammes de poudre pour 30 grammes d'axonge ou de glycérine.

On peut aussi l'appliquer directement sur la surface malade préalablement mouillée avec un peu d'eau, d'après la méthode indienne.

A cause de l'action irritante qu'elle produit, principalement

(1) Voir *Bulletins* et *Mémoires* de la Société de thérapeutique ; 1875, 25 mai, page 50 ; 22 juin, page 53.

(2) En Angleterre, le Dr Ashburthon Thompson la conseille, sous le nom de *Chrysarobine*, comme éméto-cathartique à la dose de 55 centigr., et comme purgatif à la dose de 1^{gr},20 pour un adulte.

sur les yeux, quand on l'applique sur la face, il est indispensable de prendre des précautions pour éviter son contact avec les paupières.

On a également conseillé l'usage de l'acide chrysophanique pour remplacer la poudre de Goa, mais l'identité d'action est loin d'être établie.

Cela tient sans doute à ce qu'on emploie souvent de l'acide chrysophanique extrait de la rhubarbe ou de certains lichens, au lieu de celui qu'on obtient de la poudre de Goa.

Ceci me paraît très vraisemblable, car les différences d'aspect et de solubilité des échantillons d'acide chrysophanique fourni par le commerce ne laissent aucun doute sur la nature diverse de la substance qui a dû servir à sa préparation.

VISITE A L'EXPOSITION DE VIENNE

SECTION DES PRODUITS CHIMIQUES ET PHARMACEUTIQUES (1).

.....Arrivés à l'Exposition, nous avons dû payer notre entrée comme de simples visiteurs, n'ayant pas eu le temps de retirer nos cartes d'exposants. Ici nous avons commencé à nous apercevoir qu'à Vienne on comprenait les choses autrement qu'à Paris, au point de vue financier; au lieu de pénétrer dans l'enceinte en déposant le franc traditionnel exigé à l'entrée des expositions françaises, nous avons dû exhiber 2 florins (soit 5 francs) par personne. Vienne est une belle ville, moins belle cependant que Paris, mais par compensation tout y vaut, ou du moins tout s'y paye à peu près le double.

Après avoir traversé la grande rotonde monumentale qui constitue la partie vraiment remarquable et originale de l'Exposition, nous nous sommes engagés dans les galeries qui viennent y aboutir. Là, nous reconnûmes la difficulté de se guider dans cet immense dédale, et l'impossibilité d'y trouver facilement les choses spéciales qu'on veut examiner.

Dans la crainte de copier trop servilement la disposition commode et ingénieuse de notre exposition de 1867, on a isolé chaque spécialité, selon son importance, dans les galeries

(1) Extrait d'un travail envoyé à M. Lebaigue pendant mon séjour à Vienne avec mon collègue et ami Delpech. Voir *Répertoire de Pharmacie*, 1873, pages 451-513.

principales ou secondaires, en sorte qu'il faut faire une première recherche pour découvrir le pays et une seconde pour trouver les spécialités susceptibles d'intéresser le visiteur. Pour voir l'exhibition générale d'une même classe de produits dans toutes les contrées qui sont représentées à Vienne, il faudrait au moins huit jours.

Malgré tout, cependant, nous avons fini par arriver à la section française et à la galerie des produits chimiques et pharmaceutiques exposés par notre pays. Cette galerie débute par l'exposition des produits du sol et de l'industrie de l'Algérie et des colonies françaises. Une sorte de cloison couverte de produits exotiques, branches de palmier, bois, écorces, tissus, fils d'aloès, etc., sépare cette section de la galerie commune à la pharmacie, aux produits chimiques et à la parfumerie.

Cette partie de l'exhibition française occupant le milieu de la grande galerie secondaire qui s'embranche sur l'artère principale, a dû à la solidité de son établissement et à la résistance de sa toiture d'être préservée des dégâts occasionnés par un orage effrayant qui s'est abattu sur le palais la veille de notre arrivée. A la suite de cet ouragan, le Prater fut transformé en un vrai lac, et beaucoup de constructions trop légèrement établies furent littéralement transpercées. L'exposition des soieries lyonnaises, entre autres, eut beaucoup à souffrir et dut être fermée pendant plusieurs jours.

Pour obvier à l'insuffisance de l'espace accordé par l'administration viennoise, notre galerie a été remplie de vitrines jusqu'à une hauteur démesurée, et cette disposition empêche de voir l'ensemble de cette partie de l'exposition qui offre cependant un intérêt réel, bien qu'un certain nombre des exposants inscrits sur le catalogue se soient abstenus d'envoyer leurs produits.

Une chose qui frappe surtout en pénétrant dans cette

section, c'est le manque de représentants spéciaux pouvant fournir des renseignements aux visiteurs. Les vitrines sont en quelque sorte abandonnées avec des inscriptions et des explications tout à fait insuffisantes. Les exposants pharmaciens et fabricants de produits chimiques français ont eu le grand tort de n'avoir pas chargé un homme spécial, pharmacien ou chimiste, du soin de les représenter. C'est, du reste, un reproche qu'on peut adresser à bien d'autres sections. Le petit nombre des représentants français à l'Exposition de Vienne fait que quelques-uns d'entre eux représentent, ou sont censés représenter, sept ou huit cents exposants dans les industries les plus diverses. C'est souvent la même personne qui fournit, ou plutôt qui essaye de fournir, les renseignements, dans la section des instruments de musique, de la photographie, de l'agriculture, de la pharmacie, de l'horlogerie, etc.

Cet inconvénient a été surtout remarqué au moment de la visite du jury. Un trop petit nombre d'exposants ayant jugé à propos de faire le voyage, les jurés ont eu les plus grandes difficultés pour se procurer les renseignements indispensables à l'accomplissement de leurs fonctions.

Mais, avant de parler de l'examen du jury et de ses conséquences, la distribution des récompenses, laissez-moi vous dire l'impression générale produite sur nous par les expositions des divers pays représentés à Vienne, pour ce qui concerne notre profession.

Afin de mettre à profit le plus utilement possible le peu de temps que nous avions à consacrer à cette tâche, nous avons prié un de nos confrères, pharmacien distingué de la ville, de vouloir bien nous servir de guide. M. Neustein et M. Gischner son *assistant* ou élève, se sont mis à notre disposition de la façon la plus gracieuse. Ils nous ont prouvé, ainsi que M. Valdheim, le président de la Société de pharmacie de Vienne,

M. Haubner, M. Godefroy et plusieurs autres pharmaciens de la ville, qu'en Autriche on savait pratiquer largement l'hospitalité confraternelle de la façon la plus cordiale et la plus sympathique.

Nous reviendrons plus tard sur les visites que nous avons faites avec eux à la Société de pharmacie de Vienne, à l'hôpital général et dans plusieurs établissements, voulant résumer l'impression de notre voyage à travers les produits chimiques et pharmaceutiques des divers pays.

L'Exposition viennoise, par laquelle nous avons naturellement débuté, occupe une place importante dans le palais, au moins un cinquième de la superficie totale, mais la section de pharmacie n'y a pas, tant s'en faut, une place proportionnelle. Les pharmaciens vivent en Autriche sous le régime de la limitation; la ville de Vienne n'en compte guère que cinquantedeux ou cinquante-quatre pour une population de plus d'un million d'habitants. Il résulte de cette situation que l'émulation et la concurrence n'ont pas développé chez eux l'esprit innovateur et industrieux qui caractérise la pharmacie française. Tous ou presque tous ont une valeur scientifique sérieuse, mais ils manquent d'esprit d'initiative, ce qui, du reste, est peut-être la faute du peu d'indépendance et d'autonomie qui régit leur enseignement professionnel autant que la conséquence de leur nature particulière et de leur situation privilégiée.

Dans la section autrichienne, les produits pharmaceutiques proprement dits offrent peu d'intérêt. Les médicaments en pastilles, dragées, capsules, de fabrication viennoise, sont très inférieurs pour la forme aux produits français. Nous avons remarqué un certain nombre de médicaments spécialisés, mais la manière dont ils sont conditionnés ne rappelle en rien le cachet et l'élégance que les spécialistes français savent donner à leurs boîtes et à leurs flacons. Ce n'est cependant pas faute de chercher à nous copier, car dans certaines provinces de l'Autriche, à Trieste particulièrement, on pratique sur une très large échelle l'*imitation*, pour ne pas me servir d'un autre mot, de tous nos produits spéciaux en renom. Nous avons vu dans une vitrine des pilules végétales purgatives (*façon Dehaut*) assez réussies. Un pharmacien, également de Trieste, expose une injection au tannin du *célèbre docteur Ricord*. Sur l'étiquette on lit textuellement : *Dépôt à Paris et dans les principaux pharmaciens de l'univers.*

Dans l'exposition du matériel pharmaceutique nous avons remarqué divers instruments qui diffèrent des nôtres par leur forme et leur fabrication. Les piluliers sont tout en bois, même les cannelures qui servent à couper et à diviser les pilules. Ces instruments sont peut-être plus économiques, mais à coup sûr ils sont moins propres et moins exacts que les piluliers en bronze ou en acier. Pour les poudres végétales, de grandes boîtes à couvercle en bois tourné remplacent avantageusement nos bocaux en verre qui laissent pénétrer l'air et la lumière. Aussi ne voit-on pas, dans les pharmacies autrichiennes, de poudres décolorées et piquées par les insectes, comme il arrive trop souvent chez nous. Pour le même motif, les plantes sont toujours renfermées dans des boîtes ou tiroirs, et jamais dans des flacons.

Nous avons remarqué une lampe à alcool d'une construction qui nous a semblé ingénieuse. Du fond de la lampe s'élève un cône percé au sommet. La mèche qui entoure ce cône est traversée, pendant la combustion, par un courant d'air qui arrive par le fond de la lampe surélevée par trois petits pieds en verre.

Les compte-gouttes (Tropglaser) ne paraissent être en usage que pour le service intérieur des officines. Ils ont la forme d'une petite cornue portant une première ouverture fermée à l'émeri pour introduire le liquide et une seconde en forme de bec effilé pour compter les gouttes. Le nom du médicament est habituellement imprimé en lettres vitrifiées sur chaque instrument. En Autriche, on ne paraît pas tenir grand compte des conditions à réaliser pour obtenir des gouttes d'un poids rigoureusement uniforme. Le travail de M. Labaigue sur ce sujet y est à peu près ignoré. La section du tube à écoulement des instruments que nous avons vus, au lieu d'être de 3 millimètres, varie souvent de 2 à 5 ou 6 millimètres.

Les balances et trébuchets de précision tels qu'ils existent dans toutes les pharmacies de France, nous paraissent peu en usage dans les officines de Vienne. Les petites pesées se font avec un instrument tout à fait primitif qui rappelle les vieilles balances des alchimistes représentés dans les anciens tableaux de l'École flamande et hollandaise. Deux petits plateaux en corne, quelquefois en métal, soutenus par trois fils de soie, un fléau suspendu dans une fourche terminée par un anneau qui sert à suspendre l'instrument, telle est la balance qui remplace notre trébuchet. Ce système s'adapte du reste parfaitement aux habitudes de la pharmacie allemande. Chaque prescription médicale comporte toujours cinq ou six et souvent dix ou douze substances différentes qu'il faut doser avant de les mêler. L'élève prend en main sa balance portative et va peser près de chaque boîte ou de chaque flacon les médicaments divers qu'il vient successivement verser dans le mortier où doit s'opérer le mélange. Ce *modus faciendi* économise le temps et a l'avantage d'éviter l'encombrement des bocaux sur la table de travail, mais il a l'inconvénient de donner des pesées moins exactes que celles qu'on peut obtenir avec une balance fixe.

Disons toutefois que nous avons vu des trébuchets et des balances de précision bien fabriqués, mais ils paraissent réservés pour les recherches et les analyses dans les laboratoires spéciaux.

Dans cette même galerie, MM. Andrès et Froebe ont organisé une vitrine où ils ont disposé d'une façon très intelligente tous les détails de la fabrication et de l'exploitation de la térébenthine. Au centre, on voit un tronc entier de pin avec ses incisions qui viennent aboutir au godet fixé à la partie inférieure de l'arbre, pour recevoir le liquide résineux. Les instruments qui servent à pratiquer les entailles, à détacher et à recevoir la résine, y sont tous représentés, ainsi que des échantillons fort beaux de térébenthine naturelle, de brai sec, de galipot, d'essence, etc.

Sous le nom de *vussischer kumys*, nous avons vu du koumys ou lait fermenté des cavales de la Tartarie. Une société industrielle a acclimaté ces animaux en Autriche pour obtenir sur place cette liqueur qui jouit, paraît-il, de propriétés thérapeutiques spéciales. Dans le centre de l'Asie, en Russie et en Allemagne on l'emploie pour combattre les affections scorbutiques et la phthisie (1).

Les préparations de fer soluble sont assez en faveur en Autriche. Nous avons remarqué de fort beaux échantillons de sucrate de fer solide et liquide exposés par un pharmacien de Brünn en Moravie.

Dans une spacieuse vitrine, M. Franz Wilhelm, qui possède à Vienne une des plus importantes maisons de droguerie, a fait une exposition assez complète de la matière médicale allemande. On y remarque de fort beaux échantillons de semences de fleurs, de racines, d'écorces et même d'assez belles poudres pharmaceutiques. A ce propos, notons que la farine de lin employée en Autriche pour la confection des cataplasmes est en poudre fine et sèche comme de la poudre de guimauve. Elle

(1) Voir *Répertoire de pharmacie*, n° 7, p. 197, 10 avril 1873.

est presque complètement privée d'huile, ce qui ne l'empêche pas de se délayer facilement dans l'eau et de conserver longtemps la chaleur. Elle a des propriétés aussi émollientes que la nôtre et n'a pas l'inconvénient de rancir aussi facilement.

L'exposition autrichienne des produits manufacturés en caoutchouc est très remarquable sous le rapport de la qualité et du prix des objets. On fabrique à Vienne des instruments en caoutchouc durci qui sont tout à la fois très solides et très légers. Les appareils chirurgicaux et les membres artificiels sont très réussis. M. le professeur Billroth nous a montré dans son service de chirurgie, à l'Hôpital général, un enfant amputé des deux jambes depuis dix ou douze mois, qui marche et court avec un de ces appareils sans avoir besoin de s'aider d'un bâton.

Parmi les produits chimiques nous avons particulièrement remarqué la vitrine de M. Schorn qui a exposé de fort beaux échantillons de sels et de métaux rares : lithium métallique, cœsium, bitartrate de cœsium, alun de cœsium et de rubidium, iodure de tétraméthylammonium, acide molybdique, pepsine extractive, conicine, nicotine, etc.

A part cette exposition, qui présente un caractère plutôt scientifique qu'industriel, l'Autriche n'offre rien sous ce rapport qui puisse être comparé aux produits exposés par les États de l'Allemagne du Nord.

Au point de vue purement pharmaceutique, si l'on excepte la grande vitrine où MM. Taschner et Cie, de Leipzig, exposent des milliers de petits tubes remplis de globules, teintures mères et autres préparations homœopathiques, l'Allemagne du Nord n'offre rien de particulièrement intéressant, mais en revanche les produits chimiques sont représentés d'une façon très brillante dans cette section.

Le prix peu élevé de l'alcool, le salaire minime alloué aux

ouvriers de cette contrée de l'Europe expliquent comment les Allemands ont su en quelque sorte monopoliser la fabrication de tous les alcaloïdes que la thérapeutique doit, pour la plupart, aux travaux des savants français. Excepté la quinine et ses sels, pas un seul n'est plus et ne peut plus être fabriqué en France.

Les deux vitrines les plus remarquables sont celles de MM. Merk, de Darmstadt, et Tromsdorff, d'Erfurt. Par l'ensemble de son exposition, la maison Merk soutient sa vieille réputation. Nous avons été surpris cependant de ne trouver ni chloral ni digitaline dans son exhibition. Presque tous les alcaloïdes connus y sont représentés. L'hyoscyamine est renfermée dans une boîte en bois hermétiquement close, ce qui nous a fait supposer qu'on la préparait toujours sous la forme de de cet extrait noirâtre et sirupeux qui est loin de constituer le principe cristallisé et défini qu'on a cherché jusqu'ici sans succès, à retirer de la jusquiame.

M. Tromsdorff, dont l'exposition d'alcaloïdes peut rivaliser avec celle de Merk, nous montre en outre de fort beaux échantillons d'hydrate et d'alcoolate de chloral.

M. Schering, de Berlin, expose des échantillons curieux de tannin étiré en fils et qui acquiert ainsi un aspect blanc et cristallin très flatteur à l'œil. On remarque aussi, dans cette vitrine, des cristaux d'iode large comme une lame de couteau et d'une longueur de 20 à 25 centimètres ; enfin du chloral anhydre, de l'hydrate, de l'alcoolate de chloral et du chloroforme de chloral.

M. Fried Witte, de Rostock, a exposé un bloc énorme de caféine cristallisée qui attire particulièrement l'attention de tous les visiteurs. Ce bloc de cristaux blancs et soyeux a la forme et les dimensions d'un fromage de Gruyère.

Citons encore l'exposition de MM. Saame et Cie, de

Ludwigshafen-sur-Rhin, pour son chloral, et celle de M. Mur-
ckel, de Nuremberg, dont la vitrine renferme un curieux spé-
cimen de carbonate de magnésie cristallisé.

Dans l'exposition anglaise, MM. T. et H. Smith et Cie, d'Edim-
bourg et de Londres, on voit aussi de beaux blocs de caféine,
de très beaux sels de morphine, de l'aloïn cristallisé et de la
mannite extraite du taraxacum.

MM. J. Bell et Cie, de Londres, exposent de beaux échantillons de podophyllin jaune clair et d'aloïn. Suivant la mention qui accompagne ce dernier produit, il purge vigoureusement à la dose d'un seul grain.

Dans la section belge, la pharmacie n'est représentée que
par M. Dupuy, de Bruxelles, qui expose une spécialité de
cresson en granules et en élixir.

M. L. de Lamine, d'Ampsin, fabricant de produits chimiques, a envoyé un bloc énorme d'alun qui a la forme d'une
grotte dans laquelle on logerait facilement une ou deux personnes. Cette masse de cristaux ne mesure pas moins de 3 mètres de hauteur sur 2^m,50 de largeur.

Mentionnons encore dans la Belgique l'exposition de
M. Solvay pour la production directe de la soude par le sel
commun.

L'Italie a naturellement envoyé de nombreux échantillons
d'huile de ricin. Celle qu'expose M. Valeri Vincenzo m'a paru
très remarquable sous le double rapport de la limpidité et de
l'absence complète d'odeur.

Les Italiens ont aussi, comme leurs voisins de Trieste, une
grande tendance à copier les produits pharmaceutiques de fabrication française. Le sinapisme Rigollot et les taffetas vési-
cants ont surtout tenté les imitateurs. De tous côtés, dans les
vitrines, on voit des spécimens de *carta senapata*, *carta vesica-
toria*, etc.

Une seule chose nous a paru intéressante dans cette section, c'est la *gelatine medicinali titolate de M. Pietro de Cïan, di Venezia*. Ce pharmacien vénitien a eu l'ingénieuse idée de spécialiser le procédé suédois, et ses préparations nous ont paru bien faites et bien présentées. Ce procédé dit *suédois*, parce qu'il a été décrit par un professeur de pharmacologie de l'université d'Upsal, en 1870, consiste simplement à dissoudre ou à suspendre les poudres médicamenteuses dans de la gélatine. Cette gélatine est étalée en couche mince sur un moule en fer étamé dont la surface est divisée en petits carrés correspondant à la dose qu'on veut obtenir. La feuille, séchée et enlevée du moule, conserve l'empreinte des divisions, et on peut alors facilement détacher les petits carrés avec des ci seaux. Suivant l'indication du médecin le malade en place un, deux ou trois dans une cuiller avec un peu d'eau et les avale dès qu'ils sont ramollis.

Les sels d'arsenic de morphine, en un mot tous les médicaments qui se prescrivent à petites doses, sont facilement préparés et administrés par ce procédé.

M. Pietro de Cïan a réuni dans un petit portefeuille tous les médicaments qu'il prépare ainsi. Chaque feuille de gélatine, qui contient trente divisions, est renfermée dans une enveloppe sur laquelle sont imprimés le nom, la dose et le mode d'emploi du médicament.

Les pharmaciens autrichiens paraissent peu goûter cette innovation par la même raison qui fait que les médecins l'apprécient beaucoup. En effet, le médecin, muni de son petit portefeuille, emporte sur lui toute une série de médicaments énergiques tout dosés et peut les administrer directement au malade, comme cela se pratique chez les homœopathes.

Disons toutefois que le mérite de cette petite invention ne revient ni à la Suède ni à l'Italie. Depuis au moins une dizaine d'années Réveil et Leperdriel préparaient des collyres secs avec l'atropine ou la morphine emprisonnée dans des rondelles de gélatine, et MM. Vée et Duquesnel ont toujours recouru à ce moyen pour doser et administrer l'ésérine ou calabarine.

Dans l'exposition ottomane, à part l'opium, le safran, la scammonée, la garance et l'essence de roses, produits particuliers à cette contrée, rien d'intéressant au point de vue pharmaceutique. Toutefois j'ai eu eu la bonne fortune de rencontrer dans cette section deux pharmaciens, anciens camarades d'école et des hôpitaux, le colonel Fayk Bey (Della Sudda) et M. Bonkowski, tous les deux professeurs à l'École de médecine et de pharmacie de Constantinople, et délégués par leur gouvernement, pour prendre part aux opérations du jury international.

Jusqu'ici je n'ai parlé de la section française qu'au point de vue de son organisation générale. Je ne passerai pas en revue tous les produits intéressants et fort beaux, exposés en grand nombre par notre pays, dans le groupe III. Nos fabricants sont connus et on a pu voir déjà leurs produits dans nos diverses expositions nationales.

Pour montrer que les produits chimiques et pharmaceutiques français ont été appréciés par le jury international, je me bornerai à donner, d'après le catalogue officiel, la liste de ceux qui ont été récompensés. On verra par leur nombre que la France a été bien partagée, malgré la redoutable concurrence des fabriques de l'Allemagne du Nord.

Le jury international chargé d'examiner les produits exposés dans notre section était ainsi composé :

M. le professeur Felhing, de Stuttgard, conseiller aulique, président ;

M. le sénateur Canizzaro, professeur de chimie à l'université de Rome ;

M. le professeur Kochmeister, président de la Chambre de commerce de Pesth ;

M. Hlasiwetz, professeur de chimie à l'université polytechnique de Vienne ;

M. Lamy, professeur de chimie à l'École centrale de Paris.

MM. Henry Sainte-Claire Deville, de Paris, et Calvert, de Londres, n'ont pu se rendre à Vienne pour prendre part aux opérations du jury.

M. Wurtz, doyen de la Faculté de médecine de Paris, vice-président du groupes III, et MM. Gérard et Kulmann, faisaient également partie du jury français, mais dans d'autres sections du même groupe.

Il a été accordé, dans les deux premières sections A et B, sept médailles de progrès (Forschritt) :

1° Armet de Lisle, pour le sulfate de quinine ;

2° Camus, produits chimiques divers ;

3° Cournerie, de Cherbourg, iode et iodures ;

5° John Casthelaz, produits divers pour les arts, la médecine et l'industrie ;

5° Nativelle, digitaline cristallisée ;

6° Robert de Massy, de Saint-Quentin, sels de potasse et de soude ;

7° Tissier aîné et fils du Conquet, iodes et iodures.

J'ai relevé onze médailles de mérite (Verdienst) :

1° Adrian et Cie (Société française), produits pharmaceutiques titrés ;

2° Billault-Billaudot et Cie, produits chimiques pour la télégraphie ;

3° Dubosc et Cie, produits chimiques pour la photographie et les arts ;

4° Hottot, pepsine ;

5° Leperdriel, Genevoix, tissus pharmaceutiques, vésicatoires, thapsia, etc.;

6° Limousin, cachets médicamenteux, oxygène, chloral, sulfovinate de soude.

7° Matthieu Plessy, encre et acide gallique;

8° Mulaton, de Lyon, produits pharmaceutiques divers;

9° Poulenc et Wittmann, produits chimiques;

10° Rigaud et Leconte, produits pharmaceutiques;

11° Rousseau et fils, produits chimiques pour la télégraphie;

12° Roques et Cie, iodures, camphre sublimé.

Enfin j'ai trouvé onze diplômes de mérite (anerkennugs) :

1° Delpech, produits pharmaceutiques tirés de l'eucalyptus et du cubèbe. Un second diplôme de mérite a été accordé à M. Delpech pour un sac d'ambulance exposé dans le matériel de la Société française de secours aux blessés ;

2° Desnoix et Cie, tissus pharmaceutiques;

3° Faure et Darasse, produits chimiques et pharmaceutiques ;

4° J. Fayard, de Lyon, eaux minérales, produits chimiques, etc. ;

5° Ferrand, de Lyon, produits spéciaux appliqués à la médecine, à la chirurgie et à l'économie domestique;

6° Fumouze frères, de Paris, toile vésicante, papier épispastique, capsules Raquin;

7° Levasseur, produits pharmaceutiques ;

8° Storck et Cie, Paris, produits chimiques pour le raffinage du sucre par les sels de baryte ;

9° Thévenot, de Dijon, capsules et perles médicinales;

10° Viel, de Tours, capsules d'éther, de chloroforme et d'essences diverses ;

11° Vichy (Compagnie de Vichy), eaux minérales naturelles, sels pour bains et pour boisson.

Pour compléter cette énumération, mentionnons dans d'autres groupes les exposants récompensés pour des objets pouvant, à divers titres, intéresser nos lecteurs.

Diplomes d'honneur. — MM. Bardy et Dusart, pharmaciens à Paris, pour leur exposition technique et scientifique dans la section des substances tinctoriales d'origine minérale et organique ; — Poirier et Charles Lauth, pour leurs travaux sur les matières colorantes retirées du goudron (aniline, fuschine, etc.) ; — Duboscq, instruments d'optique ; — Pasteur, membre de l'Institut, pour ses travaux sur le chauffage des vins et sur la maladie des vers à soie ; — Collin, pour ses instruments de chirurgie ; — Nachet, pour ses microscopes ; — Bonnefond, directeur du matériel des chemins de fer, pour ses voitures d'ambulance.

Médailles de progrès. — MM. Mathieu, instruments de chirurgie et appareils divers ; — Bourgogne, préparations microscopiques d'anatomie et de physiologie ; — Gaïffe, appareils électriques médicaux ; — Talrich, modeleur de la Faculté de médecine ; — Trouvé, appareils électro-médicaux.

Médailles de mérite. — MM. Devillemur, dentiers ; — Guéride, à Paris, instruments de chirurgie ; — Mulatier et Silvent, de Lyon, gouttières ; — Werber, orthopédie ; — Vergne et Chose frères, instruments de chirurgie en gomme élastique.

Diplomes de mérite. — MM. Desjardins, yeux artificiels humains : — Docteur Groussin, berceau d'enfant, dit berceau de croissance ; — Lavadour, sangsues artificielles.

Tels sont les renseignements que j'ai puisés dans le catalogue officiel des récompenses.

Je les donne avec mes remarques et mon appréciation sur les produits chimiques et pharmaceutiques étrangers représentés dans cette grande et belle exposition de Vienne qui aurait mérité d'avoir un plus grand nombre de visiteurs.

Si les circonstances ne lui ont pas permis d'atteindre les beaux résultats financiers de notre Exposition de 1867, on doit cependant reconnaître qu'elle ne lui a été inférieure ni par l'ensemble de son organisation, ni par l'empressement que toutes les nations du monde ont mis à s'y faire représenter dignement.

EXTRAIT DU RAPPORT

SUR LE MATÉRIEL DE LA PHARMACIE

A L'EXPOSITION UNIVERSELLE DE 1878 (CLASSE 53) (1).

La révolution considérable accomplie dans la mécanique par les progrès des sciences physiques et chimiques au développement desquelles les pharmaciens du siècle dernier ont contribué pour une large part, a forcément amené dans le matériel et l'installation de leurs laboratoires des transformations profondes.

La facilité avec laquelle on utilise maintenant la vapeur,

(1) Je dois faire remarquer que je ne reproduis pas ici le rapport complet et définitif de la Classe 53.

Comme membre du Jury et rapporteur de cette Classe, je ne me crois pas le droit d'anticiper sur le travail d'ensemble qui comprendra les rapports de toutes les industries représentées à l'Exposition de 1878 dans cette section.

A la réunion des Rapporteurs qui a eu lieu au commencement de l'année 1879, au ministère, sous la présidence de M. Jules Simon, il a été décidé, sur l'avis de M. Teisserenc de Bort, ministre de l'Agriculture et du Commerce, que ces rapports seraient publiés par les soins du Gouvernement, et qu'ils ne paraîtraient en volumes, que lorsque tous seraient complètement achevés.

Je ne reproduis donc ici que le travail qui m'a été confié en 1877 par le Jury d'admission.

Il a été lu devant mes collègues, MM. Wurtz, Lauth, Dorvault, Truelle, etc., qui ont bien voulu l'approuver et prononcer son renvoi à l'administration, pour servir à la rédaction de la notice de la Classe 53, dans le catalogue officiel.

l'eau, le gaz, l'électricité, a totalement changé les anciennes conditions de l'outillage pharmaceutique.

Le pharmacien éloigné des grands centres n'est pas à même, dans bien des cas, d'employer ces agents indispensables et il devient forcément le tributaire des laboratoires spéciaux organisés dans des conditions favorables. C'est là l'origine et la raison d'être des grands établissements de fabrication qui se sont créés depuis un certain nombre d'années.

Depuis la dernière exposition universelle de 1878, la pharmacie française a accompli de véritables progrès dans son outillage. C'est grâce aux appareils ingénieux, la plupart conçus et exécutés depuis cette époque, qu'elle a pu obtenir un dosage plus rigoureux des médicaments et des conditions meilleures de conservation des produits. C'est aussi grâce à l'intervention des moyens mécaniques qu'elle a pu résoudre une grande partie du problème intéressant pour les malades : dissimuler le goût répugnant des drogues pharmaceutiques et les présenter sous des formes agréables et d'une administration facile.

Il suffit de citer les papiers ou tissus emplastiques, les sinapismes et cataplasmes en feuilles, les capsules, les dragées, les perles, les cachets médicamenteux, les pastilles, les extraits concentrés dans le vide, les poudres impalpables, etc., pour montrer que toutes ces préparations ont été créées et perfectionnées grâce à des appareils ingénieux dont la conception a demandé parfois de véritables efforts aux inventeurs.

Cet outillage spécial occupe une place importante dans la classe 53. Le visiteur y trouvera une collection très complète d'appareil à filtrer et à dialyser. Il y verra également de nombreux spécimens de presses, turbines, cylindres, sparadrapiers, piluliers mécaniques, alambics et bassines à vapeur, récipients à évaporer dans le vide, enfin presque tous les appareils qui permettent d'obtenir avec facilité les divers produits de l'art pharmaceutique, qui par leurs qualités et leurs avantages se sont imposés sur le marché du monde entier.

En résumé le nombre environ dix fois plus considérable qu'en 1867 des exposants spéciaux qui figurent dans la section du matériel de la pharmacie, démontre qu'un progrès notable a été accompli chez nous pendant ces dix dernières années.

Ce progrès se manifeste par l'exhibition d'un assez grand nombre d'appareils ingénieux de création récente et par les perfectionnements apportés à ceux qui faisaient déjà partie des laboratoires de pharmacie.

Il convient de signaler parmi les appareils de création nouvelle : les machines à fabriquer les sinapismes et les cataplasmes en feuilles, les piluliers mécaniques et les disques pour arrondir les granules, les instruments spéciaux pour la préparation des cachets médicamenteux et des gélatines médicinales, les compte-gouttes de précision, les dialyseurs, les appareils à filtration continue, les appareils à compter et à timbrer les pilules, etc.

Parmi les instruments qui existaient déjà et qui ont été l'objet de perfectionnements remarquables, citons : les appareils à préparer les capsules, les perles, les pastilles et les dragées, les bassines et les alambics chauffés par la vapeur ou par l'air chaud, les instruments à triturer automatiquement les pommades et les onguents, les appareils à lixiviation et à distillation continue, les machines à broyer les semences et les écorces, les étuves à température constante et enfin les fourneaux à gaz perfectionnés et modifiés spécialement pour le besoin de notre industrie.

Dans l'état actuel de la pharmacie en France, il existe deux courants dans lesquels peuvent s'engager ceux qui cherchent à perfectionner et à développer leur art ; la science pure, et la pratique industrielle et commerciale.

Ces deux tendances ne sont pas opposées l'une à l'autre comme certains pharmaciens, trop exclusifs dans leur manière de voir, paraissent le croire, au contraire elles se complètent en concourant au même but, le progrès d'une profession qui intéresse à un si haut point la santé publique.

Quand l'homme de science dans son laboratoire a eu la bonne fortune de découvrir un nouvel agent thérapeutique, il n'a accompli, au point de vue de l'art de guérir, que la moitié de la besogne. C'est au praticien de compléter son œuvre en propageant et en vulgarisant l'objet de cette découverte. C'est lui qui doit rechercher les moyens les plus faciles et les plus économiques pour obtenir le produit à l'état de pureté parfait ; c'est lui qui, après avoir étudié sa nature et ses propriétés, doit s'efforcer de le présenter sous une forme qui en assure la conservation et en facilite l'administration.

Il est difficile de toucher cette question de la pratique professionnelle, sans aborder ce point si controversé de la spécialité pharmaceutique, et de ne pas dire un mot sur ses inconvénients et ses avantages.

Si l'on exclut de la spécialité pharmaceutique tout ce qui constitue l'exploitation directe du public, en lui faisant croire aux vertus imaginaires et à l'infaillibilité de certains remèdes plus ou moins secrets ou de composition mal définie, il faut bien reconnaître que c'est à elle que sont dus presque tous les progrès sérieux, accomplis dans notre profession depuis les dernières années.

La spécialité, comme l'annonce qui est indispensable à son expansion, est à la fois la meilleure et la pire des choses, suivant qu'elle s'applique à un médicament utile et sérieux, ou l'une de ces panacées ridicules qui s'étalent si souvent à la quatrième page des journaux.

A propos des appareils et du matériel de l'art pharmaceutique, on s'étonnera peut-être de me voir aborder la question des médicaments spéciaux; voici pourquoi j'ai pensé qu'il était utile de le faire.

Les produits spéciaux qui peuvent rendre des services aux malades et à la thérapeutique, nécessitent tous des procédés et des appareils particuliers.

Sans les instruments et les dispositions ingénieuses imaginés pour les obtenir, ils n'existeraient pas; c'est, grâce à ces moyens, que certains pharmaciens ont pu les créer, et s'assurer pendant longtemps le monopole exclusif de leur vente; mais, sous ce dernier rapport, la situation de ces derniers a été profondément modifiée depuis l'Exposition de 1867.

A cette époque, un très petit nombre d'appareils et de machines figuraient dans la classe 53 (1), et encore tous étaient exposés par des pharmaciens qui exploitaient spécialement pour eux les produits qu'ils étaient destinés à transformer. Aujourd'hui la situation est tout autre. Les procédés de fabrication et les instruments ingénieux dus à ces novateurs intelligents, sont entrés dans le domaine public. Ils se sont imposés comme s'imposent toutes les choses utiles, et maintenant les constructeurs et les fabricants, après les avoir perfectionnés, les vulgarisent et les mettent à la disposition de tous les pharmaciens ou fabricants de produits pharmaceutiques.

Au point de vue particulier de l'intérêt et du développement de l'industrie pharmaceutique française, l'exhibition de ces appareils peut paraître fâcheuse. Elle aura, en effet, pour conséquence l'inconvénient de mettre entre les mains des étran-

(1) Classe 51 en 1867.

gers des instruments qui leur permettront de s'affranchir de notre intermédiaire, mais il restera à notre pays et à notre profession l'honneur d'avoir fait faire de grands progrès à un art qui est demeuré jusqu'à ce jour très arriéré dans presque toutes les contrées de l'Europe.

Les médicaments préparés en France par des procédés ingénieux et sous des formes séduisantes et commodes s'exportent dans toutes les contrées du monde.

Leur vente représente un chiffre important, assez important même pour qu'un honorable sénateur, plus zélé à l'endroit des innovations budgétaires que compétent dans la question du commerce pharmaceutique, ait cru devoir proposer à la Chambre et au Sénat de les frapper d'un impôt spécial.

Si M. de Lorgeril s'est exagéré, et le chiffre réel de la vente des produits pharmaceutiques, et les ressources que leur imposition pourrait procurer au budget, le seul fait d'avoir attiré l'attention sur cette question démontre quelle extension a su prendre en France un commerce dont jusqu'à ce jour notre pays partage en quelque sorte le monopole exclusif avec l'Angleterre.

L'adoption du projet de M. Lorgeril aurait certainement pour résultat d'arrêter le mouvement progressif qui s'est manifesté depuis un certain nombre d'années dans notre art, et cela au profit des fabricants de produits pharmaceutiques des autres pays.

Il faut s'empresser, du reste, de reconnaître que la faveur incontestable dont jouissent nos produits auprès des étrangers est due, en grande partie, à la garantie offerte au public par les études sérieuses et les connaissances de jour en jour plus complètes que les pharmaciens puisent dans nos écoles.

La substitution du travail mécanique au travail manuel, pour la préparation d'un grand nombre de produits, a créé une situation nouvelle et avantageuse pour le pharmacien.

C'est ainsi qu'il a été affranchi d'une besogne matérielle, souvent longue et pénible, qui l'empêchait d'utiliser ses connaissances spéciales et le fruit de ses longues études à des recherches ou à des travaux d'un ordre plus élevé.

Aujourd'hui le pharmacien, grâce à son instruction complète au point de vue théorique et pratique, est à même de contribuer pour une part sérieuse aux progrès des sciences qui lui ont été enseignées.

C'est, du reste, bien plus en prouvant qu'il est apte à reconnaître la pureté et la bonne qualité des médicaments ou des préparations qu'il emploie, qu'en montrant qu'il est capable de les préparer matériellement lui-même, qu'il répond à ce que le public est en droit d'attendre de lui.

Je n'ai pas la prétention de présenter cette manière de voir comme m'étant personnelle. Elle a été développée avec toute l'autorité qui s'attache au savant professeur qui a dirigé si longtemps l'École de pharmacie de Paris. L'honorable M. Bussy, dans un discours de rentrée prononcé à l'École peu de temps avant de prendre une retraite si bien méritée par les longs et honorables services qu'il a rendus à l'enseignement de la pharmacie, a insisté d'une façon toute particulière sur ce point qui intéresse l'avenir de notre profession. Je ne fais ici que me retrancher derrière sa compétence et son autorité que je considère comme indiscutables.

Avant de terminer cet aperçu, je crois utile de bien établir que des progrès sérieux ont été accomplis dans le matériel pharmaceutique depuis 1867.

A cette époque, M. Vée, l'honorable et savant collègue chargé du rapport spécial sur ce sujet, montrait l'utilité qu'il y aurait pour le pharmacien à adopter, pour les besoins spéciaux de son laboratoire, les instruments déjà employés dans diverses industries similaires. Il insistait sur les avantages qu'on pourrait retirer de l'utilisation de la vapeur et de la chaleur perdues pour chauffer les appareils à évaporer les liquides, et enfin il signalait les services que pourrait rendre une machine à fabriquer mécaniquement les pilules.

Sous tous ces rapports les lacunes constatées par notre distingué collègue ont été comblées. L'Exposition de 1878 nous a montré, en effet, de nombreux spécimens de tous ces appareils spécialement disposés pour la fabrication des produits pharmaceutiques.

EMPLOI DU MÉLANGE

DE

PROTOXYDE D'AZOTE ET D'OXYGÈNE

SOUS PRESSION COMME AGENT ANESTHÉSIQUE
D'APRÈS LA MÉTHODE DU PROFESSEUR PAUL BERT.

L'emploi du protoxyde d'azote, comme agent anesthésique, paraissait devoir être limité aux opérations chirurgicales de courte durée, à cause de la fugacité de ses effets et de l'impossibilité de maintenir le malade sous son action pendant un temps suffisant pour pratiquer de longues opérations.

En effet, si l'anesthésie rapide mais peu stable produite par ce gaz a permis jusqu'à ce jour aux dentistes de recourir à cet agent pour procéder à l'extraction des dents sans faire souffrir le patient, les chirurgiens qui ont essayé de l'employer dans les mêmes conditions qu'eux, pour des opérations de longue durée, ont été forcés d'y renoncer, à cause de la rapidité avec laquelle surviennent les phénomènes asphyxiques chez les opérés soumis à l'action prolongée et continue de cet anesthésique.

Le travail intéressant communiqué, l'année dernière, à l'Institut par le professeur Paul Bert, a montré qu'on pouvait tirer du protoxyde d'azote un parti plus grand qu'on ne l'avait pensé jusqu'à ce jour.

Ayant constaté, ce qui était du reste établi depuis long-temps déjà, que les phénomènes asphyxiques se produisent presque immédiatement à la suite de l'anesthésie provoquée par ce gaz quand on le fait respirer d'une façon continue, M. Paul Bert songea à l'administrer avec un mélange d'air atmosphé-rique pour ne pas suspendre l'oxydation du sang pendant le cours de l'opération.

Ici deux difficultés se présentaient : Lorsqu'on fait respirer le gaz protoxyde d'azote mêlé à l'air dans les conditions ordi-naires il n'anesthésie pas, car il faut, pour qu'il produise une action anesthésique complète, qu'il soit respiré pur ou tout au moins, en proportion égale à celle qui est introduite dans les poumons quand on le respire seul.

De plus, pour empêcher les phénomènes asphyxiques de se produire et pour maintenir l'opéré dans les conditions normales de la respiration, il est indispensable de faire pénétrer dans les poumons une proportion d'oxygène à peu de chose près équivalente à celle que renferme l'air atmos-phérique.

M. Paul Bert est arrivé à triompher de cette double dif-ficulté par l'artifice suivant.

Il introduit dans un sac en caoutchouc à parois élastiques un mélange des deux gaz établi dans des porportions convenables, et il ne le fait respirer au patient enfermé avec l'opérateur et l'appareil anesthésique dans un cylindre à air comprimé, que lorsque la pression intérieure, dans ce milieu, est suffisante pour ramener les deux gaz à un volume tel que chaque respiration faite dans le sac représente en même temps une quantité de protoyxde d'azote égale à sa tension normale, c'est-à-dire à une atmosphère et une proportion d'oxygène équivalente, à peu de chose près, à celle qui est normalement contenue dans l'air ordinaire.

Les expériences nombreuses exécutées à la Sorbonne, sur des chiens et divers animaux, n'avaient laissé aucun doute dans l'esprit de l'habile expérimentateur au sujet de l'innocuité du protoxyde d'azote respiré dans ces conditions.

Il restait aux chirurgiens à faire entrer, suivant le conseil de M. Paul Bert, ce nouveau mode d'anesthésie dans la pratique des opérations ordinaires.

MM. Léon Labbé et Péan ont mis en pratique ce nouveau procédé et tous les deux ils ont obtenu des résultats très satisfaisants qui ont entièrement justifié les prévisions de M. Paul Bert.

Au commencement du mois de mars de cette année, en suivant cette méthode, M. le D' Labbé procéda à un arrachement d'ongle incarné, avec extirpation de la matrice, opération courte mais très douloureuse quand on la pratique sans l'anesthésie.

L'opération dura environ quatre minutes et pendant ce temps la malade endormie ne manifesta aucun signe de douleur. C'est dans une des cloches de l'établissement aérothérapique de la rue Malesherbes, dirigé par le D' Daupley, que se fit l'expérience.

Cette opération de courte durée n'était peut-être pas suffisante pour démontrer l'efficacité de ce moyen anesthésique pour les opérations chirurgicales, mais depuis les opérations exécutées récemment par M. Péan, il ne reste plus aucun doute à ce sujet. Ayant été chargé de préparer les gaz et d'opérer leur mélange dans les proportions convenables pour ces dernières expériences, je crois devoir entrer ici dans quelques explications pour bien préciser les détails de ce nouveau proédé.

Les deux gaz, protoxyde d'azote et oxygène, ont été préparés par les moyens ordinaires, c'est-à-dire avec le nitrate d'ammoniaque pour le premier, et par la décomposition à chaud du chlorate de potasse additionné de peroxyde de manganèse pour le second.

Ils ont été introduits dans des sacs de caoutchouc dans la proportion de 85 volumes de protoxyde d'azote pour 15 volumes de gaz oxygène, et on a procédé à leur dosage rigoureux à l'aide d'un petit compteur à gaz analogue à celui qu'on emploie à la Compagnie du gaz d'éclairage ; c'est du reste ce même appareil que j'utilise pour mesurer la quantité d'oxygène servant aux inhalations.

Les sacs en caoutchouc étaient reliés entre eux au moyen de tubes en caoutchouc et de tubes en verre bifurqués de façon à faire arriver le gaz dans un petit ballon intermédiaire servant de régulateur et muni de deux tubes.

Cette dernière pièce communiquait par le tube de sortie avec l'embouchure adaptée comme un masque sur la bouche et le nez du malade ; cette embouchure imaginée par Clover est munie de deux soupapes, l'une sert à l'aspiration du gaz et s'ouvre de dehors en dedans, l'autre est destinée à donner issue aux gaz expirés et fonctionne de dedans en dehors.

Le pourtour de cette pièce est garni d'un bourrelet formé par un tube de caoutchouc extensible qu'on peut gonfler avec de l'air au moyen d'une poire à insufflation, de façon à lui donner un plus ou moins grand volume, ce qui permet de l'adapter très exactement sur la face du patient.

Cette première opération, qui consistait en une ablation d'une tumeur cancéreuse du sein, a été exécutée le jeudi 27 mars, à midi, dans une des chambres à air comprimé de l'établissemen t aérothérapique du Dr Fontaine, rue de Châteaudun.

L'appareil inhalateur étant disposé sous le lit de la malade, M. Péan avec ses aides et le Dr Rottenstein, chargé de diriger l'anesthésie, sont entrés dans la cloche dont le diamètre était environ de 2 mètres 50 centimètres.

Sur les indications du professeur Paul Bert qui assistait avec nous à l'expérience, la pression intérieure a été portée à 17 centimètres de mercure environ, soit à peu près 1/4 d'atmosphère, ce qui ne pouvait amener pour l'opérateur ni pour les aides aucun inconvénient ni aucune gêne.

Du reste, la ventilation de la cloche a été parfaitement réglée par le Dr Fontaine, pendant toute la durée de l'opération.

L'anesthésie fut pour ainsi dire instantanée : moins d'un quart de minute après l'application du masque la malade avait perdu toute sensibilité.

L'opération dura environ 18 minutes pendant lesquelles la malade consomma seulement 174 litres de mélange gazeux dont j'avais préparé 224 litres.

Pendant tout le temps l'insensibilité fut complète. Dès que le masque fut retiré, et que l'opérée eut fait quelques inspirations d'air pur, le retour à la sensibilité et à la connaissance se manifesta.

Elle se releva sur son lit sans aide, rajusta elle-même son jupon et descendit facilement les marches de l'escalier pour sortir de l'appareil.

Elle n'éprouva aucun accident consécutif, si ce n'est une légère syncope qui se produisit 15 ou 20 minutes après sa sortie de la chambre à air comprimé et qui céda promptement à quelques inhalations de gaz oxygène pur. Cette malade était sujette à des accidents de ce genre avant son opération. La compression du thorax par le bandage appliqué après le pansement suffirait du reste pour expliquer ce phénomène qui n'a été que passager, et qui, dans tous les cas, ne peut être considéré comme étant la conséquence de l'anesthésie.

Dans cette opération, comme dans celle pratiquée par M. Labbé, et dont l'observation a été rapportée dernièrement par M. Paul Bert lui-même à la Société de Biologie, le protoxyde d'azote respiré avait une tension un peu supérieure à celle qu'il possède à la pression atmosphérique normale, tandis qu'au contraire l'oxygène avait une tension inférieure.

En effet dans la cloche où étaient renfermés les opérateurs et la malade, ainsi que le sac contenant le mélange anesthésique, la compression n'ayant été poussée qu'à 17 centimètres de mercure, la hauteur barométrique de ce jour étant 75 centimètres, il y a eu une pression totale de 92 centimètres.

La tension de l'oxygène était représentée par $15 \times \frac{92}{75}$ c'est-à-dire 18,4 seulement au lieu de 21, celle du protoxyde d'azote par $85 \times \frac{92}{75}$, soit 104 proportion un peu supérieure à celle de ce gaz à la pression atmosphérique ordinaire.

Il résulte de ces expériences que cette proportion d'oxygène est suffisante pour empêcher les phénomènes asphyxiques qui se produisent habituellement avec le protoxyde respiré pur; le malade se trouve ainsi placé dans des conditions analogues à celles où se trouvent les habitants des régions où la pression barométrique n'est que de 66 ou 67 centimètres en moyenne.

La seconde opération (ablation du nerf maxillaire) fut exécutée par le Dr Péan assisté de son interne et de M. Brochin fils, le jeudi suivant 3 avril.

Elle réussit comme la précédente, toutefois la nécessité de pratiquer dans la joue les incisions nécessaires pour l'extraction du nerf maxillaire, mit dans l'obligation d'anesthésier la malade avec une embouchure en bec de clarinette rentrant dans la bouche. L'appareil de Clover aurait recouvert la partie du visage sur laquelle le chirurgien avait à opérer, il fallut donc y renoncer.

La préparation du mélange gazeux pur s'effectua par conséquent dans des conditions beaucoup moins favorables que dans la première opération.

Une notable partie du gaz fut perdue, et le patient éprouva de violentes contractions des extrémités, comme il arrive presque toujours sous l'influence de cet anesthésique, quand il n'est pas respiré d'une façon bien continue.

Malgré ces mauvaises conditions l'opération réussit fort bien, le nerf malade devenu insensible sous l'action du protoxyde d'azote pouvait être irrité sans que le malade ressentît la moindre impression et l'enlèvement se fit sans que l'opéré en eût conscience.

A cause des difficultés que je viens de signaler, l'opération, beaucoup moins importante que la première, dura un temps relativement long, à peu près vingt minutes, et la quantité de gaz, non pas consommé, mais employé, fut considérable, environ 200 litres.

Une troisième opération (Extraction d'une tumeur sous-axillaire) fut faite dans les mêmes conditions que les précédentes, le mercredi 9 avril. Elle dura environ vingt-deux minutes et on employa 230 litres de mélange anesthésique.

Le résultat fut le même, c'est-à-dire insensibilité immédiate et réveil instantané sans aucuns symptômes de gêne ni de trouble consécutifs, comme il arrive presque toujours, avec le chloroforme.

On voit que, dans ces trois cas, la quantité de gaz employée a été à peu près de 10 litres de gaz par minute. Il faudrait donc disposer d'une quantité de 300 litres pour une opération d'une durée de 30 minutes.

En résumé, ces faits démontrent l'innocuité de ce nouveau mode d'administration du protoxyde d'azote comme agent anesthésique.

Si, comme il est vraisemblable, de nouvelles expériences

viennent confirmer les résultats obtenus, il n'est pas douteux que cette nouvelle méthode ne soit adoptée par les chirurgiens.

L'administration des hôpitaux pourra faire établir des cloches à air comprimé qui seront tout à la fois utilisées pour la médication aérothérapique et pour les opérations faites d'après le procédé de M. Paul Bert.

Le savant physiologiste aura ainsi rendu un véritable service aux malades soumis à de longues et douloureuses opérations et aux chirurgiens, en mettant à leur disposition un agent anesthésique dont ils n'avaient pu tirer parti jusqu'ici, et qui, employé suivant les indications ci-dessus, est incontestablement supérieur à tous ceux qui ont été essayés jusqu'à ce jour.

CACHETS-CUILLÈRE

Le mode d'administration des huiles médicinales que j'ai présenté à la Société de Thérapeutique, à la séance du 25 avril 1877, ayant été accueilli avec faveur par la plupart des médecins, j'ai préparé spécialement pour cet usage des cachets de forme ovale et d'une plus grande contenance que celle des *Cachets-médicamenteux*, servant depuis quelques annés à l'administration des poudres simples ou composées.

Ces nouvelles enveloppes que je désigne sous le nom de *Cachets-cuillère* ont surtout pour but d'offrir aux malades le moyen de préparer eux-mêmes, au moment du besoin, des cachets-médicamenteux, avec des substances qui ne sauraient se conserver dans les enveloppes de pain azyme s'ils étaient préparés trop longtemps à l'avance.

Ces cachets-cuillère ont assez de rapport avec les azymes-cuillère fabriqués depuis longtemps par mon associé, M. Toiray-Maurin, dont j'ai utilisé le matériel. Ils se com-

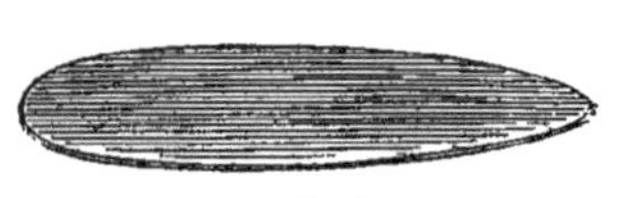

Fig. A.

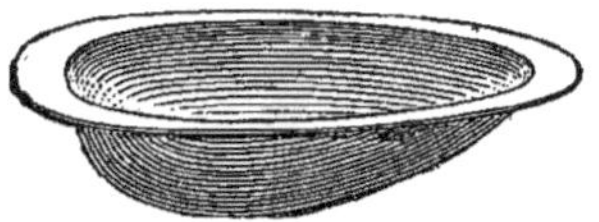

Fig. B.

posent d'une calotte creuse B et d'une hostie ovale plate A destinée à lui servir de couvercle.

On les ferme avec un petit appareil qui n'est que la réduction du cacheteur breveté qui sert à l'emploi des cachets
médicamenteux. Voici du reste comment on opère pour préparer les *Cachets-cuillère* :

On dispose la calotte creuse B dans la cavité du cache-

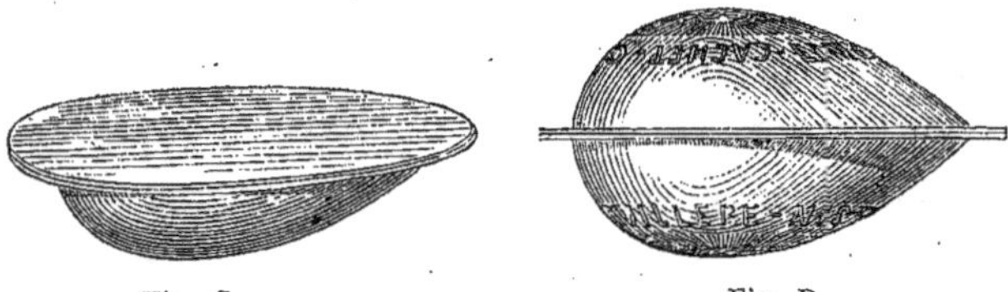

Fig. C.   Fig. D.

teur F et on y verse l'huile avec la cuillère en métal qui fait
partie de l'appareil, ou directement avec le flacon.

On humecte ensuite avec un pinceau les bords de l'hostie
plate ovale A que l'on dépose sur la calotte B avec les bords
de laquelle elle se trouve en contact.

On apporte alors sur le tout le couvercle E du cacheteur F,

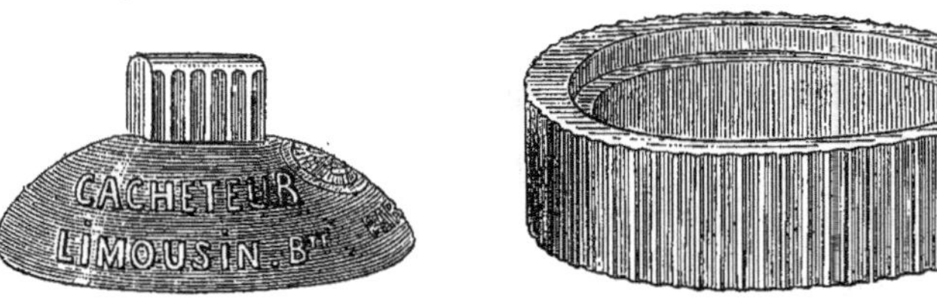

Fig. E.   Fig. F.

et il suffit d'une légère pression pour fermer hermétiquement
le cachet (V. figure C).

Grâce à ce moyen, on peut absorber avec la plus grande
commodité l'huile de ricin, l'huile de foie de morue, etc., sans
percevoir aucunement le goût répugnant et nauséeux de ces
médicaments.

Le principal mérite de ce cacheteur réside dans sa par

tie ou rainure intérieure dont la disposition et le contour correspondent exactement à la forme du cachet, ce qui assure la superposition exacte des deux parties qui le composent et par suite en garantit rigoureusement la fermeture hermétique.

La disposition du couvercle du cacheteur permet en outre de doubler la capacité du cachet-cuillère dans le cas où le malade aurait à prendre une dose volumineuse d'opiat ou d'électuaire. Dans ce cas, après avoir procédé comme il est dit plus haut, c'est-à-dire après avoir placé le médicament dans la calotte creuse disposée dans la cavité du cacheteur, on se servirait comme couvercle d'une seconde calotte creuse que l'on souderait de la même manière que le couvercle plat (V. figure D).

Pour doubler la quantité des médicaments liquides dans la capsule, il n'y a qu'à disposer dans l'appareil F une seconde calotte creuse et à la remplir d'huile; on mouille alors le rebord plat d'un cachet déjà préparé et rempli comme dans la figure C et on l'applique sur cette calotte.

On soude le tout par pression avec le couvercle E et on obtient ainsi un cachet D dans lequel la quantité d'huile, séparée en deux par un diaphragme A, est double de celle que peut contenir le cachet C.

Inutile d'ajouter que l'on peut également employer le cachet-cuillère pour l'ingurgitation des poudres médicamenteuses à très fortes doses, et dans le cas où le plus grand diamètre des cachets destinés spécialement à l'administration des poudres serait insuffisant.

Pour ingurgiter le *cachet-cuillère*, il suffit de le faire tremper pendant quelques secondes dans un liquide quelconque, puis de l'avaler avec une gorgée de ce liquide.

En terminant, je mentionnerai le parti avantageux qu'on

peut tirer de l'emploi des cachets-cuillère pour faciliter l'administration de la viande crue.

Mon confrère et ami M. Bourgeau, pharmacien à Besançon, a appelé mon attention sur ce point.

Grâce à ce moyen il a pu, dans certains cas, faire absorber avec commodité cette préparation à des malades qui ne pouvaient supporter les boulettes de viande crue enrobées dans du sucre.

TABLE DES NOMS D'AUTEURS

TABLE DES MATIÈRES

5592-79. — CORBEIL. Typ. et stér. CRÉTÉ.

LEÇONS DE CLINIQUE MÉDICALE

PAR

M. le Docteur MICHEL PETER

Professeur de pathologie interne à la Faculté de médecine de Paris
médecin de l'hôpital de la Pitié

Les maladies du cœur. — Les rétrécissements. — L'endartérite et les dégénérescences artérielles. — Le rhumatisme aigu. — L'endocardite. — Les points de côté. — La pleurésie. — Les pleurétiques. — La pneumonie du sommet. — Les pneumoniques. — Les hémoptysiques. — Les tuberculeux et les phthisiques. — Les maladies puerpérales.

2 forts vol. in-8, avec figures, cartonnés à l'anglaise.

Prix de chaque volume : 15 fr.

DICTIONNAIRE ENCYCLOPÉDIQUE

DES

SCIENCES MÉDICALES

PUBLIÉ SOUS LA DIRECTION

De M. le Docteur DECHAMBRE

avec la collaboration d'un très grand nombre de professeurs, de médecins et de chirurgiens des hôpitaux civils et militaires et de la Marine.

Publié en quatre séries qui paraissent simultanément

IL A PARU JUSQU'A CE JOUR

Les 44 Premiers demi-volumes de la 1re Série (de la lettre A à E.)
Les 25 premiers demi-volumes de la 2e Série (de la lettre L à P.)
Les 12 premiers demi-volumes de la 3e Série (de la lettre Q à Z.)
Les 8 premiers demi-volumes de la 4e Série (de la lettre F à K.)

LIBRAIRIE ASSELIN ET Cie, PLACE DE L'ÉCOLE-DE-MÉDECINE,

TRAITÉ

PRATIQUE ET RAISONNÉ

DES

PLANTES MÉDICINALES INDIGÈNES

ET ACCLIMATÉES

Ouvrage couronné par l'Académie de Paris et par la Société
de Médecine de Marseille

PAR

CAZIN

Chevalier de la Légion d'honneur
Lauréat de l'Académie de Médecine et de la Société de Médecine de Marseille,
Membre et Lauréat d'un grand nombre d'autres Sociétés savantes.

QUATRIÈME ÉDITION

REVUE, CORRIGÉE ET AUGMENTÉE

Par le Docteur HENRI CAZIN

Ancien interne des Hôpitaux de Paris,
Médecin consultant aux bains de mer de Boulogne.

1 fort volume grand in-8, de 1,300 pages, avec un atlas de 200 plantes
du même format. 1875.

Prix : figures noires, 20 fr.; figures coloriées, 27 fr.

7274-79. CORBEIL. — Imprimerie CRÉTÉ.

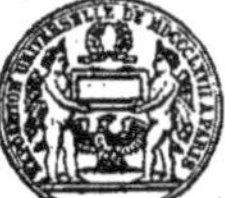

LIMOUSIN, PH^N, 2BIS RUE BLANCHE, PARIS

Médailles aux Expositions universelles
PARIS, HAVRE, LYON, VIENNE, BRUXELLES, PHILADELPHIE

CACHETS LIMOUSIN

PROCÉDÉ BREVETÉ S.G.D.G. RAPPORT DE L'ACADÉMIE DE MÉDECINE 20 MAI 1873

Ces Cachets sont constitués par deux petites rondelles de pain azyme soudées ensemble
et renfermant dans leur centre des poudres médicamenteuses.
Mode d'emploi. — Il suffit de mettre le Cachet dans une cuiller avec un peu d'eau, pour
l'avaler dès qu'il est suffisamment humecté.

MÉDICAMENTS	Centigr.	Nombre de cachets	PRIX DE L'ÉTUI	MÉDICAMENTS	Centigr.	Nombre de cachets	PRIX DE L'ÉTUI	MÉDICAMENTS	Centigr.	Nombre de cachets	PRIX DE L'ÉTUI	MÉDICAMENTS	Centigr.	Nombre de cachets	PRIX DE L'ÉTUI
Rhubarbe.....	30	12	0 75	Bicarb. soudé.	50	20	1 25	S.-N. Bismuth.	50	20	2 »	Aloès.......	10	20	1 25
—	30	20	1 25	Quinquina....	50	20	1 50	Fer réduit...	10	50	2 »	Kousso......	50	20	5 »
—	60	10	1 25	Ipécacuanha...	50	10	2 »	Soufre lavé..	50	20	1 25	—	50	40	10 »
—	60	20	2 »	Poivre cubèbe.	100	20	1 50	Magnésie ca'c.	50	20	1 25	Pepsine......	50	20	3 »
Sulfate quinine	10	10	1 50	Valérian. Quin	10	10	3 »	Carbon. chaux	50	20	1 25	Phos. de chaux	50	20	1 25
— —	10	20	3 »	Podophylline.	02	40	2 »	Carbonate fer	50	20	1 25	Valériane....	50	20	1 25
— —	20	40	3 »	Brom. potass..	50	20	2 »	Semen-contra.	50	20	1 25	Carb. de lithine	15	30	2 »
Charbon végét.	50	20	1 25	Tannin.......	25	20	1 50	Scammonée...	50	10	2 50	Gentiane.....	50	20	1 25

CHLORAL PERLÉ LIMOUSIN

HYDRATE DE CHLORAL EN CAPSULES DRAGÉIFIÉES. Sous cette forme, pas de constriction à la
gorge, pas de mauvais goût. Contrôle facile de la pureté du produit.—Dragées de 0,25 centigr. le flacon : 3 f.
SIROP DE CHLORAL DE LIMOUSIN (1 gr. d'hydr. de chloral par cuill.) 3 fr. la bouteille de 250 gr.
SULFOVINATE DE SOUDE, Purgatif nouveau sans amertume. — Le flacon de 30 gr. : 1 fr. 50.

INHALATEUR A OXYGÈNE

Asphyxie, Asthme, Chlorose, Diabète, Dyspepsie, Scrofules, Convalescences, etc.

APPAREIL

COMPLET

pour fabriquer soi-même
et respirer

LE GAZ OXYGÈNE.

Prix :
130 FRANCS

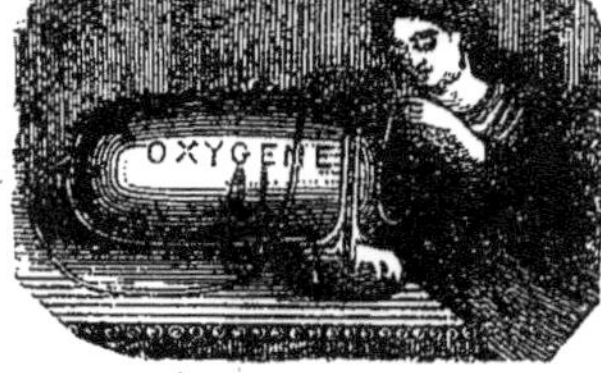

INHALATEUR
DE
LIMOUSIN
brev. s. g. d. g.
50 fr.

LOCATION POUR PARIS
5 fr. par semaine.

Gaz : 0,10 c. le litre.

APPAREIL SIMPLE
sans ballon
65 fr.

Avec Ballon en caoutchouc
DE 30 LITRES
95 fr.

1 dose de Sel, 1 f. 25

ON NE
LOUE PAS
les
APPAREILS
pour la
PROVINCE

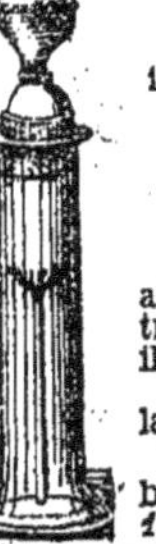
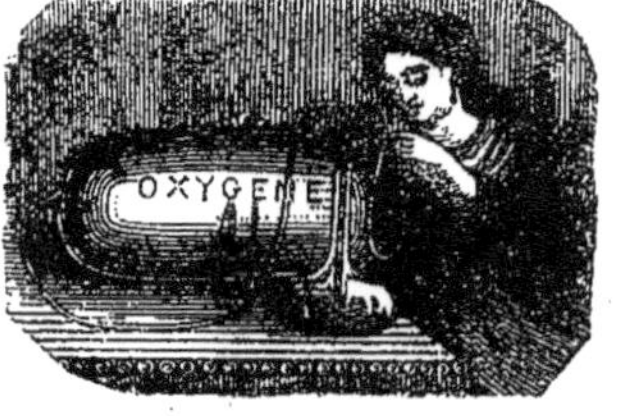

COMPTE-GOUTTES TITRÉ DE LIMOUSIN

Ce **Compte-gouttes** est indispensable pour le dosage de tous les médicaments
actifs. Suivant les indications données par M. Lebaigue, dans son intéressant
travail sur les gouttes, le tube de cet instrument a une section de 3 millimètres, et
il donne des gouttes toujours égales du poids de 5 centigr. avec l'eau distillée.
Chaque instrument est accompagné d'un tableau indiquant le rapport du poids à
la goutte pour les principaux médicaments.—Prix avec l'étui : **1 fr. 50**;

Ce même **Compte-gouttes** gradué à 1 ou 2 centimètres cubes pour remplacer les
burettes graduées. (Voir le travail du Dr Duhomme. *Répertoire de Pharmacie 1874,
10 février.*) — Prix : **2 fr.**

www.ingramcontent.com/pod-product-compliance
Lightning Source LLC
LaVergne TN
LVHW020600060726
842526LV00003B/565